江晓原 总主编

蒋功成 著

淑种之求
中国近代优生学的传播及其影响

中外科学文化交流历史文献丛刊 研究之部

上海交通大学出版社
SHANGHAI JIAO TONG UNIVERSITY PRESS

内容提要

本书以优生学在中国的传播过程为主线，勾连起中国近代社会复杂的思想变迁，系统梳理了优生学在中国近代的传播过程，总结了这一具有特殊历史、科学和文化意义的学科之传播特点，并系统分析了优生学的传播对近代中国人婚姻、恋爱、生育观念等方面的影响，彰显出中国近代科学传播中自然科学，特别是生物学中遗传学对社会文化变革的特殊影响，对于人们了解优生学这一学科的基本内涵、在中国的传播与发展特点、与中国特定的历史与文化关系等都有一定的参考作用。选材丰富，视点独特。

本书适合科学史、文化史、人口史、社会史的研究者，以及对中国近代科学文化传播、近代中国社会思想发展史有兴趣的众多人群参考阅读。

图书在版编目(CIP)数据

淑种之求：优生学在中国近代的传播及其影响／蒋功成著. —上海：上海交通大学出版社，2013
（中外科学文化交流历史文献丛刊／江晓原主编）
ISBN 978-7-313-10765-7

Ⅰ. ①淑… Ⅱ. ①蒋… Ⅲ. ①优生学—研究—中国—近代 Ⅳ. ①R169.1

中国版本图书馆 CIP 数据核字(2013)第 315665 号

淑种之求
——优生学在中国近代的传播及其影响

著　　者：蒋功成
出版发行：上海交通大学出版社　　　　　　　地　　址：上海市番禺路 951 号
邮政编码：200030　　　　　　　　　　　　　电　　话：021-64071208
出 版 人：韩建民
印　　制：昆山市亭林印刷有限责任公司　　　经　　销：全国新华书店
开　　本：787 mm×1092 mm　1/16　　　　　印　　张：16.25
字　　数：246 千字
版　　次：2014 年 6 月第 1 版　　　　　　　印　　次：2014 年 6 月第 1 次印刷
书　　号：ISBN 978-7-313-10765-7/R
定　　价：58.00 元

江晓原 总主编

《中外科学文化交流历史文献丛刊》 *研究之部*

国家社会科学基金重大项目

"中外科学文化交流历史文献整理与研究"

批准号：10&ZD063

《中外科学文化交流历史文献丛刊》总序

江晓原

在现今"全球化"日益明显的时代,不同文化之间的交流、碰撞和融合正在加速进行。尽管各方对这一过程的终极价值判断大相径庭,甚至针锋相对,但是无论如何,各方所面临的对异域文化深入理解的任务都是无法回避的。而对于这一任务来说,历史上的中外交流则是其中必不可少的组成部分。

考虑到科学技术在今日社会中所扮演的特殊角色,研究历史上的中外科学技术交流就成为上述任务中一个特别迫切的部分。因为科学技术自身所形成的"进入门槛",导致对于研究者的特殊要求——只有少数既受过正规科学技术训练,又具备史学素养的研究者,才能够有效从事这方面的研究;所以以往的中外交流史研究中,人文方面的交流已经取得了大量成果,但是对于历史上的中外科学技术交流,无论从史料整理、研究成果、社会影响等方面来看,相比这一领域自身的重要性,都是远远不够的。

就国内的情况而言,历史上的中外科学技术交流,直到20世纪80年代,方才逐渐受到学术界较多的关注,逐渐积累了一定数量的研究成果。

多年来,我在上海交通大学科学史系的诸位同仁,俱以研究中外科学技术及文化交流为同行所瞩目,成果丰硕。本系教师历年来先后负责承担国家级及省部级研究项目约30项(包括已结项及在研)。且本系多年来培养了大批博士、硕士研究生,其中亦颇多以中外科技交流方向的课题为学位论文题目者。同仁咸以为,以本系为主要依托,团结各方力量,整合多年研究成果,完成一项中外科技交流历史文献集大成性质的整理研究工程,此其时矣。于是遂有国家社会科学基金重大项目《中外科学文化交流历史文献整理及研究》之申报,并顺利获得资助立项。

此次项目团队的组建,广泛团结国内外各处在科学技术史方面学有专长之研究人员,以上海交通大学科学史系师生为主干,包括了中国科学院自然科学史研究所、清华大学、北京大学、巴黎第七大学、华东师范大学、东华大学、上海师范大学、内蒙古师范大学、上海中医药大学、河南大学、广西民族大学、淮阴师范学院、咸阳师范学院等 14 个单位的数十位研究人员。

本项目旨在对历史上传入中国之各种域外科学文化,以及中国科学文化向周边汉文化圈输出的相关中文历史文献和典籍,进行全面整理和研究。年代跨度起于汉末,迄于晚清。拟着重收集、整理以下几方面的历史文献:自汉末至宋初随佛教传入中国的包含天文、历法等域外知识的文献,元代随伊斯兰教传入中国的阿拉伯天文学、数学文献和典籍,明清之际随基督教传入中国的欧洲古典天文学、数学、物理学等典籍,晚清传入中国的西方近现代科学典籍,中国科学向周边世界传播的汉文历史文献。

本项目具有科学史、历史学、中外文化交流史等多方面的学术价值,能够为未来的深入研究提供完备的史料集成。

通过建设这一中外科学技术交流的史料集成,以及借助这一史料集成所展开的在这一领域全方位的深入,可望将历史上中外科学技术交流的研究大大提升一个层级和档次,并使中国研究者在国际学术界获得更多的发言权。

从更为广泛的意义上来看,值此中国和平崛起之际,本项目在扩大中国文化影响、增加中国文化软实力方面的现实意义,亦将越来越明显。

本项目下设七个子课题:

1. 汉译佛经与道藏中的天文历法文献整理与比较研究(上海交通大学钮卫星教授负责)

对汉译佛经与道藏中的天文历法作比较研究。在古代世界各种文明之间存在着各种各样的文化交流,而科学技术、宗教教义和文学艺术等都是文化交流的主要内容。以佛教为载体,向中土传入了不少印度、巴比伦和希腊天文学和历法知识。这一传播从东汉末年一直延续到北宋初年,并在唐朝达到一个高潮。到中晚唐时期,佛教的输入又转变为以注重祈禳、消灾,讲究仪式、仪轨的密教为主,为达到所谓的消弭灾难的目的,在技术上更加依赖天文学手段,因此该时期的佛经中保存有相当丰富的天文学内容。无论从佛学角度或科学史角度,或从探究宗教与科学之关系的角度,乃至从文献校勘的角度,对这些佛教经典中的天文学内容都有必要进行详细的梳理和考证。在以往的研究基础上,对佛教和道教经典中所包含的天文学内容进行一次整体的和梳理和考察,并对这些天文学内容做出恰当的评述,以期对这些传入中国的域外天文学内容进行全面、系统的研究,并追溯这些天文学的来源,考察这些天文学内容对中国本土天文学文化甚至本土文化所产生的影响。

2. 中西方天文历法交流重要古籍整理与比较研究(东华大学邓可卉教授负责)

　　侧重对于古代中西天文历法交流文献进行整理和比较研究,并整理研究相关的重要历史文献,时间跨度为秦汉之际至鸦片战争。基于明清之际西方天文学第一次大规模传入中国并且中西方科学文化开始正面交流这个历史事实,通过详细考证此期中西天文学碰撞、交流直至融合的历史背景,梳理并研究明清之际的数理天文学文献,并兼及中国和希腊、中国和阿拉伯天文历法交流和比较研究。这不仅对于传统数理天文学的研究有益,而且对现代科学的可持续发展具有重要的启示作用。

3. 古代中外生化医学外交流文献整理及比较研究(上海交通大学孙毅霖教授负责)

　　在古代中外生化医学交流方面,这个领域中的许多早期历史文献,曾长期湮没于宗教、方术等史料中,有些甚至被妖魔化或污名化。而这些文献背后的中外交流,也颇多未发之覆。而一些晚期的文献,则有流传海外或仍以手稿形式存世者,皆急需进一步研究整理。中国古代有很多典籍在不同历史时期、通过不同途径流传到海外,其中不少在国内逐渐失传,以致学人需从海外求索。特别是流传到海外的中国科技典籍,迄今尚无人专门搜集及整理出版。其中有不少涉及中国古代重要的科技发明或者科技史上的重要事件,对于研究中国古代科学技术至关重要,但国内或者没有存本,或者仅有残本。在流落海外的珍稀中国科技典籍中，还有一批由清初在华传教士写成的著作，其中不少是他们用于教授皇帝、皇子和宫廷科学家的讲义，是中西科技交流史上的重要文献。由于种种原因，这些著作没有得到出版，仅以手稿形式存世。凡此种种，都是中国科技史上的重要文献，但又是国内绝大多数研究者所不知道的，甚至国外研究者也难以入手。对它们进行抢救性整理，并进行比较研究，不仅在保护古代科技文化遗产、弘扬中国古代科技文明成就等方面具有重要意义，对世界范围内的科技史研究者来说，都是一件功德。

4. 明末清初耶稣会士数理科学译著的整理与研究（上海交通大学纪志刚教授负责）

近年中外文化交流日益广泛，学者们研究视角拓展到早期中西交流的历史边界，但早期交流的原典仍散落各处，难窥全豹。就明末清初耶稣会士传入的数理科学译著而言，与这一领域已有的较多研究成果相比，相应的历史文献整理显得非常落后，这是一个相当令人惊奇的现象。这一时期浩繁的中外科学技术交流文献（包括中文的与外文的），大量以刊本、稿本、善本、珍本的形式深藏在中外各图书馆中，使一般的研究者无缘得见。故该子课题主要整理此一时期的历算译著，并兼及其他。

5. 中西物理学及工艺技术交流历史文献整理研究（上海交通大学关增建教授负责）

从鸦片战争结束至民国初期，这段时间西方科学的传入，使中国社会开始大规模地接触西方近代科学，中国从此开始了由古代社会向近现代社会转型的新的历史阶段。该子课题从文献着手，对历史上中外科技交流的历史文献进行整理研究。由于在西方科技传入的过程中，物理和工艺（包括兵器技术）历来扮演着重要角色，该子课题主要着眼于这两个学科，梳理这段时间由西方传入的物理工艺著作，理清数目，考订文本，将其整理点校，汇集出版，建立起研究这段中外科技交流史可信的文献资料库，为全国同道提供可资借鉴的第一手研究资料，使得中国近代史的研究在中外科技文化交流领域从此能够建立在坚实的史料基础之上。同时对这些文献本身的内容和历史价值进行研究，丰富中国近代史的内容。

6. 近现代中外生化医学交流文献整理及比较研究（淮阴师范学院蒋功成教授负责）

由明末清初延续到今的近代西方生物科学知识向中国的传播，文献类型多、传播范围广，并通过多样化的渠道进入普通中国人的生活中，产生的影响非常复杂，有许多未曾发掘和整理的文献资料。而且，要了解这些学科知识对于中国社会与科学发展的影响，不能仅仅靠一些经典文本的传播作为代表，还需要关注其他非专业文本中的科学知识。通过相关史料的整理，我们可以对于近现代生物学、化学交流文献的基本情况有一个全面的了解，并发掘、抢救和整理一些容易散失的重要科学文献，为以后学者进一步的研究打下基础，并理解不同的历史文化背景对于科学发展的影响特点。

7. 汉字文化圈科学文化交流的历史文献整理与研究（东华大学徐泽林教授负责）

在中外文化交流史上，朝鲜半岛、日本、越南等汉字文化圈国家受中国文化的影响最深。各历史时期中国传统科技典籍不断传入这些国家，对这些国家的传统科学文化产生重要影响，乃至于中、日、韩（朝）、越形成共同的科学文化圈。目前，有大量的中国传统科技典籍保存于这些国家的各类图书馆，还有不少科技典籍在这些国家被翻刻、训解，它们不仅是中国传统科技文化传播的历史遗迹，也是对某些典籍在中国本土失传或中外版本差异的补遗。另一方面，由于传统的东亚科学编史都是立足于本位立场的国别科学史编纂，缺乏对汉字文化圈科学史的整体认识与全面的史料调查，从而汉字文化圈科技文化交流中的历史文献传播与现存情况尚需全面调查，通过详细调查历史上汉字文化圈科技典籍的传播情况，由此而反映中国传统科学文化对周边国家科学文化的影响。该子课题调查和研究中国传统科技典籍在日本、韩国（朝鲜）、越南的流传与影响，并将全面深入到韩国科学、越南科学的内部，研究各种汉籍科技著作及其影响下的外域著作的具体内容、科学方法、思想动机等细节问题，用分析、比较等方法研究日本、朝鲜、越南传统科学的内部机理及其与中国科学文化的联系及其自身发展。

就相关的历史文献整理而言，20 世纪 90 年代由河南教育出版社（即现在的大象出版社）陆续出版的《中国科学技术典籍通汇》，对中国古代科学技术文献作了初步的收集和整理,是一个值得重视的成果,筚路蓝缕,功不可没。但《中国科学技术典籍通汇》并不着眼于中外交流,而且对文献采用影印之法,并无点校整理。此外也有一些零星的相关成果问世或即将问世。但就总体而言,在历史上的中外科学文化交流方面,如此规模的历史文献整理,在国内是前所未有的。

就学术研究而言,则本项目所团结的研究团队,数十位成员的研究成果,几乎覆盖了古代中外科技交流的整个领域。依托这样的团队进行相关的历史文献整理和研究,方能建立在学术研究的基础之上,超越通常的古籍整理层次。

本项目的最终成果,将以两种形态汇集出版:

其一是一系列历史文献的点校本,定名为《中外科学文化交流历史文献丛刊》"文献之部"。这一部分将成为一套具有多方面学术意义的历史文献集,可望为各相关领域的研究提供方便。

其二是一系列研究著作——既有独立的学术专著,也有研究论文集,它们构成《中外科学文化交流历史文献丛刊》的"研究之部"。

中间阶段当然还将发表一系列研究性质的高质量学术论文。最后将提交本重大项目的总体研究报告。该总体研究报告将作为"总论"卷,收入《中外科学文化交流历史文献丛刊》"研究之部"。

江晓原

2012 年 5 月 30 日

于上海交通大学

科学史与科学文化研究院

(前身为科学史与科学哲学系)

序言 我们需要怎样的优生学

蒋功成博士的学位论文即将付梓,命我在书前写几句话,一时间心生踌躇,我对于作者艰辛的研究与撰文背景知之甚少,没有什么"蓦然回首……"之类的幕后故事可以披露,急就章式的阅读实在不比普通读者深透多少,便索性信马由缰,放任思绪说一点杂芜感受。

总的印象,这是一部视野阔大、理趣兼备的专著,作者笔下的优生意象既明晰(实证),也圆融(人文),有世俗生活中的美丽传奇(展现了《善恶家族》男女译者之间的旷世奇缘),有小说家、诗人笔下的文学叙事(以白采1924年写作的长诗《羸疾者的爱》分析人们对"肺病"遗传性的认识,揭示优生学对知识分子爱情观念的影响),也有媒介事件(西方节育运动先驱桑格夫人来华演讲及其社会震动),以及社会活动家的新风俗纲领(潘光旦在《新母教》等作品中,从优生学的原理出发,提出了男女教育要有性别的分化,要注重择偶、胎养、母乳喂养和家庭性教育等具有独特女性主义视角的"新母教"观点),既定位于实验室里的基因序列,也给予思想史、文化史的审视,对生殖医学的现代性进行了有益的解构与建构。或许重要的不是结论,而是发人深思的隧道感,激发读者去深究:我们需要怎样的优生学?

文章开篇,作者对国人的优生意识的历史演进做了全景式的关照,对传统婚育制度中的优生理念和摄生努力做了全面的梳理,意在为近代西方优生思想的植入寻找适时接纳的文化土壤,减弱作为舶来品的西方近代优生理念与中国传统顺生意识之间的观念落差。不过,这个美好的愿望与传统习俗之间有些辕辙分离,因为近代西方优生学说有着鲜明的"进步主义"与"干预主义"的革命立场,无论是达尔文的进化思想催生的旧优生学理论,还是现代遗传学、基因组学、克隆技术营造的现代优生学,都是要向造物主追讨"造人"的权利,坚信人类凭世俗智慧完全有能力主宰自身的生殖历程,并许诺现代技术可以克服、改造人类生殖的混沌性、偶然性，造就比自然天成（或神格的上帝）更优秀的种群及个体来。相形之下，中国文化的传统秉性是"道法（顺应）自然"、"厚古薄今"，即使狂狷如庄子之辈，也相信"天地有大美而不言，四时有明法而不议，万物有成理而不说，圣人者，原天地之美而达万物之理。是故圣人无为，大圣不作，观于天地之谓也"，反对"刻意尚行，离世异俗"。真正让国人接纳近代优生学说的契机是民族危亡境遇中的"保种"（优种）诉求，源自一种社会达尔文主义的现实驱动。因此，优生意识几乎与革命、科学、民主等救亡理念同时强行导入近代中国社会转型的精神语汇之中。这也使得中国的优生传播之旅带有某种"类型意义"，不同于西方宗教与世俗交锋语境中的优生意识的流布。因此，在中国的优生运动中有一个奇怪现象，是宗教界（主要是佛教界）人士也来助力传播，这在西方语境中几乎是很难想象的，足以见中国传统文化中的"实用理性"对宗教志趣的世俗化改造力非同小可。

在主体论述部分，作者重点考察了近代西方优生学的发端以及在中国的传播态势与学术范式，大致有新旧两分，早期的旧优生学具有精英传播格局和民族主义的价值诉求，凸显出社会生物学的研究范式；当下的新优生学则体现出普世传播格局和科学主义的价值诉求，具有较明显的生物医学与遗传学范式。这恰好构成了优生学在中国传播与推行合理性论证的两元逻辑，也正好契合近代中国社会潜行的"救亡—启蒙"两大思想主潮。不过，还须厘清一条伦理学界线，同为社会生物学意义上的民族主义价值追求与种族（国家）竞争的群体理想，近代中国源于救亡—保种意识的优生—强种诉求与纳粹德国"二战"期间基于"雅利安民族优越"、"犹太（甚至包括斯拉夫）民族卑贱"的观念而推行种族灭绝的"优生学"完全不同轨，前者是贫弱者的呐喊，后者是强悍者的疯狂。因此，中国学术界完全无需背负什么"优生学原罪"。当下中国基于母婴（围产期）保健与节制生育（家庭计划）两途来实现优育，继而追求优生理想都是现代妇产科学、围产医学发展的必然逻辑，也是中国人口经济平衡协调发展的必然逻辑。现代生命伦理学质疑的恰恰是现代遗传学、基因组学、生殖克隆技术催生的科学主义、技术主义逻辑，以及这类逻辑驱动下人类生殖的无边界干预。在这个语境中，"优生学"只是一个名目，肆意追求并实施人类生殖的过度干预才是现代优生运动的实质。

现代优生学有两重关照，一是生育过程（围产期照顾与医学干预）的优化，二是生育结果（二代遗传禀赋）的优化。无论是过程优化论者，还是结果优化论者，都无法回避生命的现代性诘问。如果将优生置于现代性批判的思想史语境来考察，不难发现，人类优生的诉求无法逾越四道门槛：其一，人类生殖化育天成的神圣境遇是否应该得到敬畏，是否应该彻底还原为赤裸裸的趋利避害技术（世俗）节目（即"优生学是否天然正确、合理？"）；其二，如同"公共卫生"理念的合理性建构，个体自主、偶在的生殖行为何须赋予社会、民族、国家的群体裁决、集体"舞蹈"；其三，人工干预生殖的合理边界在哪里？生殖伦理的约束维度（红线）何以确立？其四是福柯的视角，进步主义、理性主义、科学主义对于人类生殖的规训不应无条件接纳，必须给予反思。

20 世纪兴起的现代意识助长了人类关于生命的四大愿望（优生、无疾、不老、不死），成为个体欲望膨胀的标志，也是现代性的健康福利标志，其中优生居于首位。然而，人类对生殖的干预，功过参半，也毁誉参半。20 世纪初的一场生育管理革命，分娩地由家庭转移至医院，传统产婆让位于专业产科医生，带来生殖质量的大幅度提升，也带来人类平均寿命的大大延展，据权威的《威廉姆斯产科学》介绍，20 世纪初，全美只有 5％的产妇在医院分娩，到了 80 年代，上升至 95％，产妇死亡率降低了 98％，婴儿死亡率降低了 94％。平均寿命由 45 岁提升到 75 岁，这是现代化的巨大功勋，值得大加赞许。然而，纳粹德国利用生殖管控推动种族人工选择的优生学实践使得"优生"的现代化命题声名狼藉，甚至成为人性审判的对象。近年来干预主义造成中国剖宫产率居高不下（据《柳叶刀》资料，全世界平均为 15％，中国当下已达到 46％，个别地区还高达或超过 70％），使得传统的产道分娩反而成为备选方式，这场由生育医疗化所触发的生活医学化已经全面升级，渗透到生老病死的每一个细节。今天的人们开始隐隐地忧思，以普遍干预、管制为特征的现代性是否将成为人类新的生命羁绊。因此，如同作者在文尾所昭示的，优生基本上不是一个科学真伪甄别的知识命题（只是其中的枝节命题，很显然，以个别知识与表述的科学性去界定优生学的价值完全是不得门径），而是一个现代性建构与反思的思想史命题，涉及科学、人文（人道、人性）、社会多个向度、多重关系的叩问与提撕，而大众健康传播过程中的话题激荡、思想演进恰恰是一个民族精神丰满、观念深化的必然路径，总结、还原近代社会转型中优生意识的发生与发展，传播与影响对于中国近现代生命观念的演进史具有重要的意义，希望功成博士在未来的学术生涯中继续有所掘进，并有新的收获。

北京大学医学人文研究院
北京大学科学史与科学哲学中心

王一方

目　　录

引　言

　　本书是上海交通大学江晓原教授作为首席科学家所承担的 2010 年国家社科基金重大课题"中外科学文化交流历史文献整理与研究"（10&ZD063）研究成果之一。在课题研究工作中，本书作者主要承担子项目"近现代中外生化医学交流文献整理及比较研究"的研究工作。在着手收集与整理近现代中外生化医学交流文献的过程中，笔者发现优生学在近现代中外的科学文化交流历史上具有特殊的地位。近代西方的优生学以遗传学与进化论为基础，其研究和应用却涉及非常复杂的社会与政治问题，这使得它在近现代一直成为学术界争论的焦点。"优生"的思想和实践在中国古代并不陌生，在现代化的历史进程中，中国古代传统的优生观念在西方"科学优生学"的影响下既找到了某种科学理论的支持，又随之发生了重要的变革，这种变革成为整个中国社会现代化的一部分。这样一个复杂的科学传播与文化碰撞过程，研究起来具有特别的兴味。

一、麻烦的优生学

　　笔者以为，在当代各类学科中，优生学的地位是最为复杂和麻烦的。以当代中国而言，一方面政府仍然坚持"积极推进优生优育，提高出生人口素质"的政策，在国家科技发展"十一五"和"十二五"规划中分别将"重大出生缺陷筛查和遗传病的防治研究"和"加强优生优育、避孕节育技术产品开发"作为人口与健康领域重大项目，要求"建立我国常见重大出生缺陷筛查和遗传病综合优化干预模式,提高结构异常、功能异常、发育缺陷等重大出生缺陷的筛查、诊断和治疗技术水平,使我国重大出生缺陷率降低 30％"。《国家中长期科学与技术发展规划纲要(2006—2020)》也将"安全避孕节育与出生缺陷防治"技术作为优先主题,提出重点开发"高效无创出生缺陷早期筛查、检测及诊断技术,遗传疾病生物治疗技术"。而另一方面这种社会对个人生殖的干预和医学生殖技术的发展在学术界和公众媒体中一直存在着非常大的争议。在一些遗传学家的眼中,优生学(eugenics)这个学科因为不幸担当了种族歧视和种族清洗的罪责而被宣告了死刑,eugenics 一词被要求不得在科学文献中使用[1],中国的遗传学界要想保持与西方同行的联系就必须放弃现在的优生研究和废除相关的优生法规[2]。当然,许多遗传学家都认为,建立在"知情、选择"前提下,在"自愿"的基础上通过各种措施以减少遗传病患儿出生的当代优生学目的不是"改良"育成"优等人种",而是"要提高人类的健康水平,增强人民的体质,减少因遗传病患儿出生给个人、家庭和社会造成精神上和经济上的沉重负担"[3]。

在一些伦理学家的视野里,当代医学遗传学所发展的优生技术对人类生命的自然生殖过程进行干预,造成了对残疾、癫痫、精神病等遗传病患者的歧视,成为人与人之间不平等关系的帮凶[4]。而另外一些生命伦理学家则认为,那些刚刚出生的患有严重智力障碍的婴儿是不具有生存权的,如果其父母和医生都确信这些婴儿活下去将是一种非人道的徒劳时,应该尽快对他们实施安乐死[5]。

在一些学者心目中,优生学家对不同民族间智商差异的研究可能在公众中产生新的种族歧视,他们宣称优生学是一种伪科学,在政治上是不正确

〔1〕 陈竺. 医学遗传学[M]. 北京:人民卫生出版社,2001:121.

〔2〕 (美)菲利普·R·赖利. 林肯的 DNA 以及遗传学上的其他冒险[M]. 钟扬,等,译. 上海:上海科技教育出版社,2005:351-352.

〔3〕 谈家桢. 遗传学与社会发展[C]//陈理,等. 潘光旦先生百年诞辰纪念文集. 北京:中央民族大学出版社,2000:199.

〔4〕 (法)雅卡尔. 差异的颂歌:遗传学与人类[M]. 王大智,译. 桂林:广西师范大学出版社,2004:204-208.

〔5〕 当代著名的动物保护主义者彼特·辛格(Peter Singer)就持有这种观点,但这种观点在 1989 年到 1991 年间导致了席卷德语圈的抗议运动,即"辛格事件"。见韩立新. 论辛格理论的优生主义危险——从辛格事件所想到的[J]. 求索,2003(5):156-157. 辛格的观点与美国伦理学家恩格尔哈特《生命伦理学基础》一书中的观点一致。

的,优生学应当为一些国家歧视性的移民法案承担责任[1]。而另外一些学者则强烈要求将遗传学与优生学的科学争议与政治分开,用"政治上正确"的原则来对科学家的研究工作及成果发表提出要求本身是与科学的"客观性"原则相违背的。事实上许多政策的制订和实施虽然以科学作为借口,但其实际考虑更多的是制订者或其代表人群的政治利益。

在许多科幻小说和电影中,有着优生梦想的科学家都是一个或一群变态的科学狂徒,他们幻想通过基因克隆等现代生物技术而批量进行人类的工厂化制造和生产,其目的是建立一种科学专制的乌托邦,以满足他们对人类社会的统治欲望[2]。而在现实生活中,许多父母希望借助优生科学的指导生出健康、聪明、美丽的子女,并把自己未来生活的幸福建立在子女健康长寿的基础之上。

那么优生学到底是一种什么样的学科呢? 它是一种标准的科学吗? 优生学是不是与种族歧视、阶级斗争存在着必然的联系? 为什么人们对这个学科存在着如此多的争议? 我们是否应当将这个学科彻底地从科学共同体中开除出去,抑或是对它进行必要的辩护? 诸如此类的问题在学术研究的刊物和大众的媒体中被广泛地讨论,但是不同学者的答案具有非常大的差异和多样性,以至于许多稍稍涉足于此的读者都会觉得无所适从。

正如英国优生学家皮尔逊(Karl Pearson,1857—1936)曾经强调的那样,优生学从来就是一个与民族相关的学科,每个国家在不同的历史时期都会面临不同的优生问题。所以在研究和解决中国人口和社会问题时不考虑西方学者的意见是不对的,但没有一个自己民族的立足点,全面地应和西方的声音更是有问题的。要认识到中国自己特殊的优生问题,解决国家在人口数量和质量上存在的诸多困难,我们必须要对中国优生学科的发展历史进行仔细的考察。

西方优生学的历史研究在英、美、法、德等国家已经取得了丰硕的成果,这些成果已成为人们对优生学进行客观分析和评价的基础。优生学在中国

---

[1]　黄德兴.伪科学包装下的种族主义——C·默里,R·赫恩斯坦合著《正态曲线》评说[J].上海社会科学院学术季刊,1995(3):97-104.
[2]　《美丽新世界》、《逃出克隆岛》、《遗传学歌剧》等作品都是这样,反映了人们对于生命科学与技术发展而产业的疑虑与担心。

的发展历史也被一些西方学者所关注,荷兰学者冯客(Frank Dikötter)就因为对中国种族与优生问题的研究而在西方学术界产生较大影响。相对而言,中国的优生学史研究,特别是本土学者对中国近代优生学史的研究却很不充分。这在一定程度上影响了我们对优生学的历史认识。许多人在对优生学进行是非、真伪的评价时只能举出纳粹德国种族灭绝、美国强制绝育这些例子,对同一时期优生学在中国的发展历史却少有了解。许多历史学、社会学学者在讨论中国近代婚姻、生育、家庭观念的变迁时,只论及中国传统文化、西方民主自由思想的影响,优生学这一学科的影响被大大地忽略了。

笔者在本书中试图在近现代中外优生学知识与思想交流研究的基础上,对中国近代优生学的发展历史,以及它对 20 世纪上半叶人们婚育观念的影响进行一次系统的历史考察,以揭示出优生学在中国近代历史中的发展轨迹和学科特点,使我们以后在对优生学及其相关学科的评价中,能找到更多的历史事实作为参照。

二、什么是优生学

追溯起优生学这一学科的源头,在西方人们常会提起柏拉图《理想国》中关于优生的长篇谈话和斯巴达人由部族长老决定新生儿生死存亡的实践[1]。在东方也会找出《左传》中"男女同姓,其生不蕃"这样一个古老的格言以及典籍中其他关于婚姻年龄、胎教、婚姻限制的种种记述。但优生学在近代作为一个学科的形成,无疑是从弗朗西斯·高尔顿(Francis Galton,1822—1911)开始的。

1859 年达尔文(Charles Darwin,1809—1882)《物种起源》出版后,其表弟高尔顿受到进化论的启发,结合他以前所做的人种学调查工作,开始将自然选择理论应用于人类遗传品性的调查和改进研究上。他收集了当时英国法官、诗人、科学家,甚至还有划桨能手和摔跤选手的家系及职业分布情况,

---

[1] 柏拉图.理想国[M].郭斌和,张竹明,译.北京:商务印书馆,2002:177-197.有趣的是,柏拉图在书中试图设计出一种能够保证部族中各方面表现优秀的青年男女相结合的制度,而为了避免矛盾和冲突,他甚至希望通过在"抽签"中作弊的方法实现这种优生的结合。

研究证明出类拔萃的才能在家族中是世袭的[1]。在多方面研究的基础上，他还希望建立一门新的学科，借助于这一学科的发展，"对于自然的那种盲目的、缓慢的、残酷的进化，人们将使它有远见地、快速地、温和地完成"[2]。

1883年高尔顿用希腊文词根"eu"和"genics"创造了 eugenics 一词，前者是"优、良"的意思，后者是"诞生、生产"的意思，合在一起就是"生好的"、"生而优良"、"生健康孩子"的意思。英文的表述就是"coming into being well"或"the science of being well-born"[3]。高尔顿也曾用过 viriculture（1873年，潘光旦译为"人艺学"）和 stirpiculture（1875年，潘译为"种艺学"）来命名他开创的这个学科，但后来都弃之不用。后来欧美其他国家把"优生学"移译为本国语言时，大都是就 eugenics 这个词加以修改[4]。

Eugenics 译入中国时，一开始有多种译法，如"人种改造学"、"人种改良学"、"哲嗣学"、"淑种学"、"善种学"、"优种学"、"优生学"等。从笔者所掌握的文献资料看，章炳麟1902年修订的《訄书》中最早出现"人种改良"一词，即《訄书·族制第二十》中有"言人种改良者，谓劣种婚优种，其子则得优劣之血液各半"[5]这样的句子，从句子和上下文来看，这里的"人种改良"学，指的就是高尔顿的优生学。"优生学"这一汉语词最早为何人所用，现在还不太清楚。据钟月岑的研究，"优生学"这个名词是日本学者的译法，最早见于1919年丘浅次郎（Okaasa Jirö）的《现代遗传学》[6]。但笔者发现，在中国，俞颂华1919年8月所写的文章在《解放与改造》杂志上发表时就已经用"优生学"一词了，而且未对它作详细的解释。这就说明它不管是在日本还是在中国最早出现，总会早于1919年。1919年胡宣明、杭海译达文波特的《婚姻哲嗣学》出版时，在译注中就强调"是书译自英文本，非由日本负贩而来，幸无以讹传讹之弊，且吾国科学名词，多沿用日文所已有者，既欠雅驯，尤不贴切"[7]。这说明

————————————

[1] 高尔顿的外祖父为伊拉兹马斯·达尔文（Erasmus Darwin），即查尔斯·达尔文的祖父，也是一位进化论的先驱者。高尔顿是个名副其实的天才，4岁时就能阅读许多英文图书，是气象学、指纹学、生物统计学，当然还有优生学的创始人。

[2] D. J. Kevles. In the Name of Eugenics[M]. Cambridge：Harvard University Press，1995：12.

[3] W. E. Castle. Genetics and Eugenics[M]. Cambridge：Harvard University Press，1916：3.

[4] 潘光旦. 优生概论[C]//潘乃穆，潘乃和. 潘光旦文集（第1卷）. 北京：北京大学出版社，1993：251-252.

[5] 章炳麟. 訄书[M]. 北京：华夏出版社，2002：106.

[6] Yuehtsen Juliette Chung. Struggle for National Survival：Chinese Eugenics in a Transnational Context，1896-1945[D]. Chicago：The University of Chicago，1999：89.

[7] C. B. Davenport. 婚姻哲嗣学[M]. 胡宣明，杭海，译. 上海：中华卫生教育会，1919.

一些学者对于日本所译之"优生学"一词还是不太满意的。丁文江1920年发表《哲嗣学与谱牒》一文,认为用"优生学"会让人"误解优生两个字为'优胜劣败'中的'优胜'",且"嗣字的意思,比生字好,而'哲嗣'两个字,是中国本来有的",所以他选译为"哲嗣学"[1]。丁文江的担心不无道理,1899年出版的《万国公报》上由企德原著,李提摩太、蔡尔康编译的文章《大同学》中,就有"优生劣灭"之词[2],此"优生"即优者生而劣者亡之意,与优生学之"优生"不同。

潘光旦1924年在《优生概论》一文中,认为用"优生学"一词来译eugenics最好,他说:"中文之'优生学'于义既直译戈氏(指高尔顿,潘以前译之为戈尔登)原文,于音亦相近,于法文之读音尤近似;即为求一律故,殊宜采用。"[3]虽然1919年陈寿凡所用的"人种改良学"这一术语在1922年就被杜亚泉编入《动物学大辞典》中[4],但从1924年开始,除少数几本书外,大多数作品都固定用"优生学"这个名称了。

钱啸秋编著的《人种改良学概论》[5]、陈仲公编著的《人种改良》[6]、于景让编著的《人种改良》、卢于道翻译的《优种学浅说》等,不用"优生学"一词,原因各有其词。卢于道用《优种学浅说》来译L.达尔文(M. L. Darwin)的"*What is Eugenics*",在译序中称:"Eugenics一字,亦有译作优生学者,今以所优者在'种'而并不在'生',故译为'优种学'。"[7]于景让在《人种改良》的序言中也称:"我虽是一个志愿学习遗传学的,但对于把遗传学运用到人类的'优生',尚没有深切考虑过,所以根本就不配讲什么,而平素对于抱有阶级成见的优生学者,又深为厌恶。"他又说,"我以为在中国优生确很重要,而当务之急却在优境"[8]。他不用优生学,原因在于他对当时优生学提倡差异生育率的主流意见有看法,并且更强调"优境"而非"优生"在当时中国的重要性,所以用"人种改良"以示区别。

一般人在20世纪20年代之后所用的还多是"优生学"一词。"优生学"之所

[1] 洪晓斌. 丁文江学术文化随笔[M]. 北京:中国青年出版社,2000:67.
[2] (日)企德. 大同学[M]//李提摩太,蔡尔康,编译. 万国公报文选. 上海:三联书店,1998:619.
[3] 潘乃穆,潘乃和. 潘光旦文集(第1卷)[C]. 北京:北京大学出版社,1993:252.
[4] 杜亚泉. 动物学大辞典[Z]. 上海:商务印书馆,1922:19.
[5] 钱啸秋. 人种改良学概论[M]. 上海:神州国光社,1932.
[6] 陈仲公. 人种改良[M]. 南京:正中书局,1935.
[7] L. 达尔文优种学浅说[M]. 卢于道,译. 上海:商务印书馆,1937.
[8] 于景让. 人种改良[M]. 南京:正中书局,1936.

以比"人种改良学"、"淑种学"、"善种学"较易为大家所接受,除了潘先生所说之原因外,笔者以为主要是因为"生"字较"种"字为含混些,可以涵盖更多相关的内容进去。"善种学"等名字中有个"种"字,虽然可能更体现出遗传学上的精确性,但不能包含讨论优生过程中必不可少的生育问题。另外,专业的优生学家如潘光旦对这个概念的使用,本身也起了一定的引导和固化作用。另一位写作普及性优生学作品的周建人,本来是用"善种学"的,后来也用"优生学"这一概念了。

在西方国家,"eugenics"一词因为和德国希特勒的种族灭绝政策、美国20世纪上半叶歧视性的移民政策、强迫性的绝育法联系在一起,在当代已经成为一个臭名昭著的名词,它在概念上被指称为"由国家强加于个人生育的社会规则"而为西方社会所唾弃。1998年在北京召开的第18届国际遗传学大会上,学者们对"优生的科学和伦理"进行了热烈的讨论,最后会议达成了8点共识,其第5点宣称:"'eugenics'这个术语以各种不同方式被滥用,使其已不再适合于在科学文献中使用"〔1〕。

鉴于西方对我国的计划生育政策和1995年所颁布《母婴保健法》的负面报道和批评,1996年中央对外宣传办公室就明确指示不再使用"eugenics"一词,并建议用"healthybirth"作为"优生"的英译。上海第二医科大学的陈仁彪教授曾建议用"reproductive birth"来外译"优生"。加拿大蒙特利尔大学的Knoppers在1998年用"well-bear and well-rear"而不是"eugenics"来翻译中国的"优生优育"〔2〕,这种译法受到了中国遗传学名词审定委员会委员兼秘书安锡培的好评,安称这一译法也得到了中国遗传学会伦理法学与社会问题委员会的认可〔3〕。针对这些意见,蔡敬提出,用"healthybirth"或"well-bear and well-rear"作为"优生"的英译,虽然解决了"优生"的外译问题,却不能改变我国对"优生"一词的使用,谁知道到底我们汉语文献中用的"优生"是"eugenics"还是"healthybirth"呢〔4〕? 他建议仍用"优生"来对应

〔1〕 陈竺. 医学遗传学[M]. 北京:人民卫生出版社,2001:121.
〔2〕 Knoppers. "Well-Bear and Well-Rear" in China? [J]. American Journal of Human Genetics,1998,63(3):686 - 687.
〔3〕 安锡培. 关于优生优育英译名的问题[J]. 科技术语研究,2001,3(2):15.
〔4〕 邱仁宗先生曾撰文为中国的《妇婴保健法》辩护,提出上面出现的"优生"一词为"Healthybirth"而非"Eugenics",但汉学家冯客在同一期杂志上反驳,说"Healthybirth"与"Eugenics"语源学上是同义的。见:Qiu Renzong, Frank Dikötter. Is China's Law Eugenic? [J]. The Unesco Courier. Sep. 1999:30 - 31.

"eugenics",再另造一个"健康生育"来对应"healthybirth"[1]。

这只是优生学或优生概念在当代使用中出现的问题,此处没有必要去详加讨论,对于科学史研究而言,尽管近代的优生学在中国体现出其特殊性,但它仍然是一种"eugenics"。"政治上正确"的要求为当代的科学共同体遵守,我们却无法用它来要求古人,在科学史的研究中,我们只能以同情之态度、客观之评价来分析我们的研究对象。

优生学在使用过程中有多种多样的定义。1883 年高尔顿首创"eugenics"一词时,他给出的定义是:一种通过理智的婚姻,以及其他各种能够促进优良的血统有更好繁衍机会的方法来改良人类血统的科学(The science of improving stock, not only by judicious mating, but by all the influences which give the more suitable strains a better chance)。1904 年高尔顿开始在"Eugenics"前加上"National"而构造出"民族优生学"一词,一个由高尔顿、皮尔逊[2]等人组成的委员会在设立一个民族优生学研究基金时给民族优生学下的定义是:研究在社会控制下可以提高或削弱一个种族未来数代人生理和心理品质因素的学科(The study of the agencies under social control that may improve or impair the racial qualities of future generations either physically or mentally)[3]。

皮尔逊一直强调优生学的民族性,认为优生学基本上是民族的,因民族而异。因为各民族的素质是不同的,在一定意义上,每个民族都有它自己的优生学研究,对一个民族为真的东西对第二个民族来说并非必然为真,在一个民族中适用的社会控制在第二个民族中也许毫无作用[4]。从这一点上来理解,对中国近代的优生学的理解必须要根据我们中国当时特殊的时代背景和民族素质状况来分析。

中国近代译介优生学的不同学者,在引入优生学时,给它所下的定义也

[1] 蔡敬. 名词审定要注意历史与现有工具书——与安锡培先生商榷:"优生"英译名的不良影响[J]. 科技术语研究,2001,3(2):12-14.
[2] 皮尔逊为高尔顿在英国优生学事业的最重要的继承者,并在生物统计学方面更好地发展了高尔顿提出的回归和相关两个概念,他还是个重要的科学哲学家。李醒民先生 1988 年出版有专著《皮尔逊》。
[3] K. Pearson. The Life, Letters and Labours of Francis Galton. Volume ⅢA[M]. London:Cambridge University Press. 1930:221-222.
[4] 李醒民. 皮尔逊的优生学理论与实践[J]. 自然辩证法通讯,2001(3):59.

是各有不同的,体现了他们对这个概念的不同理解。如两本同是翻译达文波特(C. B. Davenport)的《优生学的遗传基础》(*Heredity in Relation to Eugenics*)的书,所据达文波特书中的优生学英文定义应当是一样的。但陈寿凡在《人种改良学》中所译的"人种改良学"定义称:"人种改良学者,谓改善男女配偶之选择方法,而使人类种族各具优良之学也。[1]"胡宣明在《婚姻哲嗣学》中所给的定义则是:"哲嗣学者,根据婚姻改良宗嗣之科学也。[2]"潘光旦在《优生概论》中介绍达文波特1911年的定义则是:"优生学为一科学,其所研究,在以比较良善之蕃殖方法,谋人类之进步。"

潘光旦在1924年综述当时欧美对于优生学的各种定义,为优生学拟了一个新的定义:"优生学为学科之一,其所务在研究人类品性之遗传与文化选择之利弊以求比较良善之蕃殖方法,而谋人类之进步。"他之所以称优生学为"学科"而不是"科学",是考虑:"优生学发端未久,其研究之成绩尚不多觏,其应否立即加入科学之林,尚是疑问。[3]"虽然潘光旦当时为这个有可能提高民族素质的优生学所吸引,但由于正在美国接受生物学教育和优生学训练的他对这个时期遗传学和优生学的发展状况有深切的了解,他才没有把优生学定义为一种"科学"[4]。

以上所说的主要是近代优生学的概念,在现代优生学中,优生及优生学的概念又有所不同。如刘高金等2001年编著的《现代优生学》将优生定义为"优生(birth health)是指采取综合性措施,改善人口出生结构,提高出生婴儿健康素质的过程"[5]。2002年杨保胜、贺艳敏主编的《遗传与优生学》则称"优生学(eugenics)是用遗传学的原理和方法研究如何改善人类遗传素质的学科。但是,随着科学的发展,优生的概念也有所发展。现代优生学的概念,除了改善遗传素质外,还包括通过改善后天环境,促使优良的遗传素质得到充分的表现,以确保得到优秀的后代,这就是通常所说的优育,有人也称之为优境学"[6]。

〔1〕 陈寿凡. 人种改良学[M]. 上海:商务印书馆,1928:1.

〔2〕 C. B. Davenport. 婚姻哲嗣学[M]. 胡宣明,杭海,译. 上海:商务印书馆,1919:1.

〔3〕 潘乃穆,潘乃和. 潘光旦文集(第1卷)[C]. 北京:北京大学出版社,1993:254-255.

〔4〕 其时在西方,孟德尔的遗传学说才刚刚开始被接受,皮尔逊等人的生物统计学派与之共存而在生物学内部相争,优生学把孟德尔的学说作为理论基础的努力才刚刚开始。

〔5〕 刘高金,张佩珠. 现代优生学[M]. 北京:中国人口出版社,2001:3.

〔6〕 杨保胜,贺艳敏. 遗传与优生学[M]. 北京:中国人口出版社,2002:167.

2000 年李崇高在《中国优生科学》一书中比较了当代优生学与近代优生学的区别,他认为优生学发展到今天,已不是近代的那种只侧重于优秀品质研究与延续的优生学,而是"建筑在新的遗传学、医学和各种现代科学基础上的综合性的科学",他给出的"优生科学"的定义是:

> 优生科学是一门综合性科学,现阶段应在社会、经济、环境、文化、伦理的支持下,应以预防性优生学为重点,以生物学、医学、环境学与遗传学为基础,采取遗传咨询、植入前或产前诊断、选择性植入或选择性流产的方法,减少或杜绝某些遗传性疾病或先天性缺陷儿的出生,并积极关注孕期、围生期和新生儿期的保健以及婴幼儿的早期教育,以达到提高出生人口素质的目的。还要为积极优生探索方法和积累资料,为将来人类控制和改进自身创造条件[1]。

由这些定义我们可以看出,优生学这门学科的确与其他的学科不同,不管是近代的优生学,还是当代的"优生科学",都不单纯属于自然科学或社会科学的某一个分支,而是一门综合的或交叉的学科。这门学科的独特性质,对于我们熟悉的自然科学与社会科学二分法,构成一种明显的挑战。

当代中国优生学科重建者之一的阮芳赋在 1982 年就注意到,1980 年版的《中国百科年鉴》将"中国开展优生学研究"条目列入"百科"中的"科学技术·生物学"中,1981 年版却将"优生学开始恢复"条目列入"百科"中的"哲学、社会科学·社会学"中。田中信德 1977 年编的《遗传学辞典》将优生学列为"应用遗传学"的一个分支学科,阮芳赋编著的《优生新知》在出版时被列为医学类,潘光旦的《优生原理》再版时却被列为"社会学丛书"。

正是考虑到优生学科的这种综合性,阮芳赋根据优生学涉及的不同学科领域,将它的学科体系分为四个部分,即基础优生学、社会优生学、临床优生学和环境优生学[2]。这种学科体系现在已经成为国内优生学共同体的共识。

这种学科体系是阮芳赋对现当代优生学的总结,对于近代优生学并不是太恰当,因为近代优生学基本上没有临床优生学和环境优生学这两部分。

〔1〕 吴刚,伦玉兰. 中国优生科学[M].北京:科学技术文献出版社,2000:13.
〔2〕 阮芳赋.优生学的学科性质和学科体系[J].优生与遗传,1982(1):21-23.

考虑到近代优生学所体现出的综合与交叉学科的特点,笔者认为它的学科性质体现为以下几个方面:

第一,近代优生学是人类遗传学的一部分。这部分相当于当代优生学学科体系中的基础优生学,即研究与了解人类一些性状,如体质、心智与行为,特别是一些疾病的遗传规律与特点,所获得的相关知识可以作为人类医学与社会制度建设的科学基础。

第二,优生学是历史学的一部分。人类婚姻与生育的行为常是宏观的大历史所忽略的对象,但人类的历史是靠婚姻与生育而维持的。无论是英国的高尔顿还是中国的丁文江和潘光旦都注意到了历史研究对于优生学的重要性。人类历史提供给了优生学家无数的婚姻结合的案例,它们是历史学的一部分,也是人类生物学的一部分,对婚姻历史进行优生学的考察可以为人类的婚育实践提供有益的指导。

第三,优生学是社会学的一部分,这部分相当于当代优生学体系中的社会优生学。在中国近代研究与讨论优生学的学者中,社会学家要远远多于其他学科,甚至是生物学科的学者。中国近代的社会学,是不多的几个取得突出成绩,且有中国特色的学科之一。人类的社会行为既受遗传素质的影响,又受教育与文化环境的影响,而这些影响又在人类的婚姻、生育、家庭与社会制度中体现出来。研究社会不能不关注人,特别是生物性质的人,研究优生学,同样也不能不考虑社会的各种因素,所以说优生学本质上就是一种社会生物学。社会学是与优生学最亲近的一门学科,在20世纪50、60年代,潘光旦作为一位优生学家无法在社会立足的时候,便在社会学,继而在民族学研究领域里寻得一席之地。

第四,优生学是医学的一部分。当代的优生学是在医学领域取得它的生存地位的,优生学与医学的学科性质非常相似,它们都是一门人类生物学指导下的应用学科。不管是在近代还是当代,生殖医学、预防医学都对人类的优生实践起了一种比较重要的指导作用。

从这四个方面我们更可以看出优生学所具有的综合性的特点。潘光旦认为优生学是一种对人的整体的囫囵的研究,它既关注人作为生物的性质及其演化历史,也关注影响人类发展的种种文化因素,所以他将优生学称之为"人文生物学"。

三、优生学的历史研究

　　不少学者都同意把优生学的发展历史分为三部分，即古代的优生学、近代的优生学和现当代的优生学。如阮芳赋提出古代的优生实践和优生思想是一种前科学的优生学，19 世纪 80 年代到 20 世纪 40 年代由高尔顿提出并在近代社会产生重要影响的优生学为一种"半科学"的优生学，20 世纪 50 年代以后以遗传咨询、产前诊断、选择性流产为核心的优生学为"科学的优生学"[1]。这样一种以科学性为标准而确定的"三段论"虽然在不同时期的评价上有不同的意见，但三个时期的划分还是被普遍接受的。张慰丰在《优生学发展述评》、李崇高在《中国优生科学》中对中国优生学史的回顾等都是遵循这一种分期，下面笔者就以这种"三阶段论"的划分为基础，分别对目前中国古代、近代和当代的优生学史的研究情况做一简要的综述。

　　从目前看来，中国当代的优生学史研究较多地集中在对中国古代的优生思想和实践进行研究，特别是对中医典籍中的优生优育观点进行总结和评价上。学者们注意到在中国早期的经传典籍和各个时代的中医学著作中，有着特别丰富的优生知识，这些知识具体涵盖了婚龄与育龄的讨论、择偶、房事、胎养等多个方面。据笔者粗略的统计，从 1980 年至 2012 年之间在国内发表的讨论中国古代优生学史的文章就有 50 余篇。这些文章大略可分三类。第一类是对中国古代优生学思想与传统的综合论述，如李志庸的《中国优生学史略》、廖善祥的《祖国传统优生的理论与实践》、彭培苏的《略论我国古代朴素的遗传学与优生学思想》、杜秀杰等的《浅谈中医对优生学的认识》等。第二类是对中国古代著名医学家或代表性的中医学作品中的优生观点进行专门的论述，如张兆云的《张仲景优生学术思想浅析》、王光辉等的《陈自明〈妇人大全良方〉优生学术思想探讨》、陆文彬的《求嗣种子论优生——唐桐园的种子论》、周清的《试析明代武之望〈济阴纲目〉对优生学的贡献》等多篇类似文章。第三类是对中国古代优生传统思想及相关知识的专门论述，如柏建华的《我国古代的胎教思想》、杨琳等的《天癸理论与优

---

〔1〕 阮芳赋.优生学史：一种新的三阶段论[J].优生与遗传，1983(1)：5-12.

生》、杨正瓴等的《优生年龄与天人观浅说》、张大乾的《〈周易〉与中国传统文化中的优生探秘——怎样选择最佳的受孕时机》等。

这些文章对相关内容的研究深浅不一，但总的来说，还是基本挖掘了中国古代各个时期相关史料中的优生学知识，就连近期出土不久的《胎产书》中的相关内容也有较好地讨论。由于不少研究者本身就是中医学的临床医生，他们对胎养禁忌等方面的讨论对当代的生殖医学实践具有一定的现实意义，有人还在研究中把古代的这些优生思想或方法运用到自己的临床实践中。如刘春援等的《论古代优生理论在儿科临床中的意义》、张建荣等的《论〈金匮要略〉妊娠养胎与优生》等。所以说中国古代的优生学史研究不仅具有历史学的意义，也有一定的实践与现实意义。

但是纵观诸位学者对中国古代优生学史的讨论，有两种倾向是值得注意和商榷的。一是"暗合论"，即在说到古代优生的某种观点具有"科学"道理时，往往说它与现代的优生科学"暗合"或"吻合"。如彭培苏在《略论我国古代朴素的遗传学与优生学思想》中谈到南齐褚澄的反对早婚思想时，就说这是"与我们当今提倡选择最佳的生育年龄，提倡晚婚、晚育是一致的"，谈到《博物志》中要求孕妇"席不正不坐，割不正不食"等内容时，说这是"与当今加强孕期保健，优化胚胎发育环境的主张相一致的"。这种比较也许并没有错，可是为什么不说我们现代的科学、医学与中国传统的优生思想或优生实践相一致，而强调这些在中国古代传习了多少年，经过许多代学者充实和发展的思想与只有不到两百年发展历史的近现代科学相一致呢？看起来这是微不足道的区别，其实反映了学者们研究古代优生学史时科学主义的心理预设。二是"附会论"，如中国古代的一些胎养或胎教思想，本是一种外相内感的非科学学说，但有的学者亦要附会科学，说它具备某种科学道理。例如张仲景的《金匮要略》中提出"妇人妊娠，不可食兔肉、山羊肉及鳖、鸡、鸭，令子无声"，"妇人妊娠，食雀肉，令子淫乱无耻"，"妊妇食姜，令子余指"的错误观点，亦被说成是"此寓有胎教思想，即调节孕妇精神心理、饮食卫生、居住环境，消除抑郁、紧张、恐惧精神心理，使孕妇有一良好的思想氛围，高尚的精神情操，寄美好于胎儿，这样就能促使胎儿健康发育"[1]。这样一种把

---

〔1〕　张建荣,房华祥,耿新义.论《金匮要略》妊娠养胎与优生[J].陕西中医学院学报,2002,25(6):5.

传统向科学的附会,同样也体现了科学主义在研究古代优生学史时的"缺省配置"。

中国近代优生学史主要指的是研究从清末到 1949 年这一段时间内优生学在中国传播与发展的历史。相比于古代和当代的优生学史研究,中国近代优生学史的研究涉足者较少,发表的相关文章和出版的书籍也不多。国内研究优生学史的相关文章在涉及中国近代优生学史时往往一带而过,已有的较为深入的研究都集中于潘光旦这位近代中国优生学代表人物的身上。

潘光旦在中国近代算是个百科全书式的学者,被称为优生学家、民族学家、教育家、谱牒学家和性学家,但他一生治学的核心是优生学。20 世纪 20、30 年代他是学界知名的人物,但从 1949 年到"文革"结束这段时间,他和优生学一起成为大陆政治批判的对象,体现在潘光旦家庭、妇女研究中的优生观念被定位为"资产阶级社会学"[1],他本人被划为右派,在 1967 年被迫害致死。

在 20 世纪 80 年代初优生学在中国"重建"之时,潘光旦的优生学作品立即被重新出版[2],并由一些优生学、医学、社会学界的学者介绍给公众[3]。阮芳赋、吴旻、姚荷生[4]、李崇高等人在宣传优生学的时候都提到潘光旦的工作,并引述他对种族主义的批判来说明优生学与种族歧视、种族屠杀完全是两回事。李崇高在 1999 年纪念潘光旦诞辰 100 周年时撰文对潘光旦的优生思想进行了专门的论述[5],在吴刚、伦玉兰主编的《中国优生科学》中他也对潘光旦所做的优生学研究工作进行了较为详细的介绍[6]。

20 世纪 90 年代以后,随着连续五届潘光旦纪念讲座的开设和十四卷本《潘光旦文集》的出版[7],潘光旦研究逐渐成了学界关注的热点,相关的内

〔1〕 庄福龄. 批判资产阶级社会学在家庭、妇女问题上的反动观点[J]. 哲学研究,1958(2):21-34.
〔2〕 潘光旦. 优生学原理[M]. 天津:天津人民出版社,1981.
〔3〕 刘金香. 评潘光旦的"优生概论"[J]. 遗传. 1982,4(3):39-40. 全慰天. 优生学的浮沉荣辱——潘光旦编译《优生原理》读后[J]. 读书,1982(11):70-74.
〔4〕 姚荷生. 优生学之今昔[J]. 江苏医药. 1981(12):43-44.
〔5〕 李崇高. 潘光旦优生思想研究[J]. 中国优生与遗传杂志,1999,7(6):1-3.
〔6〕 吴刚,伦玉兰. 中国优生科学[M]. 北京:科学技术文献出版社,2000:8-9.
〔7〕 潘光旦纪念讲座从 1992 年开始,经费主要由潘光旦胞弟潘光迥与袁勃提供,前四届由香港中文大学人类学系和北京大学社会学人类学研究所共同主办,轮流在香港及北京举行。1999 年第五届纪念讲座正值潘光旦诞辰 100 周年,由香港中文大学崇基学院与复旦大学社会学系联合主办,在上海举行。纪念讲座上学者所讲的以人类学与社会学文章为主,第五届谈家桢在讲座上主讲"优生学与社会发展",台湾乔键先生以为"优生学是光旦先生一生致力最多的学问,以这题目作为讲座的总结,该是最合适不过的了"。

容涉及潘光旦的新人文思想、优生观念、教育思想、性学、民族学、家谱学研究等多个方面。学界在讨论潘光旦在这多个领域中贡献的时候都会对他的优生学思想作出一定的评价,在社会学界对潘光旦优生观念进行过较为深入研究的国内学者有吕文浩[1]、全慰天[2]、胡寿文[3]、陈树德[4]等人。全慰天、胡寿文作为潘光旦的学生和亲属,对潘光旦的优生学思想的把握是非常准确的,他们对优生学的肯定态度也代表了费孝通等了解潘光旦工作的许多中国社会学家的意见[5]。

2007年郑州大学王新的中国近现代史硕士论文以《潘光旦的优生思想研究》为题,文章对潘光旦优生思想产生的背景、潘氏优生学的理论和方法、潘光旦论优生与社会文化、潘光旦论优生和抗战等方面进行了较为详细的论述[6]。与李崇高的同名文章相比较,王新的论文对潘光旦的优生观点论述只停留在对潘氏观点的摘引和归纳上,缺少深层次的专业分析。2012年杭州师范大学夏佳佳的硕士论文以《潘光旦与中国近代优生学的创立》为题,研究了潘光旦在中国近代优生学发展历史中的特殊贡献[7]。

笔者从1997年开始阅读和研究潘光旦的相关作品,比较关心他在进化论、优生学上的贡献以及他的这些研究对其社会学思想的影响。2007年发表的《潘光旦先生优生学研究述评》可算是笔者这几年对潘光旦优生学作品研读所得的粗浅的体会[8]。

总体上而言,近十年来对潘光旦优生思想的研究还是比较全面的,学界也通过对潘光旦这位从生物学基础上来看人、看文化、看社会的优生学家、社会学家身上体会到生物学对社会科学思想的重要影响,潘光旦从生物学

---

[1] 吕文浩著有《潘光旦图传》一书,并发表《一论潘光旦的学术思想与教育见解》、《论潘光旦在性问题研究上的贡献》等多篇文章。
[2] 全慰天为潘光旦在西南联大主讲优生学等课程时的学生和后来西南联大、清华大学的同事,亦是《中国现代社会科学家传略》第五辑中《潘光旦传略》一文的作者。
[3] 胡寿文为潘光旦的女婿,曾与潘光旦合作翻译达尔文《人类的由来》,他曾撰文《优生学与潘光旦》、《潘光旦与新人文史观》等文章评述潘光旦的优生观念。
[4] 陈树德. 提高中华民族素质之路——重读《民族特性与民族卫生》[J]. 社会,1996(12):32-34.
[5] 费孝通以潘光旦的学生自称,他们是多年的同事,也是最亲密的朋友,费在多篇回忆文章和演讲中都对潘光旦的优生学思想给予了很高的评价。
[6] 王新. 潘光旦的优生思想研究[D]. 郑州:郑州大学,2007.
[7] 夏佳佳. 潘光旦与中国近代优生学的创立[D]. 杭州:杭州师范大学,2012.
[8] 蒋功成. 潘光旦先生优生学研究述评[J]. 自然辩证法通讯,2007(2):76-82.

研究中所提炼出的"位育"概念也在社会学界得到广泛的应用。当然，也有些学者在对潘光旦相关优生观点总结的时候，也会犯一种移时(anachronical)的错误，把当下认为正确的优生观点强加给潘光旦。如张慰丰在《优生学发展述评》中指出，潘光旦先生在 20 世纪 30 年代"提出节制生育、限制人口、禁止血缘相近的男女'内婚'和早婚，以及指出同姓和表亲结婚的害处等"[1]。冯永康先生在谈家桢、赵功民主编的《中国遗传学史》中也称潘光旦"不仅向国人介绍和宣传优生学的理论，还提出节制生育、限制人口，禁止血缘相近男女的'内婚'和早婚，以及同姓、表亲结婚的害处等观点"[2]。笔者通过阅读潘光旦相关作品发现，其实当年潘光旦是提倡适度的早婚、认为近亲结婚有利也有弊，对节制生育和限制人口也不是简单予以赞成的[3]。上述的那些观点为现在的优生学家认同，但恰恰与潘光旦的观点相反，孰是孰非，不是可以简单加以判定的。

在研究潘光旦的优生思想之外，目前中国大陆研究中国近代中国优生学史的文章就比较少了。朱晋炜、甄橙、张大庆的《中国近代出生缺陷史料研究》对《申报》《中华医学杂志》上记载的出生缺陷从医学史角度上进行了研究[4]，可以说是一篇优生学史的文章。中南大学黄娟的硕士论文《中国近代"优生节育"思潮的历史考察》[5]与梁景和的论文《五四时期"生育节制"思潮述略》[6]也对中国近代优生学的相关内容有所涉及，但从文章主要内容来看，他们关注的重点都是"节育"而非"优生"。目前所见到的较为全面论述中国近代优生学史的文章倒是以国外的几篇为代表。

冯客对中国近现代史有深入的研究，发表和出版了许多相关的论著。他的《不完美的概念：中国的医学知识、出生缺陷和优生学》对中国近代优生

---

[1] 张慰丰.优生学发展述评[J].南京医科大学学报(社会科学版),2001(3):57.
[2] 谈家桢,赵功民.中国遗传学史[M].上海：上海科技教育出版社,2002:39.这两处表述非常相似,可能是因为两位作者在写作时都引述了赵功民在《遗传学与社会》中的观点.见赵功民.遗传学与社会[M].沈阳：辽宁人民出版社,1986:198.
[3] 蒋功成.潘光旦先生对生育节制等问题的看法[J].中国优生与遗传杂志,2006(12):130-132.
[4] 朱晋炜,甄橙,张大庆.中国近代出生缺陷史料研究[J].中国生育健康杂志,2005(6):355-361.
[5] 黄娟.中国近代"优生节育"思潮的历史考察[D].长沙：中南大学,2006.
[6] 梁景和.五四时期"生育节制"思潮述略[J].史学月刊,1996(3):49-53.

学的发展作了重要的论述[1]。在这本书里他分析了优生学在近代中国得以发展的原因，提出："尽管优生学在中国扎根可以溯源到晚清帝国，但它却是在民国时期得以繁荣的，人们深深信仰这一种科学可以成为反传统和改革社会的有力工具"，"一系列因素使中国成为优生学发展的肥沃的土壤，它们包括重男轻女，并强调氏族繁衍的文化传统；对西方医学的全盘趋近；以及集体主义的信念等"[2]。冯客的研究在西方产生非常重要的影响，他关于中国优生学以及种族观念的分析多次被相关的研究所引述。冯客的这本书纵论了从晚明到当代中国医学及优生学的历史，涉及的内容比较广泛，视野也很开阔，但由于文章不是对优生学的专论，故缺少对近代优生学在中国传播与发展的细致分析。这一点也被钟月岑所注意，她批评冯客"虽然宣称在更广的历史、文化、社会和政治的视角来分析优生学，但只是在他所收集引用的工作上加上一个'劣等生殖'（inferior births）这一标题，并注意到优生学与中华人民共和国有关优生法律制定的关系而已"[3]。在冯客出版的另一本《近代中国的种族观念》一书中，第六章"作为种子的种族"专门讨论了中国近代优生学的发展问题。在这一章中，冯客对优生学同样贴上"伪科学"的标签，并寻找优生学与中国近代种族问题、民族思想的种种关联[4]。

　　台湾历史学者钟月岑，对中国近代的优生学史进行了专门的研究，她在1999 年所做的博士论文《为了民族生存而努力：跨国语境下的中国优生学（1896—1945）》（*Struggle for National Survival：Chinese Eugenics in a Transnational Context*，1896—1945）中，比较了 19 世纪 90 年代到 20 世纪40 年代优生学在日本和中国的发展，并通过优生学这个西方科学传播的特殊案例分析了科学与社会相互作用的复杂关系。作者据此研究提出了科学全球化的非同步性概念，并分析了传统文化对科学全球化以及现代化的抵

[1] Frank Dikötter. Imperfect Conceptions：Medical Knowledge, Birth Defects and Eugenics in China[M]. London：Hurst & Co.，1998. 除了此书及《中国近代的种族观念》（*The Discourse of Race in Modern China*）（Stanford：Stanford University Press，1992）外，冯客在 Sex, Culture and Modernity in China（Honolulu：University of Hawai，1995）一书中也有对于优生学的不少论述。

[2] Diane B. Paul. Imperfect Conceptions：Medical Knowledge，Birth Defects，and Eugenics in China[J]. The American Historical Review，2000（2）：192-193.

[3] Yuehtsen Juliette Chung. Struggle for National Survival：Chinese Eugenics in a Transnational Context，1896-1945[D]. Chicago：The University of Chicago，1999：13-14.

[4] 冯客：中国近代的种族观念[M].杨立华，译.南京：江苏人民出版社，1999：164-171.

抗和改造。钟月岑的这篇论文引述资料丰富，把对中国和日本近代优生学史的分析建立在一种文化比较的基础上也体现了作者独特的跨文化研究的视角。钟月岑的中国近代优生学史研究，可以看成是近期在美国和台湾比较兴盛的身体史研究的一部分，在近代优生学史这个研究课题中，很容易体现出女性主义史学和殖民地史学的一些进路，这也许是它在美国、中国台湾等地受到关注的一个重要原因。

女性主义和身体史在中国近代优生学史中的这种研究进路还可以在美国印第安纳州立大学史蒂文斯(S. E. Stevens)2001年所做的博士论文《民国女性特征建构：卫生、教育和文学争论中的妇女身体》(*Making Female Sexuality in Republican China：Woman's Bodies in the Discourses of Hygiene，Education and Literature*)中找得到。史蒂文斯通过对民国时期卫生、教育和文学中的妇女身体形象进行研究从而探索这一时期女性特征的建构。作者提出在民国时期以身体为中心的教育（性教育、体育、卫生教育）中建立起的理想化女性形象与传统的足不出户的形象相对立。在这种形象的转变过程中，优生学的影响作用非常强，它建立起一种新的、完美的女性形象，其功能是创造一个完美的身体和完美的后代[1]。

关于中国近代优生学史的另外一篇重要文章是日本学者坂元弘子(Hiroko Sakamoto)的《五四运动时期的爱情与优生崇拜》(*The Cult of "Love and Eugenics" in May Fourth Movement Discourse*)。在这篇文章里，作者讨论了优生学思想的源起及其传入中国的过程；考察了五四运动时期体现在"浪漫的爱情"中的婚姻与家庭模式，以及它们与人口学、生育控制、优生学研究的关系。作者对与优生学相关的理想化社会改革与妇女解放的讨论，以及潘光旦与周建人之间关于优生学的争论都进行了深入细致的分析。作者把对中国近代优生学史的考察集中在五四运动时期，这是一个非常正确而明智的选择，从作者所引述的五四时期许多著名学者发表的论点可以很清楚地感受到优生学对当时中国思想界的广泛影响。不过在这部作品中，优生学(eugenics)的概念被不适当地泛化了，以至于清末民初许

---

〔1〕 S. E. Stevens. Making Female Sexuality in Republican China：Woman's Bodies in the Discourses of Hygiene，Education and Literature[D]. Bloomington：Indiana University，2001：9.

多维新学者对"优胜劣汰"、种族危机的认识都被看成是优生学讨论的一部分。我们知道,尽管近代的优生学以进化论和遗传学为基础,但社会达尔文主义与优生学却并不是一回事。作者这种概念泛化的一个结果就是他得出了一个优生学思想被介绍入中国主要是通过日本的结论[1],笔者将在正文的相关章节对这个问题进行详细的分析。

从上述对中国近代优生学史研究的分析来看,国内与国外学者研究的层次、讨论的主题,包括研究者的专业分布都是明显不同的[2]。国内研究中国近代优生学史的主要是一些医生和社会学家,关注的是少数优生学家的贡献,缺少对于优生学这样一个学科在社会中的传播,以及对社会影响的深层次分析。国外研究中国近代优生学史的学者则以历史学界为主,其研究旨趣是他们把优生学看成是他们所关注的身体史或女性主义史学研究的一个方面,这样的一种研究呈现一种典型的外史研究特点,相对而言,缺少对于优生学在中国发展的学科内在逻辑的描述与分析。

相对于中国近代的优生学史而言,研究近代中国人婚姻、生育、家庭变革的文章就太多了,杂志上发表的相关文章难以尽述,近年来以此为题的博士、硕士论文就有王新宇[3]、雷家琼[4]、夏浩[5]、赵长福[6]、严昌洪[7]等多篇。但这些文章在研究近代中国人婚姻生育观念变革的原因时,都没有或较少地关注到优生学这一学科的影响。

中国当代的优生学以其在 20 世纪 70 年代末 80 年代初的"重建"为起点,虽然离现在时间不算长,但回顾和研究这段历史的文章却也不少。这些文章可以分国内和国外两大类,国内学者的文章主要是一种回顾,国外学者对中国当代优生学与人类遗传学发展的关注和评价则大多是从伦理学出发的。

---

[1] Hiroko Sakamoto. The Cult of "Love and Eugenics" in May Fourth Movement Discourse[M]. Translated by Rebecca Jennison. Durham: Duke University Press, 2004: 332 - 340.
[2] 钟月岑等学者虽然是台湾人,但其相关的研究是在美国做的博士论文,所以此处亦划分在国外的研究这个方面。
[3] 王新宇.民国时期婚姻法近代化研究[D]. 北京:中国政法大学,2005.
[4] 雷家琼. 艰难的抗争:二十世纪二三十年代女性逃婚现象研究[D]. 北京:中国社科院,2005.
[5] 夏浩. 五四时期婚姻伦理思想探微[D]. 长沙:湖南师范大学,2005.
[6] 赵长福. 湖南近代的婚姻家庭[D]. 长沙:湖南师范大学,2005.
[7] 严昌洪. 生育观念在近代以来的嬗变——以节制生育运动为基点展开论述[D]. 武汉:华中师范大学,2006.

1989 年《优生与遗传》杂志编辑部发表了《我国近十年（1979—1989）优生与医学遗传科学大事记》，对前面十年来我国的优生学发展中的重要事件进行了较为全面的回顾。在 2000 年吴刚、伦玉兰主编的《中国优生科学》中，该书副主编之一的李崇高教授在第一章第二节"中国优生科学的建立"中对 20 世纪 80 年代初中国优生学科重建过程中的一些史实又进行了一次回顾和总结[1]。但这一回顾因为忽略了吴旻院士的贡献而受到了阮芳赋与吴旻的质疑。阮芳赋在《中国当代优生科学重建的史实述略》中，指出早在 1979 年他就和吴旻公开提倡优生学的重建，并为此做了大量的工作[2]。吴旻在《对"中国优生科学的建立"的补充资料》也对 1979 年前后卢惠霖教授和他在优生学重建中的工作进行了详细的回顾[3]。由于参与这些讨论的都是当年"破冰之举"的当事人，他们所回忆出的这些资料应当具有较高的历史价值。总的来说，优生学在中国得以重建是与中国计划生育工作的需要分不开的，也是与当时中国人口的"三高"[4]现实所决定的。这是优生学的重建得到政府和群众支持的主要原因。2003 年杨发祥的博士论文《当代中国计划生育史研究》对中国当代的计划生育做了历史的溯源和横向的比较，其中也涉及部分优生学的工作[5]。

但从国外，特别是西方学者对这一时期中国优生学发展的评价看，他们总体上对中国优生学的当代发展持一种批评或者担忧的态度。1986 年英国著名临床遗传学家哈珀（Peter S. Harper）等五位专家访问中国，对中国的优生学及医学遗传学的发展进行了评论。他们认识到，中国优生学的主要内容包括在"遗传咨询、遗传筛查和临床遗传学之中"，对于优生学的目的，中国的优生学家与他们有一致的意见，即"优生学是为保证那些即将诞生的婴儿尽可能是正常的"，但对于如何达到这个目标，双方则存在明显的分歧，特别是对于中国是否需要一部"优生法"的意见上。专家们谈到，除日本和韩国以外，在美国和欧洲，曾经存在的禁止某些遗传病人结婚和生育的法律几

〔1〕 吴刚,伦玉兰.中国优生科学[M].北京：科学技术文献出版社,2000：11-17.
〔2〕 阮芳赋.中国当代优生科学重建的史实述略[J].中国科技史料,2002,23(4)：308-313.
〔3〕 吴旻.对"中国优生科学的建立"的补充资料[J].中国科技史料,2002,23(4)：314-315.
〔4〕 "三高"指的是：中国残疾人口数量多、比例高,新生儿出生缺陷率高,0—14 岁儿童智力低下患病率高.
〔5〕 杨发祥.当代中国计划生育史研究[D].杭州：浙江大学,2003：30-31.

乎全部被废除了。中国控制人口的政策得到了专家们的好评，但把它和优生法联系起来，则"肯定会冒和西方遗传学界疏远的风险"[1]。

为了规避西方社会对 eugenics 的反感[2]，1995 年 6 月 1 日中国颁布的相关法律被定名为《母婴保健法》，即便如此，这样一部法律仍然在西方引起了极大的反响[3]，许多人还是将它称之为"优生法"[4]。1996 年在里约热内卢举行的一届国际人类遗传学大会上，世界著名的群体遗传学家莫顿（Newton Morton）带头敦促遗传学家们一起要求中国政府废除这部法律，呼吁其他国家不要制定类似的法律。许多研究和讨论当代人类遗传学和优生学的书籍和文章都关注到这部法律，冯客在其 1998 年出版的《不完美的概念：中国的医学知识、出生缺陷和优生学》中讨论了中国优生学自明代开始到 1995 年这部"优生法"颁布的发展历史，对中国当代优生学的发展进行了评价。冯客批评中国学者对于遗传学上完美与残废的不完整的定义，认为中国的优生学限制了个人生育选择的自由，他得出的结论是科学不能用来解决社会问题。著名的《自然》（Nature）杂志在 1998 年也发表社论称"尽管重贴了标签，中国的优生学仍然遇到了麻烦"[5]。

1998 年中国华西医科大学毛新在《美国人类遗传学杂志》上发表了《优生学在中国的证据：中国遗传学家对遗传检验和筛查的观点》一文。这篇文章称，1993 年对中国 30 个省和自治区的 402 位遗传学家进行的一份调查显示，95％的人同意"极有可能患严重疾病的人除非采取产前诊断和选择性流产，否则不应该生孩子"，而且 90％的人同意"遗传咨询的一个重要目标就是降低人口中的有害基因数量"[6]。这篇看来是基于不可靠的问卷调查和分析的文章受到国内学者的批评与反驳。如陈竺、陈仁彪[7]、郭苏

〔1〕 Harper, Harris R. Medical Genetics in China: A Western View[J]. Journal of Medical Genetics, 1986, 23: 385 – 388.

〔2〕 Verrall M. Eugenics Law Puts Beijing Meeting at Risk [N]. Nature, 1994, 372: 123.

〔3〕 Editorial. Western Eyes on China's Eugenics Law [J]. The Lancet, 1995, 346: 131.

〔4〕 James M. Reichman. et. al. China's Eugenics Law on Maternal and Infant Health Care[J]. Annals of Internal Medicine, 1996, 125: 425 – 426.

〔5〕 Editorial. China's "eugenics" Law Still Disturbing Despite Relabelling [J]. Nature, 1998, 394: 707.

〔6〕 Mao Xin. Chinese Geneticists' Views of Ethical Issues in Genetic Testing and Screening: Evidence for Eugenics in China[J]. American Journal of Human Genetics, 1998, 63 (3): 688 – 695.

〔7〕 Chen Zhu, Chen Ren-biao. Chinese Geneticists Are Far from Eugenics Movement [J]. American Journal of Human Genetics, 1999, 65 (4): 1199.

伟(音译)〔1〕等人都指出了问卷设计中的许多错误,并表示中国的遗传学家对遗传筛查的看法并不像作者所认为的那样有很大的差异,毛新也在同一期杂志撰文进行了回应〔2〕。由于这些讨论都是在著名的《美国人类遗传学杂志》上发表,因此受到美国研究生命伦理学与医学伦理学学者的关注。菲利普·R·赖利(Philip R. Reilly)在其 2005 年所著的《林肯的 DNA 以及遗传学上的其他冒险》一书中就讨论了中国的《母婴保健法》及其影响,并引述毛新的论文来强调中西方遗传学家对优生问题看法的差异〔3〕。

也许因为上述学者所关注的是现当代优生学当下或不久前发展的情况,所以这方面的研究其"历史性"还不是很显著。与中国古代优生学史的研究相比较,现当代优生学或人类遗传学的关注者主要是一些遗传学家和临床的医生(西医),所关注的中心问题也不是某些具体的优生技术和方法,而是优生学及人类遗传学中复杂的伦理问题。

通过前面的综述,我们了解到目前对于中国近代优生学发展历史的研究还是很不充分的,特别是对于优生学这样一个特殊的学科在近代中国社会变革中所起的作用和影响,还有许多值得探讨和深究的地方。为此,笔者在本书中试图对中国优生学在近代发展的历史进行全面考察,并在此基础上,讨论它对近代中国人的婚姻、生育、家庭等观念的影响,同时也对西方学者对中国当代优生学及相关政策的批评,做一简要的分析。

本书的主要内容包括:

第 1 章《中国古代的优生学》讨论了中国古代传统的优生文化和西学东渐下传统优生思想的发展。中国的婚育传统表现出在生育方面重男轻女,对残疾者抱一种同情的态度,以家庭为本位,具有较为完善的婚育制度等特点。在清末西学东渐和国族衰亡的背景下,又出现了通过"减民"来进行生育控制,通过"杂婚"来优化种族血统等"人种改良"的思想。

〔1〕 Sun-Wei Guo. Cultural Difference and the Eugenics Law[J]. American Journal of Human Genetics, 1999, 65 (4): 1197 - 1199.

〔2〕 Mao Xin. Reply to Guo and to Chen et al[J]. American Journal of Human Genetics, 1999, 65 (4): 1199 - 1201.

〔3〕 (美)菲利普·R·赖利. 林肯的 DNA 以及遗传学上的其他冒险[M]. 钟扬,等,译. 上海:上海科技教育出版社,2005:351 - 352.

　　第 2 章《优生学在近代中国的传播历程》分析了源自西方的优生学在中国的早期引入，以及其后它在社会中广泛的传播过程。本研究首次注意到，1898 年翻译出版《天演论》的严复、1902 修订《訄书》的章太炎是近代优生学在中国最早的传播者，同时也是西方遗传理论在中国的最早传播者。以前的学者没有注意到这一点，是与高尔顿及其领导下的生物统计学派的贡献在遗传学史的研究中普遍被忽略有关。1919 年以后，优生学的知识通过书籍、报刊、中学与大学教材等方式在中国得到了广泛的传播。在中国近代优生学的传播过程中，山格夫人 1922 年的访华及其后中国兴起的生育节制运动，潘光旦、周建人等学者对优生学的长期宣传和普及，中国诸多人文学者、社会学家对优生学的广泛讨论都发挥了重要的作用。

　　第 3 章《优生学与中国近代的婚姻观》通过对《善恶家族》等优生学作品的分析，研究了当时人们对"低能"这种遗传性状的认识，并揭示了优生学对近代中国人择偶观念的影响。优生学在知识分子间的广泛传播促进了精英主义择偶伦理观和以遗传性优劣为择偶"科学"标准的新"内婚"制度的形成。

　　本章还以长诗《羸疾者的爱》的分析为切入点，研究了当时人们对"肺病"遗传性的认识，并揭示了优生学对知识分子爱情观念的影响。优生学家认为"合乎善种学的婚姻便是恋爱结婚"，自由恋爱有利于择偶的自由与选择，所以婚恋自主、社交公开和男女同校这些婚姻改良的措施得到优生学家的支持。

　　第 4 章《优生学与中国近代的生育观、亲子观》首先通过对鲁迅和朱自清等近代作家相关散文、杂文等作品的分析，研究了优生学对中国传统生育观念和亲权观念的影响。优生学的传播促进了一种"幼者本位"亲子观的建立，这种"幼者本位"的观念认为婚姻最重要的目的在于健康子女的养育，只有心身健全的人才有做父母的资格。针对激进女权主义者鼓励妇女走出家庭，摆脱生育的责任等主张，潘光旦等优生学家从优生学的原理出发，阐发了中国传统家庭思想中许多符合优生伦理的成分，提出了男女教育要有性别的分化、要注重择偶、胎养、母乳喂养和家庭性教育等具有独特女性主义视角的"新母教"观点。

　　第 5 章《中国国情下优生学科学性问题》比较了中国近当代优生学的区

别,总结了中国近代优生学的学科特点,并对中国当代优生政策所受到的西方批评意见进行了分析。近代的旧优生学具有精英主义和民族主义的特点,体现出社会生物学的研究范式;当代的新优生学则体现出大众化和实用主义的特点,具有较明显的医学遗传学范式。与西方的优生学相比较,中国近代的优生学与种族主义关系不大,近代中国政府没有能力推行广泛的优生运动,优生学的发展受到传统婚姻、生育、家庭观念的深刻影响,体现出近情、客观而中和的特点。

中国当代优生学的重建及相关法律的制定受到来自西方的批评。为了消除不必要的误解,中国当代的遗传学家与西方同行们进行了充分的沟通和交流,并且在遗传学及其技术如何运用于人类方面达成了共识。在对优生学和遗传学进行道德评价时,我们所依据的伦理准则不能只以欧美早期的生命伦理学原则为基础。优生学在历史上存在着许多的错误,但这些错误不能成为定性其"伪科学"的理由。

第1章
中国古代的优生学

尽管中国传统文化中存在着许多可以被称作优生学的东西,在近现代的优生学实践中被继承和发展,但我们现在要讨论的建立在进化论与遗传学基础上的近代优生学却是不折不扣来自西方。它是由高尔顿在英国所创立,在 20 世纪初分别经英国、日本和美国等国被引入中国的。虽然一种外来文化或学科的引入不一定依赖于本土社会的需要,但在引入之时,与其相关的各种本土因素却不能不在科学史的研究中认真地予以分析,因为这些因素对于一个学科的未来发展是至关重要的。在本章中笔者即试图对中国传统生育文化中的优生观念进行一次简略的分析,以了解在西学东渐背景下,中国这一传统的国度,为西方优生学这一"科学"的种子准备了何种发育和生长的土壤。

1.1 中国古代传统中的优生文化

许多人认为,中华文化历经数千年而不绝,华夏民族历经数万年尚幸存,这与中国传统中有一种特别注重子嗣传继的文化有关。子嗣传继对于后代的要求除了要有,而且要优,是为阮芳赋先生所言"前科学时代的优生学"。这一传统在早期只是以一种民间婚育的习俗存在着,待有文字之后,则除了民间习俗之外,更有儒家的礼制、医家的学说对它进行讨论,这就形成中国古代非常悠久的优生学发展历史。

　　近来有不少历史学、中医学的研究者对中国古代的优生学史进行研究。笔者发现,在这众多的研究中存在着一种普遍的倾向,那就是简单地把古代的一些"优生"观点与现代科学的说法相比附,以对它们做出是否"科学"的评价。这种评价是否合理呢? 它能够真实反映出中国古代的优生学思想与实践吗? 在本节中笔者试图从优生学中经常涉及的婚龄、择偶、房事和胎养等方面入手,来具体介绍一下中国古代学者对这些问题的认识,并就如何评价这些观点与各位优生学史研究的专家们商榷。

　　如引言中所述,作为一种前科学阶段的中国古代优生学已经有许多学者进行研究,并取得了丰硕的成果。中国古代的优生学涉及婚龄、择偶、房事、胎养等多个方面(见表1.1),虽然不同文献对这些方面的阐述有很大区别,但也不影响我们从中概括出中国古人对优生问题的主要看法。

表 1.1　中国古代涉及优生的典籍简表

序号	作　　者	典 籍 名 称	著 述 年 代	涉及优生的内容
1	戴德编定	礼记	西周	胎养〔1〕、婚龄
2	未知	胎产书	春秋(约)	胎养
3	左丘明	左传	战国	择偶
4	左丘明	国语	战国	择偶
5	未知	内经	战国	婚龄、择偶、胎养
6	吕不韦	吕氏春秋	战国	择时〔2〕
7	董仲舒	春秋繁露	西汉	婚龄
8	刘向	烈女传	西汉	胎养
9	刘安	淮南子	西汉	遗传
10	张华	博物志	西汉	胎养
11	王充	论衡	西汉	择偶、环境、节育
12	张仲景	金匮要略	东汉	胎养、堕胎
13	陈延之	小品方	晋	婚龄、堕胎
14	范晔	后汉书	南朝宋	择偶
15	陶弘景	养性延命录	南朝梁	择时

〔1〕 "胎养"此处是个宽泛的概念,包括妊娠期间的各种禁忌以及药食营养等,笔者以为中国古代虽有胎教之名而无现代胎教之实,故名胎教的内容亦列于胎养之目。
〔2〕 "择时"指男女交合选择适宜的时机,天气、季节等,包括男女的精神状态都是择时的内容。

（续　表）

序号	作　者	典籍名称	著述年代	涉及优生的内容
16	褚澄	褚氏遗书	南朝齐	择偶、婚龄、育龄
17	徐之才	逐月养胎方	北朝齐	胎养
18	巢元方	诸病源候论	隋	堕胎、胎养
19	德贞常	产经	隋	胎养
20	孙思邈	房中补益	唐	择时
21	孙思邈	千金翼方	唐	择时
22	冲和子	玉房秘诀	唐	择时
23	宇妥·元丹贡布等	四部医典	唐	妊娠生理、胎养
24	宋徽宗诏编	圣济总录	宋	胎养
25	陈自明	妇人大全良方	宋	胎养
26	张景岳	景岳全书	明	择偶、择时
27	万全	育婴家秘、广嗣纪要	明	胎养、择时
28	武之望	济婴纲目	明	胎养、择时
29	王肯堂	胤产全书、胎产证治	明	胎养、择时
30	亟斋居士	达生篇	清	胎养、择时
31	唐桐园	大生要旨	清	胎养

1.1.1　婚龄问题

　　古人认为恰当的婚龄是优生的重要条件。《周礼·地官·媒氏》中有："令男三十而娶,女二十而嫁"的记载,后世儒家制礼、医家论道都是根据这一说法而引申发挥。如《春秋穀梁传·文公十二年》记载:"男子二十而冠,冠而列丈夫,三十而娶;女子十五而许嫁,二十而嫁。"南齐褚澄《褚氏遗书·问子》中提出:"合男女必当其年,男虽十六而精通,必三十而娶,女虽十四而天癸至,必当二十而嫁。皆欲阴阳气完实而后交合,则交而孕,孕而育,育而为子,坚壮强寿。"褚氏这一看法后来又得到宋代陈自明、明代张景岳与武之望等人的一致赞同,张景岳在《景岳全书·子嗣》中批评当时的早婚习俗,称"未实之粒可为种否,未足之蚕可为茧否","今未笄之女,天癸始至,已近男色,阴气早泄,未完而伤,未实而动,是以交而不孕,孕而不育,育而子脆不寿"。近来的研究者如李志庸、周清、詹新林等皆据此而得出中国古代很早就有晚婚晚育思想的例证[1]。

　　但是"男三十而娶，女二十而嫁"的说法是指结婚的最高年龄，还是最低年龄呢？古人有不同的见解。汉郑玄认为是最低年龄，即男女必须等到三十、二十才可结婚，但王肃却认为这是最高年龄，以为"男十六可以娶，女十四可以嫁，三十、二十言其极也"[2]。另有杜佑作第三种解释，即士大夫之子，十五六之后，皆可婚娶，而贱者则须待至三十、二十，清孙诒让亦同此说[3]。近来亦有南玉泉、吕亚虎等不少学者对《周礼》中的这句话进行研究，大多数人同意王肃的男三十、女二十为最高年龄的说法[4]。

　　据陈鹏《中国婚姻史稿》的研究，中国古代历朝所定婚龄，"男子最低为十五，最高无过三十，女子最低为十三，最迟无过二十。但法虽如是，民间习俗，未必悉能遵循"。从实际之婚龄看，"中国古代，男女类多早婚"。以汉代为例，"男多十五至十八而娶，女多十三至十九而嫁"。汉以后的其他朝代，除了一些特殊情形之外，男女结婚年龄也大多在15到20之间[5]。朱琳据地方志资料对明清徽州女子婚龄进行研究，明清两代徽州女子的初婚年龄大多集中在16—20岁[6]。另据李中清等人的研究，中国女性结婚的年龄较西方女性要早5—10年。

　　曹树基在其所著《中国人口史》第5卷中论证："在有能力养活一个家庭之前不结婚的个人选择称作'晚婚'，是马尔萨斯赞赏的预防性抑制人口的方式，这种在西方具有普遍意义的婚姻选择并未成为中国的现实。"[7]由此看来，《周礼》中所含糊表达，但为中国古代医家所普遍认同的晚婚并未在中国古代社会中实行，不仅没有被民间遵守，就是各代所订的律令，也是以鼓励早婚、限制迟婚者为多。所以说中国古代虽然有晚婚晚育的思想，但却没

[1]　周清.试析明代武之望《济阴纲目》对优生学的贡献[J].福建中医学院学报,2007(4)：47.詹新林,刘淑余.景岳优生优育思想初探[J].湖南中医药导报,2001(5)：203-204.
[2]　(汉)郑玄,(唐)贾公彦.十三经注疏·周礼注疏[M].北京：中华书局,1988：733.
[3]　让轻贱如仆役者早婚,从主人来看,当然是不合算的,但要等到三十才许婚,也太迟了,笔者看到《红楼梦》第70回有这样一句话："林之孝开了一个人名单子来,共有八个二十五岁的单身小厮应该娶妻成房,等里面有该放的丫头们好求指配。"二十五岁就给他们娶妻,那可没有等到三十。
[4]　南玉泉,张志京.再论周人的结婚年龄[J].北京理工大学学报(社科版),2004(6)：83-84.吕亚虎,冯丽珍.东周时期男女适婚问题年龄考辨[J].陕西理工学院学报(社科版),2005(2)：80-83.
[5]　陈鹏.中国婚姻史稿[M].北京：中华书局,2005：382-391.
[6]　朱琳.明清徽州女子婚龄初探[J].安徽史学,2005(6)：80-81.
[7]　曹树基.中国人口史(第5卷)[M].上海：复旦大学出版社,2001：852.

有在实践中普遍地实施过[1]。既然没有在实践中普遍地实施过,那么褚澄等人所言之晚婚的优生好处又以什么来证明呢? 也许对于女子而言,"十四而天癸至","二十而嫁",尚不算迟,但"男子十六而精通",要求他们"三十而娶",多少有点不合实际。

中医对于婚龄的论述,大多来自《内经》,《素问·上古天真论》中有:"女子……二七而天癸至,任脉通,太冲脉盛,月事以时下,故有子。三七,肾气平均,故真牙生而长极。四七,筋骨坚,发长极,身体盛壮。""丈夫……二八,肾气盛,天癸至,精气溢泻,阴阳和,故能有子……"等语。这一段话与现代人体解剖生理学所揭示的人体发育的阶段性一致,说明了古人较早地就有了对人体生理发育规律的正确认识,但从常被引述的这段话中并不能得出最佳生育年龄为男三十、女二十的结论。即使男三十为最佳生育年龄,但让他们"三十而娶",也是太迟了,要知古人并不只生一胎,老大、老二、老三可能是在"优生"阶段内所生,以后再生的可能就跑出四十开外了。所以古代医家的这种晚婚建议既不合于当时的社会习惯,从优生之理上讲,也是存在问题的。

1.1.2　择偶问题

结婚当求一个健康、美丽(或英俊)、聪明的对象,这本是人之常情。种瓜得瓜,种豆得豆。健康的父母是孕育健康子女的最好前提,这也应当是人之常识,并不需要一定附会上现代的遗传科学才可以得到承认。所以《后汉书·冯勤传》中常被文献引用的冯偃为子娶长妇[2],《晋书》中晋武帝所述"五可"、"五不可"的择婚原则并不能说明中国古人在这方面有什么真知灼见[3]。

---

[1] 这里指的是一般情形,从历史上看,亦有不少贫困家庭因为聘礼和嫁妆的负担过重,以及赋税等方面的原因而晚婚或不婚,为此政府往往为婚姻定下一个最高年龄,超龄则会受罚。据李中清、王丰的研究,"虽然中国男性结婚略早,但在所有社会中,都有约 20% 的男性,在 30 岁时仍然没有结婚,即使到了 40—50 岁,无论是中国还是西方,仍有 10%—15% 的男性是单身汉。"李中清认为女性缺乏是男性大龄不婚的主要原因,曹树基却认同马尔萨斯贫因是导致男性退出婚姻市场的观点(见曹树基. 中国人口史(第 5 卷)[M]. 上海:复旦大学出版社,2001:854)。

[2] 冯勤祖父冯偃长不满七尺,自耻短陋,遂为子冯伉娶了一个高个子的媳妇,后来孙子的身高果然达到八尺三寸。

[3] 晋武帝为皇太子司马衷选妃时,讲了他看中卫家及否定贾家女儿的原因:"卫公女有五可,贾公女有五不可。卫家种贤而多子,美而长白;贾家种妒而少子,丑而短黑。"但后来在皇后的干涉下,还是娶了贾氏女为太子妃。见冯尔康. 古人生活剪影[M]. 北京:中国社会科学出版社,1999:35.

晋武帝定下的这个原则自己都没办法在为太子选妃时实施，这本身也说明了择偶还是个非常复杂的政治问题。

在中医那里，择偶对优生的重要性也是得到肯定的。明代名医张景岳明确指出"求子者必先求母"，即"先谋基址"。他在《妇人规》下卷"子嗣类·用药法"中又说："凡男女胎孕所由，总在血气。若血气和平壮盛者，无不孕育，亦育无不长。其有不能孕者，无非气血薄弱；育而不长者，无非根本不固。"清唐桐园在《大生要旨》卷一"种子·总论"中也提出"求嗣之要，在乎男精女血充实而无病也"，"母之生子，亦不过顺承乎父而已"，也就是子嗣之有无，不能专责妇人，尤应究乎男子。

古人在论及择偶时，也注意到避免与患有遗传性的"恶疾者"结婚。《大戴礼记·本命》中就有"女有五不取"之说，即"逆家子不取、乱家子不取、世有刑人不取、世有恶疾不取、丧妇长子不取"。取，即娶。其中"世有恶疾不取"，因为"世有恶疾者，弃于天也"[1]。清王聘珍在《大戴礼记解诂》中称此处所言的"恶疾"指"喑、聋、盲、疬、秃、跛、伛、不逮人伦之属"[2]。明万全在《广嗣纪要·择配篇》中也提出女子有"五种不宜"、男子有"五种病"的说法，他认为具有先天生殖器官畸形或发育不良的人不宜做婚配的对象[3]。

在中国古代婚姻的习俗上与优生相关的一个重要问题是干分嫁娶，即有几种婚配形式是受到律法与习俗所限制的，如同姓不婚、近亲不婚、良贱不婚等。这些制度的形成并不仅仅为优生而考虑，本自有其宗法、伦理、政治等方面的原因，但其所起的实际效果，却不能不说是起了一点优生作用。

据汉郑玄考证，殷人婚姻，是"不隔同姓"的，但自周代开始，"男女辨姓"，"娶妻不取同姓"就成为一条结婚的基本原则。《左传·僖公二十三年》记载："郑叔詹曰：'男女同姓，其生不蕃。'"《国语·晋语》称："同姓结婚，恶不殖也。"从北魏孝文帝开始，可以见到许多诏令、律条禁止同姓结婚，但执行的情况宽严不尽相同。同姓的形式与同祖的实质之间是一致的[4]，唐律

---

[1]　"世有恶疾不取"之外，"逆家子不取、乱家子不取、世有刑人不取"同样有优生的道理，"丧妇长子不取"有多种解释，据李慈铭《越缦堂日记》，指的是不娶儿子已长大的霜妇。
[2]　（清）王聘珍.大戴礼记解诂[M].北京：中华书局，1982：255.
[3]　"五不男"指"天、漏、犍、怯、变"；"五不女"指"螺、纹、鼓、角、脉"，均指不同类型的生殖器官畸形和生殖障碍。
[4]　（日）滋贺秀三.中国家族法原理[M].张建国，李力，译.北京：法律出版社，2003：23.

所禁止的"同姓",特别强调是"同宗共姓","姓同而宗异者,不在禁例"。后世宗族混淆,同宗者未必同姓,同姓者未必同宗,所以清末沈家本论清律时,力主废除同姓为婚之禁,这一建议在光绪末年修订刑律时被接受[1]。但同姓不婚之禁到了民国时期,在民间还有一定的势力。在胡适所撰的剧本《终身大事》中,田亚梅的父亲虽然不相信求神问卜,却因为族谱上陈姓与田姓历史上同属一姓而反对女儿田亚梅和陈先生结婚[2]。

钱杭 1992 年在《社会科学报》上曾撰文,提出"'同姓不婚'与优生学无关"的见解[3],林殷 1993 年即在《中国人口科学》上撰文与之商榷[4]。指出不管是从"同姓不婚"原则的提倡目的,还是从其实际效果上看,都是有优生学意义的。笔者亦同意林先生的看法,虽然这一原则的提出,不仅仅是出于生理原因,但仅从"男女同姓,其生不蕃"这一经验性的命题上来看,古人是认识到它在生殖上的意义的。自然,同姓不婚只考虑了男方的宗亲关系,没有顾及女方的血缘关系,这并没有问题,同姓不婚之外,古人亦有其他近亲之间婚配的禁忌。

我们现在的婚姻法禁止中表结婚,但在中国古代很长的一段时间内中表结婚却是流行的婚俗,所谓亲上加亲。陈鹏说:"综此观之,男女称父母之兄弟姊妹为舅姑,夫妻互称其父母亦曰舅姑……古时婿即是甥,甥即为婿,中表为婚之盛,此其证也。"唐宋时中表结婚都是一种时尚,诸如崔卢、潘杨、朱陈,往往累世为婚。但从金元两代开始有中表婚姻之禁,明朝洪武初定律,亦特设中表为婚之禁,违者断罪离异。清律虽沿袭明律,但在中表为婚之条例中申明"姑舅两姨姊妹为婚者,应从民便"。清朱轼在《仪礼节略》中特地举出一例,说明中表婚姻之不合礼数:

"……南州有王生者,子幼,议取妹女为(子)妇,比女长,声音笑貌,绝似己女,乃悔之,谓此先人一脉骨肉也。人生骨格禀之父,形貌禀之母,故甥多类舅,今以骨肉为夫妇,于理安乎。"或曰:"礼,同姓万世不婚,未有姑舅不婚之文。"曰:"同姓疏远,漠不相知,犹且不可,况生有姊

〔1〕 陈鹏. 中国婚姻史稿[M]. 北京:中华书局,2005:391-398.
〔2〕 胡适. 胡适作品精选[M]. 武汉:长江文艺出版社,2005:200-201.
〔3〕 钱杭. "同姓不婚"与优生学无关[N]. 社会科学报,1992-9-10.
〔4〕 林殷. "同姓不婚"与优生学无关吗?[J]. 中国人口科学,1993(4):19-23.

弟兄妹之称,死有三月之服者乎。魏袁淮《正论》曰,古人以为无疑,故不制,今因无经文,遂谓可婚,不知礼也。"曰:"古人有行之者矣。……自是古人过处,王谢潘杨之世为昏姻,非必姑舅两姨也。且吾辈考礼,便求其是,甚不必附会古人。"[1]

后来曾国藩在家书中亦有"中表为婚,此俗礼之大失"的言论。

朱轼所言之王生,不管是真是假,于此故事中我们却可以得出一点结论:即古人中确有认识到近亲结婚之不适当的,这种认识并非从优生考虑,而是来源于近亲骨肉相配中的一种心理障碍,但这种心理却自然地可能有优生的效果。中表不婚如此,同姓不婚亦如此。

当然,正如陈鹏所言"流俗相沿,亘数千年行之不为非,区区之说,不足影响流俗"。袁淮、朱轼、曾国藩等人的议论并没有改变中国古代长期中表为婚的状况,就是明洪武严厉的中表结婚之禁,也是一时之禁而已。真正使人们接受中表不婚之说的,还得等到遗传科学这一强大的新理论武器传过来[2]。

在古人婚姻限制中,不同社会等级的人通婚也存在着一定的障碍。如陈顾远所言,以经济与政治之原因为主的,有"良贱不婚";以家望与世系之原因为主的,有"士庶不婚"[3]。士庶不婚,仅著于魏晋、南北朝与隋唐;良贱之分,则流传深远,直至清末而消。从现在看来,这类婚姻限制自然是一种需要批判的阶级歧视,使古代身为奴婢、杂户、娼妓者,不能有进入上层社会的机会,世家贵族之"良"未必真"良",奴婢娼妓之"贱"未必真"贱"。当然,不同的朝代虽屡有律令禁止"良贱"婚配,但禁者自禁,配者自配,与特别注重种姓差别的印度等国相比较,从总体上来说,这一婚姻限制的效果在中国古代倒是非常有限的。

但中国古人是一种以家族为本位的社会,从宗族繁衍的角度来考虑,适当讲究婚姻的"门当户对"未必没有一定的优生意义。这一点大家虽以为然,却因为担心学术的"政治上错误"而没有人敢说出来,所以在当代诸优生

[1]　陈鹏.中国婚姻史稿[M].北京:中华书局,2005:407-412.
[2]　中国当代的婚姻法禁止近亲结婚,主要是依据遗传学的原理,以及近亲结婚使某些遗传病发病率升高的统计数据,但从遗传原理上讲,近亲婚配有弊亦可能有利,而且最主要地与当事人本身的遗传血统有关,婚姻法的制定只能考虑禁止其弊。考虑到每个人对自己所携带的各类隐性遗传病基因不可能有完全的了解,在择偶时还是不取近亲为好,毕竟生个健康的孩子比有个天才的后代更显得重要。
[3]　陈顾远.中国婚姻史[M].上海:商务印书馆,1936:30.

学史的论文中都看不到对这个问题的分析与讨论。潘光旦当年在对魏晋南北朝婚姻制度进行考察时,举出两方面的成绩,来说明那时盛行的门第婚之特殊的"优生"效果,一是书法,二是品貌。书法在魏、晋、六朝、三唐时最兴盛,而当时的大书法家,多出于世代联姻的卫氏与王氏,这种联姻,虽有中表近亲之嫌,但对于特殊人才的选择,看来是特别有效的。六朝时社会特别注重人的品貌,那些历史上著名的美男子,潘岳、卫玠、王蒙等,都集中在几个少数的士族中,而且往往是父子、兄弟、子孙皆有令名[1]。一家里偶尔出个人才,可能有多方面综合的原因,但一个系族中人才辈出,不能不想到会有遗传方面的缘故。唐以后,这些世家大族或被新贵强势者强迫联姻,或受财帛的吸引而主动下嫁,再加上五代之长期动乱,就逐渐破败衰落了。

潘光旦曾多次论及中国古代社会长期存在的科举制度,它既是一种人才的选拔制度,整个社会对它的重视,也助长了一种以功名为标准的择偶机制,形成一种才子佳人的良配。这在古代的戏剧、小说、笔记中多有记载,也曾受到近代优生学创立者高尔顿的注意。

这种门当户对的婚姻传统,一直存在于中国古代社会中,并一直持续到民国时期,就是在现代,也还能找着它的痕迹。当然,这也可以说是一种人类社会普遍存在的婚姻传统[2]。

1.1.3　房事与优生

《易·系辞》有"天地氤氲,万物化醇。男女构精,万物化生"之句,中国古代许多医家俱从此语出发,来讨论房事对所生后代的影响。古人把求嗣叫做"种子"[3],"种子"的成功与否、好坏如何与房事的时机、地点和人的生理精神状态都有关系,所以他们对此问题的讨论都从天时、地利、人和三方面入手。

天时,就是选择适当的交合时间。那么何时较好呢?古人意见虽不完全一致,在一日之中认同"夜半之后、天明之前"这一段时刻的较多。孙思邈

---

[1]　潘乃穆,潘乃和.潘光旦文集(第 2 卷)[C].北京:北京大学出版社,1994:452-453.
[2]　小说、戏剧中冲破这种门第限制的恋爱与婚姻也一直是文艺上最常见的题材,但不同社会阶层的结合从实际上而言,幸福的期望值虽大,但冲突与矛盾却难以避免。这种矛盾在文艺作品中也常见到,中国的有张恨水的《啼笑因缘》、英国的有《傲慢与偏见》及其续集《不平等的婚姻》等,当代的韩剧许多亦以此为题。
[3]　此处的"种子"之"种"为动词之 zhòng 而非名词之 zhǒng,"种子"即"下种"之意。

《备急千金要方·房中补益》称："以生气时夜半后乃施泻，有子皆男，必寿而贤良高爵也。"冲和子《玉房秘诀》称："当向晨之际，以御阴阳，利身便躯，精光益张，生子富贵长命。"古人这样说，总会以天人感应、自然感应的学说相附会，从生理学上讲，大概这个时候夫妇经过了较长时间的休息，不易疲劳，而且夜深人静，没有外物干扰[1]。

在一月之中，一般认为受孕的日子以月盈时为好，即阴历的每月初六初七之后、二十之前。一年之中，季节的选择以春季最好，特别是阴历阳春三月最妙。清沈金鳌《妇科玉尺》称："天地生物，必有氤氲之时；万物化生，必有乐育之候，猫犬至微，将受孕也，其雌必狂呼而奔跳，以氤氲乐育之气，触之而不能自止耳。此天地之节候，生化之真机也。"

当然，也有人认为只要天气晴朗、时和气爽，受孕的具体时间倒不一定那么死板。如明张景岳就批评那些认为性生活必须要选择良辰吉日的观点，他在《妇人规·时气》中说："凡交会下种之时，古云宜择吉日良时，天德、月德及干、支旺相，当避丁丙之说。顾以伧猝之顷，亦安得择而后行？似属迂远，不足凭也。""惟天日晴明、光风霁月，时和气爽及情思安宁，精神闲裕之况，则随行随止，不待择而人人可辨。于斯得子，非惟少疾，而必且聪惠贤明。胎元禀赋，实基于此。"

有有利的"种子"时机，当然也有不利的受孕时候。《素女经》提出受孕时必避"九殃"，即"日中、夜半、日食、雷电、月蚀、虹霓、冬夏至日、弦望、醉饱"[2]唐王焘《外台秘要·求子法及方一十二首》中称《千金》又论曰，交合"常避丙丁，及弦望朔晦，大风大雨，大雾大寒大暑雷电霹雳，天地昏冥，日月无光，虹霓地动，日月薄蚀，此时受胎，非止百倍损于父母，生子或喑哑聋聩，顽愚癫狂，挛跛盲眇，多病短寿，不孝不仁……[3]"这些禁忌，在明代亦为张景岳、万全等人所认同和发挥。张景岳《妇人规·时气·天时一》称："犯天

---

〔1〕 这一点在西方也有悠久的传统，西方的星占学家就宣称能够通过选择受孕时刻而操控婴儿的气质、性格、体质等。见江晓原. 历史上的星占学[M]. 上海：上海科技教育出版社，1995：252.

〔2〕 江晓原."性"在古代中国——对一种文化现象的探索[M]. 西安：陕西科学技术出版社，1988：103 - 104.

〔3〕 江晓原曾把唐孙思邈《千金翼方》第十二卷"养性禁忌第一"中当忌的性交日期时辰列成一张表，其中称"晦日"交合会导致"生而早死"，"朔日"交合则"在胎而伤"。见江晓原."与阴阳俱往来"——古历与性生活(2008 修订版)[J]. 原载《中国典籍与文化》，1994(3)：108 - 111.

地之晦冥,则受愚蠢迷蒙之气;犯日月星辰之薄蚀,则受残缺刑克之气,犯雷霆风雨之惨暴,则受狠恶惊狂之气,犯不阴不阳,倏热倏寒之变幻,则受奸险诈诡之气。故气盈则盈,乘之则多寿,气缩则缩,犯之则多夭。"

"种子"不仅与天时有关,地利亦很重要,古人特别强调有些特殊的场所是交合的禁忌之地。张景岳在《宜麟策·地利》中说:"如寝室交会之所,亦最当知宜忌,凡神前庙址之侧,井灶冢枢之旁,及日月火光照临,沉阴危险之地,但觉神魂不安之处,皆不可犯。"这类禁忌,宋代陈自明、清代唐桐园都在相关著作中提到。近人在一些性学指导书中常建议把一些常人意想不到的场地作为性爱之所,认为这会增加特别的情趣。从性爱的角度考虑,这也许有一定的道理,但如果某次性爱有"种子"的可能,地点的选择还是应该有所避忌的。当今一些人从行星与恒星的位置、地磁场等角度来探讨优生的"科学"之说,其本身的科学性很难得到确切的证实。古人的这些学说,或出于经验之谈,或出于感应之论,是否有道理,都可以作为一种优生的参考,却不必附会上那些现代的"科学"以获取人们的信任。

天时、地利尽管重要,但对于"种子"而言,人自身的因素无疑更为关键,房事时"人和"的重要作用,古人也是有充分认识的。所谓"人和",一是指男女处于健康的生理状态。宋陈自明《妇人大全良方·求嗣门》指出,"凡欲求子,当先察夫妇有无劳伤痼疾,而依方调治,使内外和平,则有子矣。"明万全在《广嗣纪要》卷四"调元篇第四"中则建议赢弱的父母最好调养好身体后再行房事,即"补赢女则养血壮脾,补弱男则养脾绝色。赢女宜及时而嫁,弱男宜待壮而婚"。从这一点上来说,中国民间传统中的"冲喜"是一种反优生的陋俗,是不能得到正统医家赞成的。"冲喜"的一方往往是久病或将死之人,如果说成婚的喜庆能够给他一点快乐的情绪,或许也可以促进病病愈或好转。但如果不顾身体的虚弱,在"冲喜"中强行房事,那则不仅对于当事人有害无益,就是偶然"种子"成功,那也很难保证后代的健康无恙。

"人和"之二指不能在一些不适合的生理与情绪状态下种子求嗣,这些状态包括酒醉、疲劳等。唐冲和子在《玉房秘诀》中指出在不适合的时机受孕的严重后果,说"大醉之子必痴狂,劳倦之子必夭伤"[1]。明武之望《济阴

〔1〕 李森,樊友平.中国性文化名著[G].延吉:延边大学出版社,1995:118.

纲目·求子门·论求子贵在精血》转述了同时代之袁了凡提出的几个求子注意事项："一曰寡欲,二曰节劳,三曰息怒,四曰戒酒,五曰慎味。"清竹林寺僧则强调"故求嗣者,毋伤于思虑,毋耗其心神,毋意驰于外而内虚,毋志伤于内而外驳,毋以酒为色媒,毋以药而助火"[1]。从现在看来,这些观点都很有道理,仍然是我们现在许多优生优育指导书籍中特别提倡的。但是古人对于一项非常关键的知识没弄清楚,就是在妇女月经周期中的哪些时期"种子"方能成功。江晓原先生曾举出"妇人月经后三日交接方能受孕"、"五日以后,徒损精力,终无益也"、"过六日后,勿得施泻,既不得子,亦不成人"等《素女经》、《洞玄子》、《千金要方》中的说法,说明中国古代房中术家与中医学者对这个问题的认识都是错误的[2]。

　　"人和"之三指的是"种子"时必须两情相悦,特别是待女方达到性高潮时再"施泻"方可达到优生的目的。《秘本种子金丹》中称"男女和悦,彼此情动,然后行之,则阳施阴受,而胚胎成,是以有子"[3]。对这个问题讨论得比较充分的是明张景岳在《景岳全书·妇人规》所提出的"十机",即"阖辟乃妇人之动机、迟速乃男女之合机、强弱乃男女之畏机、远近乃男女之会机、盈虚乃男女之生机、劳逸乃男女之气机、怀抱乃男女之情机、暗产乃男女之失机、童稚乃女子之时机、二火乃男女之阳机"等,认为男女的性和谐及孕育与否和男女双方的体质、情欲、动作等方面都有密切的关系。这十机之说既是一种性生活的指导书,也是体现中国古代房事与子嗣关系的代表性理论。这一理论是否有道理呢? 仅仅从现代优生学的角度看,它是不能得到遗传学等学科理论支持的。但这倒也不能排除它被当代的一些性学家、男科专家所继承。广东性学会副会长朱嘉铭就提出"性高潮时孕育的孩子更聪明"。陈树棠亦撰文《"快刀斩乱麻"咋生优秀娃》,提醒要"认认真真、有目的、有计划、慢条斯理、消停安稳并甜甜蜜蜜"地对待性生活,称这样才可以达到优孕[4]。国际中医男科学会主席曹开镛则宣称,他的医院不仅能治愈男女不孕不育症,还能"让不孕不育患者优生优育出身体

〔1〕 (清)竹林寺僧.竹林寺女科二种[M].北京:中医古籍出版社,1993:294.
〔2〕 江晓原."性"在古代中国——对一种文化现象的探索[M].西安:陕西科学技术出版社,1988:105.
〔3〕 樊友平,等.中华性学观止——中华性医学珍籍集成[C].广州:广东人民出版社,1997:748.
〔4〕 陈树棠."快刀斩乱麻"咋生优秀娃[N].辽宁日报,2000 - 11 - 8.

健康、智力超常的孩子"〔1〕。其实虽然中国古代的房中术专家常用优生求嗣来说事,他们也可能很关心房事的"种子"功能,但从性学方面来讲有道理的东西不一定合乎优生之理,合乎优生之理的一些要求也不一定与房中术的一些理论相一致。要知道,在当代社会,男女之间大部分的性活动是与生育目的无关的。

当然,生育功能的完成在大多数情况下是必须要靠性活动来实现的,在这方面,对曹开镛等人的话只能当作医院经营者的广告语来理解。

1.1.4　胎教、胎养与优生

凡是论述中国传统优生学的文字都会述及中国古代具有非常悠久的"胎教"传统。西汉刘向《列女传》记载:"太任者,文王之母,太任之性,端一诚庄,惟德之行。及其有妊娠,目不视恶色,耳不听淫声,口不出傲言,能以胎教。溲于豕牢而生文王,文王生而明圣,太任教之一而识百。君子谓太任为能胎教。"《列女传》并据此发挥,称"古者,妇人妊子,寝不侧,坐不边,立不跸,不食邪味,割不正不食,席不正不坐,目不视于邪色,耳不闻于淫声,夜则令瞽诵诗、道正事。如此则生子形容端正,才德必过人矣。〔2〕"

这一"胎教"之说在中国传统的礼教中占据了重要的地位,并在西汉后几乎被所有的医家所继承。戴德的《大戴礼记》中称"胎教之道,书之玉版,藏之金匮,置之宗庙,以为后世戒"〔3〕。张华《博物志》中则说:"古者妇人妊娠,必慎所感,感于善则善,恶则恶矣。妊娠者不可啖兔肉,又不可见兔,令儿缺唇。又不可啖生姜,令儿多指。〔4〕"北齐徐之才著名的《逐月养胎方》中也有"欲令子美好端正者,数视白璧美玉,看孔雀、食鲤鱼。欲令儿多智有力,则啖牛心,食大麦"这样的说法〔5〕。东汉张仲景、隋代巢元方、唐代孙思邈、宋代陈自明、明代万全、清代唐桐园等历代名医俱持此说〔6〕。

---

〔1〕　曹开镛."我生的孩子真聪明!"[J].中国医药指南,2006(2):56.
〔2〕　张涛.列女传译注[M].济南:山东大学出版社,1990:14.
〔3〕　高明.大戴礼记今注今释[M].台北:台湾商务印书馆,1975:110-138.
〔4〕　张华.博物志[M].北京:中华书局,1985:7-8.
〔5〕　李志庸.中国优生学史略[J].天津中医学院学报,1989(2):33-34.
〔6〕　与这种类似的说法在当代的一些育儿指导书和民间习俗中仍然存在,怀孕之后,许多人喜欢床头挂上一些俊美可爱的男孩图片,传说经常看看这些图片,也会生出同样可爱的宝宝来。这些图片很少有女孩子的,也体现出大家潜意识的重男轻女。

　　这种从现代的遗传学与发育生物学上看起来荒谬的观点在当代的优生学史研究中不仅没有得到足够的批评，反而处处被引证作为中国古代具有悠久的优生学与胎教传统的例证，甚至于被看成是一种"朴素的遗传学"来被歌颂。这确实是一件非常有趣的事情。对于传统的东西，我们本来不需要作是否合乎科学的评价，但这些观点正确倒也罢了，错误的也要附会上现代的生命科学，这不能不让人觉得有伪科学之嫌疑了。

　　这种观点之所以不断为后世所继承，还在于从隋唐开始，就发展出了一套完整的"外相内感说"来对这种"胎教"进行解释。"外相内感说"发源于中国传统的自然感应论，认为外界的刺激作用于母体，经母体对胎儿有所影响，进而引起胎儿相应的变化。这一学说本来是有一定道理的，但如果以它来解释婴儿兔唇、多指等遗传现象是因为孕妇见了兔子、吃了生姜，就会导致错误的"胎教"之说。如果以它来解释妇女怀孕后，需要注意调心静养，避免有害的各种刺激，以免对胎儿的发育产生不利的影响，那这种理论就不是"胎教"，而是"胎养"了。

　　依笔者看来，古代所说的种种"胎教"虽然错误，但其实行起来对胎儿的发育却不无好的影响，这种影响不是吃什么长什么，见什么像什么的"胎教"，而是为孕妇和胎儿提供了一种良好发育环境与营养的"胎养"。这一胎养传统尤其在中医各种"养胎"之方中得以体现。

　　东汉张仲景在《金匮要略》中倡导分经养胎之法，主张妇女妊娠后用药物或饮食调养以养护胎儿。他特别推荐当归散和白术散两种方剂，言"妇人妊娠，宜常服当归散"，"妊娠养胎，白术散主之"。从中医角度看，孕妇妊娠期肝脾失调易致血虚、燥热、湿浊，而当归散中当归、芍药、川芎等正可以调肝畅脾，孕妇服之可保持气血旺盛，湿热不生，达到母体康泰，胞宫寒温适宜，胎得其养的效果，防止流产、早产、难产。白术散中白术与蜀椒可以健脾温阳除寒湿，川芎可以活血，牡蛎可以安神固胎，用于治疗妊娠寒湿中阻也非常有效。邓惠民从现代医学的角度认为白术散中牡蛎含丰富的钙质，白术中含有大量的维生素 A 和维生素 D，而维生素 D 正可以促进钙的吸收[1]。这一方剂因为含有母亲和胎儿所需的多种营养物质，所以成为养胎

〔1〕 邓惠民.我对张仲景白术散中牡蛎的体会[J].浙江中医杂志,1957(2):64.

良方。北齐徐之才受张仲景分经养胎说的影响,进一步发展,撰成《逐月养胎方》,该方首重食养,说明每一个月份胎儿的发育特点及孕妇的食物宜忌[1]。徐之才的《逐月养胎方》中虽然和张仲景的《金匮要略》一样,也有"欲子美好,数视白玉"的胎教之语,但主要内容却是以食物和药物来对孕妇身体进行调理。如称妊娠一月,宜服乌雌鸡汤,务在补养肝血,二月用艾叶汤以温经养血安胎等[2]。隋巢元方撰《诸病源候论》,对各种外感热毒对孕妇与胎儿的不良影响进行了充分的说明,还提出中止妊娠以防止劣生。这些胎养的方法不仅在明清两代为万全、张景岳等继续发挥,而且一直被后世医家所继承,就是在现在对孕妇和胎儿的保健仍有重要的指导作用。沈建春曾把中医对优生的论述分六个方面进行总结,即"孕母应怡情养性、谨避寒热、合理饮食、劳逸适度、清心寡欲、慎施药治"[3],这六个方面分析起来,几乎都是属于胎养之法。

如果一定要谈传统中医对优生学的贡献,那么这种贡献绝不是所谓的"胎教",而是"胎养"。当下一些流行的优生指导书籍中还常可以看到关于通过音乐等手段进行胎教的说法,并引述了许多所谓的经验之谈或"科学"上的说明。需要强调的是,这些通过"胎教"来培养超常儿童的方法尽管流传甚广,但在专业的优生学书籍中是见不到的,也不一定说它就一点作用都没有,但起码说它还没有足够的证据让优生学的科学共同体接受。所以传统的"胎教"之说大可以不必附会上当代的"科学育儿法——胎教"来抬高其身价,它们的科学性,大概都还是建立在传统的"外相内感说"基础之上。倒是中医中注重"胎养"的传统,不仅可以得到现代遗传学与发育生物学的支持,而且还可以充分发挥其作用,成为现代优生学的一部分,以对人们的生育行为进一步做出指导。

1.1.5　中国传统优生文化的特点

除了上面所述及的婚龄、择偶、胎养等外,中国古代的优生传统还包括

[1] 《马王堆汉墓帛书》中的《胎产书》中已有十月怀胎中每个月份注意事项的简略陈述,如怀孕一月时"食饮必精、酸羹必熟、毋食辛腥"等,但主要的内容还是外相内感的胎教那一些东西。
[2] 张建荣.论《金匮要略》妊娠养胎与优生[J].陕西中医学院学报,2002(6):4-5.
[3] 沈建春.浅述中医学对优生的论述[J].江苏中医药,2002(1):38-39.

对如何顺利分娩、如何育儿的指导，以及民间与婚育有关的复杂多样的习俗等，此处不再一一叙述了。我们知道，柏拉图在《理想国》中设想的让"最好的男人必须与最好的女人尽多结合在一起……最好者的下一代必须培养成长，最差的下一代则不予养育"的优生制度直接以家养动物的繁殖相类比[1]，被认为是近代高尔顿优生学的源头。成书大约在公元前一世纪古印度的《格里希亚经集》也记载了许多关于如何择偶和适龄生育的建议[2]。这都说明了在其他的古代文明如古希腊、古印度中亦存在着源远流长的优生学传统。其实，优生是人类不断繁衍和传承的需要，优生的传统也植根于人类深远的心理和行为之中，就是在没有文字记载的部落或民族中，人类学家也可以同样找到非常合理的生育文化。

那么与近现代的优生学相比较，也与古希腊等文化中的优生习俗相比较，中国古代的优生文化体现出什么样的特点呢？笔者以为，就总体情形而言，有三个特点是比较明显的。

一是重男轻女。"种子"之"子"、"育儿"之"儿"在各种古文献中虽然是泛指，所指称的不单是儿子，女儿也在内，但以"子"泛称，则足以说明古人希望的多是生个儿子。生了儿子叫"弄璋"，生个女儿却叫"弄瓦"，古人如此，今人亦然。既以生男为优，生女为劣，那么在房中术之类书籍中载有许多生男妙诀的方法，甚至于认为怀孕后还可以通过方剂或祈祷来"转女成男"的看法就一点儿也不奇怪了。

二是对于残疾、痴狂等疾病患者抱一种同情之态度。也许是因为中国古代一直持一种先秦名医和传下来的"六气致病说"，古人相对缺少对遗传病的了解，他们对于各类残疾、痴狂患者较少像西方那样抱有歧视的态度[3]。虽然有择偶注重门第的习惯，但在伦理上他们未将人群作"最好"、"最坏"的区分，自然也没有"最坏的与最坏的尽少结合在一起"（柏拉图语）的希望[4]。中

---

〔1〕　柏拉图. 理想国[M]. 郭斌和、张竹明，译. 北京：商务印书馆，2002：192-193.
〔2〕　（德）亨斯·斯多倍. 遗传学史——从史前期到孟德尔定律的重新发现[M]. 赵寿元，译. 上海：上海科学技术出版社，1981：12.
〔3〕　李约瑟和中国台湾的人类学家李亦园等都注意到中国古人对待"模棱两可事物"的态度与西方人不同，在对待人类非正常形态如残疾、痴狂等方面中西方可能有类似的心理差异。中国古人很少歧视残疾人，我们常在民间传说中看到这些人被赋予特殊的能力。
〔4〕　这种态度可能还有两方面的原因，一是如人类学家李亦园所言，中国人对于奇异、反常的事物不像西方人那样抱一种憎恶的态度；二来中国长久为一种家族制的社会，即使有残废者，自有家庭抚养，不会增加社会的多少负担。

国人希望人人有婚姻与家庭的归宿,择偶中所言的"五不男、五不女"指的都是生殖上的障碍性疾病,而不是遗传上的残疾。"七出"之条中虽有"恶疾"一项,但史传中却从无妇人因为"恶疾"而出的记载,且对这一条"古人颇有以为非人情,而斥其非者"[1]。

三是古代中国具有较为完善的婚育制度。作为一个以家庭为本位的社会,生育的重要目的是为了宗族的繁衍,所以"优生"虽重质,更重量,早生贵子、多子多孙成了中国传统优生文化中最重要的追求。故中医虽有晚婚之论,但社会还是以早婚习俗为主;男女同姓,所惧的只是"其生不蕃";房中百技,其重要的目的无非"种子"求嗣;胎教、胎养之道,也很早被作为礼教的准则,而记入家训,"置之宗庙"。

当然,这些特点,在近代欧风美雨之西方"优生科学"的传播与影响之下,后来都慢慢地发生了深刻的变化。

1.2　西学东渐背景下传统优生思想的发展

在中国古代社会,与优生相关的许多问题的讨论都是在礼制与中医的范畴中进行,由于中国传统社会是一个宗法制为主的社会,所以优生所关心的最主要问题就是以家族为核心的宗族延续。但是到了清末,随着鸦片战争和甲午战争的失败,随着一批早期觉醒的人们开始"睁眼看世界",特别是随着严复等人对进化论思想的翻译和介绍,种族存亡的问题如此紧迫地摆在国人面前。除了"师夷长技以制夷"的救国策略、"中体西用"的救教主张之外,尚有不少学者从种族的体质与心智特性分析入手,来研究如何避免种族灭亡的"救种"、"强种"之道。

1.2.1　"减民"策略中的生育控制

马尔萨斯(T. R. Malthus,1766—1834)的《人口论》初版于1798年,其著名的人口理论在1880年左右传入中国,逐渐为中国近现代的学者熟悉和重视。但在近代也有一些学者注意到清代中国也有一位"人口学家",他不

---

[1]　陈鹏. 中国婚姻史稿[M]. 北京:中华书局,2005:625-626.

仅早于马尔萨斯五年提出了人口与物质财富不平衡增长的规律,而且还早于达尔文和高尔顿提出了较为粗糙的物竞天择观点,这位人口学家就是清代的洪亮吉[1]。

洪亮吉(1746—1808),江苏人,著有《洪北江遗书》220卷。1793年他在其所著的《意言》中说:

> 夫人之夭寿,秉于自然,未闻保摄之即能多,斫削之即能少也……是则人之夭寿,由于所秉之强弱矣,然必云所秉之强,加以保摄焉,即可长生不死,则又不然……吾故曰,世无仙,世亦无长生不死之人,人之命有短长,由人气禀有强弱所致耳。

近代人口学家陈长蘅即以上述洪氏所言,认为他较早地提出了"物竞"思想。陈长蘅在1928年再版的《中国人口论》中称:

> 是以欲谋人寿之增长与种族之根本健全,其最要之涂术莫如注重秉赋与遗传,此乃达尔文以后一般优生学者所公认之最要原则。而洪氏则于百数十年前即已发明之,孰料达尔文诸氏之学说,早已轰轰烈烈为西方白种诸族辟一新天地,开一新世元,而洪氏之学说,则至今尚埋没不彰。岂惟立言有幸有不幸,而尤惜我民族自有清乾嘉,以后之日就凌夷不竞。虽有强种之方,医国之药,竟举世莫知莫闻[2]。

洪亮吉的片言只语,当然不可能与达尔文的鸿篇巨著相提并论,但洪氏的人口思想,倒是既注意到人口数量,也注意到人口质量的,他的立论没有受到重视,未能产生相应的影响,其原因是非常复杂的。

从人口问题出发来提出"强种之方、医国之药"的,在清代也不是只有洪亮吉一人。另有一位汪士铎在其1855—1856年间写成的《乙丙日记》中更全面地提出以"减民"为核心的人口思想,而其中亦同样有关注于"人口质量"的方面。

汪士铎(1804—1889),江宁人,字振庵,号悔翁,道光末年中举,曾入胡林翼幕。汪氏通过对太平天国运动发起原因的分析,认为"乱世之由"在于"人多",而"人多则气分,赋禀遂薄"。他避难于安徽绩溪,发现"徽六邑,绩

---

[1]　近代首次介绍洪亮吉人口思想的,为张荫麟的《洪亮吉及其人口论》,载《东方杂志》,1926年第23卷第2号,第69—74页。陈长蘅继而在《中国人口论》1928年再版的补遗中总结出洪亮吉的"物竞论"。

[2]　陈长蘅. 中国人口论[M].上海:商务印书馆,1928:10-13.

溪最苦……人多于他邑而愚于他邑，贫于他邑"。为了说明人的数量与质量成反比的现象，他举出果蔬做类比，称果蔬结实，头茬个大味美，愈往后则愈为窳劣，果蔬如此，人亦然。

如何解决这种人多为患的问题呢？汪氏提出的主张颇为严格，也很残忍。其一为实施晚婚，他提出"严禁男子二十五以内，女子二十以内嫁娶"[1]（至日记卷三又改为"三十而娶，二十五而嫁，违者斩决"）。其二为限制婚配，他认为要限制穷人的婚配，称"天下贫者，以力相尚者，皆不得娶""非富人，不可娶妻，不可生女"。其三是药物避孕，一家只许有一子或一女，最多有两子，而不准两女，对已有的人家要"施送断胎冷药"。其四是经济制裁，"家有两女者倍其赋""生三子者倍其赋"。其五是"行溺女之赏"，汪氏似乎对女人特别有意见，把人口增长的原因很大一部分归罪于女人，竟然提出了中国传统士大夫特别反对的"溺女"主张，称"统筹大局，女多，故生人多，而生祸乱"，故"长治久安之策，弛溺女之禁，推广溺女之法"，对那些"形体不端正，相貌不清秀，眉目不佳者皆溺之"[2]。

汪士铎的这一套主张，除第一条尚还能从中国传统的生育思想中找到点线索外，其他的这些观点都只能在近代西方一些激进的优生运动推行者思想与言语中找到一点影子。但其时世尚无所谓近代优生学，他的观点不知来源于何处。近来常有人把德国的种族清洗与美国的绝育法律归罪于高尔顿，甚至于达尔文，但我们从中国的历史中看到，没有达尔文思想的启发，照样有人想得出这些限制人口数量、提高人口质量的方法。有些科学史家喜欢找出中国古人抢先于西方提出某种观点或做出某些发明的事例，以取得优先权，汪氏的主张大有争得某种优先权的可能，但笔者却不敢支持他争得此种"荣誉"。中南大学黄娟的硕士学位论文《中国近代"优生节育"思潮的历史考察》称汪氏的主张"不但超越了前人，甚至超越了时代，甚有见地，至今仍有借鉴意义"[3]，对这样的溢美之辞，笔者不敢苟同。他的主张"超越了前人或时代"或许是真的，但其"见地"偏颇，无丝毫仁爱之心，有什么"借鉴意义"却未必。

[1]　（清）汪士铎. 汪梅翁乙丙日记[M]. 明斋丛刻铅印本. 北京：文艺阁，1936：90-91.
[2]　（清）汪士铎. 汪梅翁乙丙日记[M]. 明斋丛刻铅印本. 北京：文艺阁，1936：91-92.
[3]　黄娟. 中国近代"优生节育"思潮的历史考察[D]. 武汉：中南大学，2006：19.

1.2.2　"灭种"之忧患

清末的两次鸦片战争,虽打开了封闭的国门,洋务运动也促进了人们对西方社会的了解,但朝野上下并未真正感受到亡国灭种的危险,中日甲午战争失败后中国士人普遍地认识到危机的来临。

清末对于灭种之忧虑最深切者,非严复(1854—1921)莫属。世人皆知1898 年严复"立足本土,有心'误译'"的《天演论》出版,一下子使"物竞天择之理,厘然当于人心,中国民气为之一变"[1]。其实从 1895 年开始,严复在天津《直报》上发表的几篇文章就结合时事,较为清楚地向民众宣传了达尔文和斯宾塞的进化论思想,并阐述了中华民族所面临的"灭种"之危险。

中日甲午战争爆发后,严复 1895 年 3 月著《原强》一文,明确指出,"生民之大要三,而强弱存亡莫不视此:一曰血气体力之强,二曰聪明智虑之强,三曰德行仁义之强。是以西洋观化言治之家,莫不以民力、民智、民德三者断民种之高下,未有三者备而民生不优,亦未有三者备而国威不奋者也。"而当时之国民是"民力已荼、民智已卑、民德已薄"。严复深以这样不堪的民力、民智与民德为忧,他担心的是:

> 岁月悠悠,四邻眈眈,恐未及有为,已先作印度、波兰之续,将斯宾塞尔之术未施,而达尔文之理先信。

所谓"斯宾塞尔之术",是斯宾塞所阐述的"人伦治化"的"群学"(即社会学);所谓"达尔文之理",即"种与种争,群与群争,弱者常为强肉,愚者常为智役"的物竞天择之学,也就是现当代常受到批评的社会达尔文主义。

"吾辈一身无足惜,如吾子孙与四百兆之人种何!"具有深切爱国主义与民族主义情怀的严复具有较为丰富的人种学知识。在《原强》中他介绍了世界上"黄、白、赭、黑"四大人种的地理分布及其形貌特点,指出"中国邃古以还,乃一种之所君","今之满、蒙、汉人,皆黄种也"。黄种的中国人如何才能在列强中生存下来呢?严复开出的处方便是"鼓民力、开民智、新民德"三条出路。其于"鼓民力"[2]一条,尤为关注。严复指出:

> 历考中西史传所垂,以至今五洲五六十国之间,贫富弱强之异,莫

---

[1]　雷颐.天演百年——严译《天演论出版百年纪念》[N].南方周末,1998 - 11 - 27.
[2]　此处所言之"民力",指的是人民体格之健壮。严复提出"种之相为强弱,其故有二:有鸷悍长大之强,有德慧术智之强;有以质胜者,有以文胜者"。从总体上看来,质胜于文也。

不与此焉肇分。周之希腊，汉之罗马，唐之突厥，晚近之峨特一种，莫不以壮佼长大，耐苦善战称雄一时……古今器用虽异，而有待于骁猛坚毅之气则同。且自脑学大明，莫不知形神相资，志气相动，有最胜之精神而后有最胜之智略。

严复对西方人于人种体质的关心是非常熟悉的，他说：

> 至于近世，则欧罗化国，尤鳃鳃然以人种日下为忧，操练形骸，不遗余力。饮食养生之事，医学所详，日以精审，此其事不仅施之男子已也，乃至妇女亦莫不然。盖母健而后儿肥，培其先天而种乃进也。去岁日本行之，《申报》论其练及妇女，不知所云。嗟夫，此真非以裹脚为美之智之所与也！[1]

1898 年在天津《国闻报》上严复著《有如三保》一文，再次向读者强调灭种亡国的危险。他感叹"世法不变，将有灭种之祸，不仅亡国而已"，"今夫灭种之祸，不睹事物之真者，咸不知其所谓"。他举澳洲濒临灭绝的"甘噶卢（袋鼠）、鸭嘴獭（鸭嘴兽）"为例，说明物竞之烈。在外物入侵之时，"深闭固拒，必非良法，要当强立不反，出与力争，庶几磨厉玉成，有以自立"[2]。

严复认为，中华民族要想自立、自强，必须要淘汰原有的劣根性和不良的习俗。他在致友人熊纯如的信中说："西人谓华种终当强立，而此强立之先，以其有种种恶根性与不宜存之习性在，须受层层洗伐，而后能至。故纯如欲问中国人当受几许磨灭，但问其恶根性与不宜之习性多寡足矣。"

严复对于种族命运的强调以及 1898 年他所翻译的《天演论》在当时的社会上产生重要的反响，特别是维新派的知识分子无不受到他的影响。这些学者们由此开始反思当时中国的各种社会习俗，其中缠足与早婚的习俗被看成是影响种族健康的重要因素。

唐才常在《书洪文治戒缠足说后》一文中引张之洞语，提出缠足之害为"弱种瘠种之由"。他在描述缠足的种种怪异惨痛之相后，提出了一个保种强国的大纲目："凡我同人，务矢宏愿，平支那之沴气，拨将尽之劫灰，拯切肤之隐痛，杜亡种之奇殃。[3]"

---

〔1〕 严复.天演之声——严复文选[M].天津：百花文艺出版社，2002：15－26.
〔2〕 严复.有如三保[N].国闻报，1898－6－3/4.
〔3〕 唐才常.唐才常集[M].上海：中华书局，1980：146－148.

　　康有为也在《请禁妇女裹足折》中提出缠足习俗的严重后果,称缠足会导致"血气不流,气息污秽,足疾易作,上传身体,或流传子孙"。他说:"试观欧美之人,体直气壮,为其母不裹足,传种易强也;回观吾国之民,尫弱仟偻,为其母裹足,故传种易弱也。今当举国征兵之世,与万国竞,而留此弱种,尤可忧危矣。[1]"

　　把缠足之害与后代体质的强弱联系在一起,不知其理论源自何处,这也是康有为等当时大儒所理解的进化论之一种吧[2]。据梁敏儿研究,自宋代以后,禁止缠足的声音历朝皆有。不过,在中日甲午战争以前,反对妇女缠足的人,一般着眼于妇女在缠足时所受的痛苦,绝对没有"强国保种"的意思,认为拥有强健的体魄才能够振兴国家,是甲午战争以后的事[3]。笔者也发现,在1911年民国政府建立以后,也曾大张旗鼓禁止民间的缠足习俗,但那时他们的宣传口号里已没有这类强种的口号了。

　　维新派的另一重要人物梁启超在分析种族体质衰退时特别强调早婚之弊。1902年,他发表了《新民议》,其中《禁早婚议》称"中国婚姻之俗,宜改良者不一端,而最重要者厥为早婚"。他提出早婚有五害:"害于养生也;害于传种也;害于养蒙也;害于修学也;害于国计也。"他还从进化论角度找出早婚与人种优劣的关系:

　　　　社会学公理,凡生物应于进化之度,而成熟之期,久暂各异。进化者之达于成熟,其所历岁月必多,以人与鸟兽较,其迟速彰然矣。虽同为人类,亦莫不然,劣者速熟,优者晚成,而优劣之数,常与婚媾之迟早成比例。[4]

　　梁启超之见,或有道理,但其据进化论所作的解释,却与其师康有为一样缺少科学依据。

　　中国古代中医学者褚澄等人在反对早婚时,所提出的理由主要是为女

〔1〕 杨念群.戊戌维新时代关于"习性"改造的构想及其意义[M]//薛君度,刘志琴.近代中国:社会生活与观念变迁.北京:中国社会科学出版社,2001:14-22.
〔2〕 近代非专业的人士所理解的进化论,从内容上看,倒是拉马克用进废退、获得性遗传的成分多,总体而言,拉马克的观点不需要复杂的遗传学解释,更容易被外行直观地理解。
〔3〕 梁敏儿.传统道德的崩溃与中国新文化时期的身体观[J].传统文化与现代化,1996(3):17.
〔4〕 梁启超.梁启超选集[M].上海:上海人民出版社,1984:357-364.梁启超此处所言,是典型的斯宾塞的观点,梁对此种知识的获得,亦自出于严复。严复在《天演论》按语中就介绍过斯宾塞关于生育力与智力成反比例关系的观点,称"种下者多子而子夭,种贵者少子而子寿"。

性及所生子女的身体健康考虑,对早婚晚婚的子女,亦不作优劣的区分。梁启超所论虽引用《礼经》"男子三十而娶,妇子二十而嫁"的说法,但他在《禁早婚议》中所举之例却尽是西方国家之婚龄制度及统计数据,所引之证尽是生物学家的言论。这时候"传种"已被他看成是一国中有相当资格的国民才具有的义务了。

1.2.3　康有为《大同书》中的"杂婚优种论"

在与西方和日本的碰撞中不断体验失败感的中国人感到了灭种之危机,他们认识到,与强敌相争,欲国家与民族兴盛,除了军事上的强大和政治上的改革之外,国民身体的健壮、心智的发达也是非常重要的。那么如何提高中国人的身体素质呢?除了破除缠足与早婚陋习、强调教育和体育锻炼外,还有人提出来通过与当时被认为优越的白种人杂婚的方法来达到"优种"的目的,笔者把它称之为"杂婚优种论"。

首倡此说者尚不可考,那个时代较有影响的提倡者当数康有为,他在著名的《大同书》中有两节内容(去级界平民族、去种界同人类)详细地讨论了这个问题。他的主要观点包括:

第一,世界上的各种族是有高下优劣之分的,白种人最佳,黑人最差,黄种人与棕色种人居其间。康有为认为在他理想的"大同太平之世",应当"人类平等、人类大同",但"凡言平等者,必其物之才性、知识、形状、体格有可以平等者,乃可以平等行之"。在"大同之世","白人、黄人才能、形状相去不远,可以平等",但"其黑人之形状也,铁面银牙,斜颔若猪,直视若牛,满胸长毛,手足深黑,蠢若羊豕,望之生畏。此而欲窈窕白女与之相亲,同等同食,盖亦难矣。然则欲人类之平等大同,何可得哉"!

第二,要想人类"平等大同",必须"人种大同",而"去种界同人类"的方法,"首在迁地而居之,次在杂婚而化之,末在饮食运动以养之"。这几种方法之中,"杂婚而化之"的方法是最根本的,"夫欲合形状、体格绝不同而变之使同,舍男女交合之法,无能变之者矣"。

康有为设想的杂婚方法是以"黄、白人与棕、黑人杂婚而化其种"和"黄、白相交而优其种",他认为优种人与劣种人相交可以实现人种的优化。黄种人迁地之后再与白种人相交,则可变白,黄人与棕黑人相交,形色、体格亦可

"变而进上"。他说："白种之强固属优胜，而黄种之多而且智，只有合同而化，亦万无可灭之理。"

为什么"优种人与劣种人交，不会令优种复变为劣种"呢？对这样合理的提问，康有为的回答是："计千数百年后，棕黑人之遗种无多，遍大地皆黄、白人之种耳。以亿万黄、白之美种与一、二棕、黑之恶种杂婚，则一二之劣种少，而旋即以亿万之美种补救弥缝之。"

棕、黑既作为恶种，谁愿意与之相交呢？康有为提出"奖励杂婚之格"，即"凡有男子能与棕、黑女子交，女子能与棕、黑人男子交者，予以仁人徽章，异其礼貌，则杂婚者众，而人种易变矣。徽章名曰'改良人种'"。

按现在的标准看，可以说康有为是个典型的种族主义者，他既有种族歧视的看法，又有最后以白人来化所有种色以得统一的想法[1]。他所设想的人类由"据乱世"到"升平世"再到"太平世"的进化，从人种角度上所实现的人类"平等大同"就是到了太平世，地球上所有的人均为白人。他说："故经大同后，行化千年，全地人种，颜色同一，状貌同一，长短同一，灵明同一，是为人种大同。合同而化，其在千年乎！其在千年乎！当是时也，全世界人皆美好，由今观之，望若神仙矣！[2]"

康有为《大同书》中关于人种改良的观点虽谬，但从书中我们可以了解到他较早地认识到遗传在决定人类性状中的重要作用。他说："故人类之色状、体格、视乎饮食、起居、运动，而以传种为甚。而传种之故，因于地宜，积于天时之气候者也。"他所提倡的以杂婚来改良人种的想法，目标是为"太平世"的世界大同做好人种同一的准备，与近代优生学家以民族健康为目的的优生学是明显不同的。

康有为弟子梁启超在著名的《清代学术概论》中对《大同书》作了非常高的评价，说"有为著此书时，固一无依傍，一无剿袭，在三十年前，而其理想与今世所谓世界主义、社会主义者多合符契，而陈义之高且过之"。这确实是过誉之论，此书康有为自称是1884年开始写作，但据朱维铮从《大同书》内容

---

〔1〕 冯客在论中国近代种族主义历史的时候，常举康有为的例子来说明中国很早就有种族主义的传统。

〔2〕 康有为. 大同书〔M〕. 郑州：中州古籍出版社，1998：150 - 159. 本节所引康有为观点，俱出此书，不再一一注出。

考证,"其书属稿不可能早于光绪甲申年(1902 年),成稿时间更晚"〔1〕。另据《大同书》李似珍注,美国贝拉米写的空想社会主义小说《回头看纪略》(一名《百年一觉》)是"大同影子",此书由广学会翻译。在企德原著,李提摩太、蔡尔康编译的《大同学》一书中亦有所介绍,《大同学》一书在《万国公报》(光绪二十五年)连载刊发〔2〕。据李天纲等人的研究,康有为的诸多观点都可以在《万国公报》中所载的各类译作中找到母本。所以梁启超说康有为所著《大同书》"一无依傍,一无剿袭"肯定是不确的。另外从《大同书》中所谈及的世界人种内容看,此书中的人种学知识,及所举的许多人种之间杂婚的例证是非常丰富的,康著此书必参考了许多文献才能写得出来。据日本学者丘浅次郎所著《进化与人生》一书,日本人在 19 世纪 90 年代也有不少人提倡把日本人与"比日本人还更优良的西洋人杂婚,把西洋人的血加进日本人的身体"这样一种以杂婚为手段的"人种改良"方法〔3〕。另据日本当代学者坂元弘子所言,在 1884 年,日本学者福泽渝吉的学生高桥义雄(Takakhashi Yoshio)已经在他的《日本种族的改良》一文中提出白种人与黄种人之间杂婚的建议。坂元弘子即从康有为、梁启超、唐才常等人对于人种进化论述的分析,得出他们的"优生学"是受到了日本学者启发的结论〔4〕。

不过据笔者看来,康有为著《大同书》的时间很长,又长期未正式出版,中间经过了数次修改,早期既受到《万国公报》中所刊载的许多西方文章的影响,流亡期间又在日本待过很长时间,其"人种改良"的观点受到多方启发是非常正常的。薛福成(1838—1894)在《四国出访日记》就提到,全世界的土著人口都在下降并且有绝灭的危险,但通过与欧洲人通婚却可以使人种得以改良,这些国内相关作品康有为也可能更早地接触到。需要注意的是,他和同时代其他人所提及的通过人种杂婚而改良人种的方法虽可能与近代优生学的观点相近或相通,却并不是真正意义上源自高尔顿的优生学。要知道,在高尔顿那个时代,高尔顿、皮尔逊、达文波特或多或少都有一点西方种族中心主义的偏见,他们主要的优生主张是不同种族与不同阶层之间婚

〔1〕 梁启超. 清代学术概论[M]. 上海:上海古籍出版社,1998:82.
〔2〕 企德. 大同学[M]//李提摩太,蔡尔康,编译. 万国公报文选. 上海:三联书店,1998:620.
〔3〕 (日)丘浅次郎. 进化与人生[M]. 刘文典,译. 上海:商务印书馆,1920:189 - 190.
〔4〕 Hiroko Sakamoto. The Cult of "Love and Eugenics" in May Fourth Movement Discourse[M]. Translated by Rebecca Jennison. Durham:Duke University Press,2004:337 - 338.

姻的隔离而不是混同[1],这样的情况下怎么会支持白种人与其他有色人种的杂婚呢？所以这一时期人们对于杂婚及人种改良的讨论,只可看成是高尔顿"科学优生学"的前奏,毕竟种族问题、婚制问题,在任何一个时期都是人们所关心的。

康有为的《大同书》虽"秘不示人",但经梁启超等万木草堂的弟子锐意宣传,在当时还是产生了很大的影响。后来陈焕章等发起孔教会,称孔教将来之进化:"一曰混合全球也(破除国界);二曰变化种色也:改良人种以同一世界之人类;三曰大振女权也:女子与男子各各独立,礼运所谓女有归也;四曰同为天民也(破除家界)……"[2]这都是典型的康有为《大同书》中的观点。

康有为《大同书》中通过与白人杂婚而达到"人种大同"的说法后来在遗传学的进一步传入中虽有人偶尔提及,却已没有人认真对待了。不过"混血"这种外婚制对于中国人身体素质的影响却一直为人们所重视。顾颉刚和林语堂在他们的文章中都提到过非汉民族血统在汉民族体质演进上的重要贡献,指出每一次北方民族对中原地区的入侵都客观上为汉民族注入了遗传方面的新鲜血液,并导致了中华文化的一次次复兴。当代也还有人对此问题感兴趣,如在 2001 年 8 月 chinesenewsweek. com 的网页上,还可以见到对于"混血杂化可以真正改良中国人种吗?"这样类似问题的讨论[3]。

除了人种杂婚之外,康有为对胎教一说也极力提倡,他继承了中国古代的胎教与胎养的思想,认为"生人之本,皆在胚胎,人道之始,成物本原也"。与中国古代不同的是,他的《大同书》建议设立一种"人本院",作为孕妇胎教的场所。现在尽管有人对他的这些建议大加赞赏,以为深合科学之道,不过他的"人本院"、"育婴院"、"慈幼院"却总让笔者想起阿道斯·赫胥黎(Aldous Huxley,1894—1962)的《美丽新世界》(*Brave New World*)。作为反乌托邦小说三部曲之一的《美丽新世界》所嘲笑讽刺的那一套做法,康有为倒是想到了不少。

〔1〕 C. B. Davenport. State Laws Limiting Marriage Selection: Examined in the Light of Eugenics [J]. The Journal of Political Economy,1913,21(8):783-784.

〔2〕 陈焕章. 孔教论[M]. 北京:孔教会事务所,1913:49-50.

〔3〕 Teng, Emma Jinhua. Eurasian Hybridity in Chinese Utopian Visions: From "One World" to "A Society Based on Beauty" and Beyond[J]. Spring,2006,14 (1):131.

第 2 章
优生学在近代中国的传播历程

　　中国古代长期形成的婚育习俗中合理的成分，以及古代知识分子对于婚龄、择偶、胎养等问题的讨论，形成了中国古代前科学形态的优生学，有些内容被西方学者作为优生资料而引用[1]。这种优生学体现出中国古代以家族为本位的传统，即把一个宗族长期的绵延不绝、枝繁叶茂作为优生的理想。但是到了清末，在中华民族受了西方和日本的不断侵略而感受到亡国、灭种危险的时候，一些知识分子提出了强种、优种的要求，还有具体的天足、晚婚、混血等主张。这些主张虽以优生强种为目的，其提出也明显受到了达尔文进化论的影响，但我们还看不到它们与高尔顿所创立的 eugenics 之间的联系，因此笔者仍把它们归于传统的前科学阶段的优生学。由于学界一致把高尔顿作为近代西方优生学的创始人，所以中国近代优生学的真正起点也应当从高尔顿的学说被引入算起。在本章中，笔者拟对高尔顿的优生遗传观念及西方优生学作品早期译介入中国的过程、中国近代出版的主要优生学译著作品、优生学知识在近代中国传播的主要方式等内容进行分析，以揭示优生学在近代中国（1900—1949 年）的传播过程。

---

〔1〕　潘光旦在 1925 年就注意到："达尔文论选种原理，首言中国；高尔顿推崇中国选举制甚至；汤姆孙（J. A. Thomson）所著之《何谓人》一书论及优生经验，亦首引中国。"（见《潘光旦文集》（第 1 卷），第 346—347 页）

2.1　近代优生学传播的先行者

近代优生学在中国的传播,是鸦片战争之后西学东渐的一部分,这一传播过程是从零星的知识介绍和系统的著作翻译开始的。那么到底是谁最先把这一学科介绍到中国来的呢? 大多数学者述及西方优生学在中国的存在是从 1919 年陈寿凡编译出版的《人种改良学》论起,钟月岑、黄娟等提到中国具有优生学的萌芽又以晚清康有为的《大同书》作为起点[1]。笔者以为,1916 年过耀根在翻译的《人类进化之研究》一书中已经明确介绍了英国的"人种改造学"(即优生学)实验室及其研究工作[2],所以把陈寿凡 1919 年的作品作为西方优生学传播的起点显然是太迟了。另外如钟月岑所提出的那样,把康有为《大同书》中提出的"人种改良"作为近代优生学在中国传播的起点也不是很恰当的,一如前一章所述,《大同书》的写作并未如她所认为的那样,早在 19 世纪 90 年代就开始;二是康有为的"人种改良"观点似是而非,与高尔顿的优生学说靠不上边。据笔者的研究,真正在作品中较早地介绍或讨论到优生学及其观点的,是与康、梁同时的严复和章炳麟。

2.1.1　严复及其翻译的《天演论》

1893 年和 1894 年托马斯·赫胥黎(Thomas Henry Huxley,1825—1895)在英国牛津大学罗曼尼斯(Romanes)讲座作了两次演讲,1894 年演讲稿以《进化论与伦理学》(*Evolution and Ethics*)为书名出版,严复 1898 年翻译出版的《天演论》[3]即本于此书。

潘光旦在 1925 年作《二十年来世界之优生运动》时,曾通过对《学衡》杂志上所发表的严复致熊纯如的一封信分析,指出严复"自译《天演论》后,于演化论之进步迄未大过问,故其旨以为人类之进化舍天择而末由"。而"优

〔1〕　Yuehtsen Juliette Chung. Struggle for National Survival: Chinese Eugenics in a Transnational Context,1896 - 1945[D]. Chicago: The University of Chicago,1999:87.
〔2〕　过耀根. 人类进化之研究[M]. 上海: 商务印书馆,1926:160 - 163.
〔3〕　《天演论》最早发表在 1897 年 12 月 18 日《国闻汇编》的第二册及以后的几期上,1898 年装订成册出版。见邢志华. 进化论在近代中国社会早期传播的文化背景研究——以严复为中心的个案分析[D]. 上海: 华东师范大学,2001:10 - 11.

生运动之结果,可与天择同功而无其惨酷,显为严氏所不及睹"[1]。潘光旦由此而认为严复对世界上当时颇为流行的优生学不了解。但笔者通过阅读《天演论》发现,此书与优生学有非常密切之关系。

《天演论》中并无优生一词,正文和按语中也未出现优生学的创立者高尔顿的名字,但书中关于优生学说的分析却不少,最具有代表性的就是对于"择种留良"的方法是否适用于人类的讨论。

在《天演论导言九:汰蕃》中,赫胥黎假想出一个持优生观点的学者,其为解决人口过庶问题而提出的方案是:

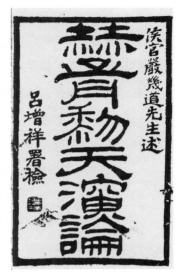

图 2.1　赫胥黎《天演论》

> 天下有骤视若不仁,而其实则至仁也者。夫过庶既必至争矣,争则必有所灭,灭又未必皆不善者也,则何莫于此之时,先去其不善而存其善?圣人治民,同于园夫之治草木,园夫之于草木也,过盛则芟夷之而已矣,拳曲臃肿则拔除之而已矣,夫惟如是,故其所养,皆嘉葩珍果,而种日进也。去不材而育其材,治何为而不若是?罢癃、愚痫、残疾、颠丑、盲聋、狂暴之子,不必尽取而杀之也,鳏之寡之,俾无遗育,不亦可乎?使居吾土而衍者,必强佼、圣智、聪明、才桀之子孙,此真至治之所期,又何忧乎过庶[2]?

"去其不善而存其善"、"去不材而育其材",从这里我们可以看出,这位"论者"所提出的主张既是社会达尔文主义的,也是优生学的。特别是将"罢癃、愚痫、残疾、颠丑、盲聋、狂暴"这些分子"鳏之寡之,俾无遗育",不正是后来德国和美国所实行的优生绝育政策吗?严复在本节按语中正确指出,这种观点与古希腊"亚利大各(柏拉图)"曾经提出的观点"略相仿"[3],由此可

[1]　潘乃穆,潘乃和.潘光旦文集(第1卷)[C].北京:北京大学出版社,1993:347.
[2]　赫胥黎.天演论[M].严复,译.北京:商务印书馆,1981:24-25.
[3]　柏拉图在《理想国》中花了较多的篇幅讨论通过选择性婚配来达到"优生"的设想,他被看成是西方古代优生学的代表人物。

知，严复对优生学在西方发展的源头是略有所知的。

赫胥黎对这种以"人择"的手段来代替自然选择的"天择"手段是反对的，他从以下几个方面来反驳这种"人择"的可行性：

其一，由谁操择留之权的问题难解决。动植物的择种留良，可以由人来操作，可是人与人之间的选择，由谁来定夺呢？赫胥黎言：

> 且择种留良之术，用诸树艺牧畜而大有功者，以所择者草木禽兽，而择之者人也。今乃以人择人，此何异上林之羊，欲自为卜式，汧、渭之马，欲自为其伯翳[1]，多见其不知量也已。且欲由此术，是操选政者，不特其前识如神明，抑必极刚戾忍决之姿而后可。夫刚戾忍决诚无难，雄主酷吏皆优为之。独是先觉之事，则分限于天，必不可以人力勉也。且此才不仅求之一人为难，即合一群之心思才力为之，亦将不可得[2]。

其二，智愚优劣的标准难掌握。一个人的智力好坏、品行优劣，未来发展前途如何，按赫胥黎的看法是很难判断的，最起码在他那个时代还没有什么诸如智商、情商的量表，而且社会到底需要什么样的人才也是不好预测的。所以他说：

> 每有孩提之子，性情品格，父母视之为庸儿，戚党目之为劣子，温温未试，不比于人。逮磨礲世故，变动光明，事业声施，赫然惊俗，国蒙其利，民载其功。吾知聚百十儿童于此，使天演家凭其能事，恣为抉择，判某也为贤为智，某也为不肖为愚，某也可室可家，某也当鳏当寡，应机断决，无或差讹，用以择种留良，事均树畜，来者不可知，若今日之能事，尚未足以企此也[3]。

其三，即使此法可行，后果也会很严重。赫胥黎以为，此"人择"之法，即使可行，其对世道人心所产生的影响必然也是负面的。他说：

> 人择之术，可行诸草木禽兽之中，断不可用诸人群之内，姑无论智之不足恃也，就令足恃，亦将使恻隐仁爱之风衰，而其群以涣。且充其类而言，凡恤罢癃、养残疾之政，皆与其治相舛而不行，直至医药治疗之学可废，而男女之合，亦将如会聚特牝之为，而黩夫妇之伦而后可。狭

---

[1] 卜式，汉武帝时人，善养羊；伯翳，传说中虞夏时人，善驯禽兽。
[2] 赫胥黎. 天演论[M]. 严复，译. 北京：商务印书馆，1981：26.
[3] 赫胥黎. 天演论[M]. 严复，译. 北京：商务印书馆，1981：26.

隘酷烈之法深，而慈惠哀怜之意少，数传之后，风俗遂成，斯群之善否不可知，而所恃以相维相保之天良，其有存者不其寡欤！故曰：人择求强，而效适以得弱。盖过庶之患，难图如此[1]。

回顾一下 20 世纪 20、30 年代纳粹德国和美国以优生为名义的种族歧视和绝育法，我们不能不对赫胥黎的先见之明大加钦佩。

由上述三个方面的原因，赫胥黎对"择种留良"的直接的优生方法是反对的，他称：

园夫之治园也，有二事焉：一曰设其宜境，以遂群生；二曰芸其恶种，使善者传。自人治而言之，则前者为保民养民之事，后者为善群进化之事。善种进化，园夫之术必不可行，故不可以力致。独立持公道，行尚贤之实，则其治自臻。然古今之治，不过保民养民而已[2]。

赫胥黎对于人种的进化与解决人口的过庶问题是没有什么好办法的，最后无奈何的只好认同"设其宜境，以遂群生"的环境改良方法。不过严复倒是从斯宾塞（Herbert Spencer，1820—1903）那里多少找到了一些解决疑难的方法。严复在《导言十五·最旨》后的按语中说：

吾前书证脑进者成丁迟，又证男女情欲当极炽时，则思力必逊。而当思力大耗如初学人攻苦思索算学难题之类，则生育能事，往往抑沮不行。统此观之，则可知群治进极、宇内人满之秋，过庶不足为患，而斯人孳生迟速，与其国治化浅深，常有反比例也。斯宾塞之言如此，自其说出，论化之士十八九宗之……夫种下者多子而子夭，种贵者少子而子寿，此天演公例，自草木虫鱼，以至人类，所随地可察者[3]。

从经验来看，用脑较多的知识分子，其生育的能力似乎真的比劳动阶层差一些。不过这是因为生育意愿的强弱，还是生殖能力的强弱所导致的结果呢[4]？严复此处没有分析，这方面当代经济学家莱宾斯坦（H.

[1]　赫胥黎.天演论[M].严复,译.北京：商务印书馆,1981：35.
[2]　赫胥黎.天演论[M].严复,译.北京：商务印书馆,1981：45.
[3]　赫胥黎.天演论[M].严复,译.北京：商务印书馆,1981：38.这里所说的"种下者多子而子夭,种贵者少子而子寿"亦称斯宾塞生育原则（Law of Multiplication）,后来英国遗传学家费舍尔（Fisher）对此有更为详细的研究和说明.
[4]　潘光旦等对中国不同阶层的生育率进行研究揭示："中国智识阶级的生育力与量,即使把娶妾的影响除外,也并不小于任何其他阶级."

Leibenstein)、舒尔茨(P. T. Schultz)等人倒是有专门的研究[1]，此处就不赘述了。

近代的优生学与古代优生学不同之处，最主要的是它以进化论和近代遗传学作为基础。严复对于那个时代达尔文和拉马克的进化论是熟悉的，对于西方刚刚起步的遗传研究，也是有一定了解的。在《天演论》按语中他称：

> 故一人之身，常有物焉，乃祖父之所有，而托生于其身，盖自受生得形以来，递嬗迤转，以至于今，未尝死也[2]。

这能够从祖先一直向下传衍的东西，当然指的是某种遗传物质了。但是这遗传之物的传衍之理到底如何呢？当时的生物学界对此还无定论，严复当然也是不知的，但是他认识到：

> 此生学(即生物学)之理，亦古人所谓男女同姓，其生不蕃理也……此理所关至巨，非遍读西国生学家书，身考其事数十年，不足以与其秘耳[3]。

日本学者坂元弘子认为严复对优生学已有所探究，她说："对于英文非常流利、且在欧洲留学的严复来说，他一定认为中国已经落在了后头，而且他必然从事了在英国得到提倡的优生学，并作为一门新式的学问来探究。"[4]现在看来，这种猜测有一定的道理，严复在一篇《保种余义》的文章里也说道："欧人近创择种留良之说，其入手之次，有于限制婚姻，其说也，白人尚欲自行之，况于支那乎？"这里的所谓"择种留良之说"显然指的是高尔顿的优生学。但严复只是接触到了这方面的知识，说他对这种新的学问"有所探究"却是过誉了，他只是提请国人注意这一方面的知识而已。从他的总体思想上看，尽管他对中华民族的前途充满了担忧，并提出了"保种"、"强种"的强烈呼吁，但其思路却不尽是优生学的。

严复所译之《天演论》，在近代中国的影响是巨大的，这一点毋庸细说。但是许多现代学者在对严复及《天演论》评价时，总是把中国许多人后来所理解的狭隘的线性进化思想归罪于严复的"误译"。笔者觉得这种评价是有

[1] 彭松建. 现代西方人口经济学[M].北京：人民出版社，1992：33 - 55.
[2] 赫胥黎. 天演论[M]. 严复，译. 北京：商务印书馆，1981：51.
[3] 赫胥黎. 天演论[M]. 严复，译. 北京：商务印书馆，1981：41.
[4] Hiroko Sakamoto. the Cult of "Love and Eugenics" in May Fourth Movement Discourse[M]. Translated by Rebecca Jennison. Durham：Duke university Press，2004：334.

失公允的。不错,严复在按语中是认同和支持了斯宾塞的社会达尔文思想,但更大篇幅的正文部分却是赫胥黎对进化论及相关伦理问题的讨论。这方面的内容没有被读者所注意和吸收,如何能够怪罪于严复? 另一方面,在《天演论》里,严复也不是只传达了"物竞天择"、"适者生存"几个名词,赫胥黎作为一个著名的生物学家和渊博的人文学者,在这本书介绍了丰富的自然科学知识、科学研究的方法论知识、哲学与伦理学知识,甚至还有很多内容是对于佛学的理解知识(当然也包括前面所述及的优生学知识)。这些知识既被广泛阅读,那么它在近代中国的思想建设中就会必然产生一定的影响,这些影响仍然值得我们充分去研究和探讨。

现在大家都知道严复 1898 年翻译出版的《天演论》是"将赫胥黎原著和严复为反赫胥黎而对斯宾塞主要观点进行的阐述相结合的意译本"[1],并且有雷颐等学者称之为"立足本土,有心误译"[2]。不过据笔者研究,这种"有心误译"的程度在某种程度上被夸大了。《天演论》的内容分正文和按语两部分,在正文部分,除了部分典故用中国故事代替外国故事外,严复还是较为严格地介绍了赫胥黎的主要观点,只是在按语部分,有不少以斯宾塞的观点来反驳赫胥黎的地方。这种按语相当于译注,虽提出的观点与著者不同,却并未曲解著者的观点。所以实非"有心误译",而是"有心注译"也。在那个大家对西方的进化论和自然科学、社会科学背景都不甚了解的时期,如果译书无注是很难被读懂的。与正文不同,注解或按语中却不一定非要顺着作者的观点说话,在这里有所辩驳正是最恰当不过的了。此外,在按语中严复也不全是对赫胥黎进行反驳,许多观点还是得到严复普遍认同的,最起码与优生学相关的内容是这样[3]。

鲁迅在《随感录二十五》上说起记得严复在哪儿说过的一句话:"在北京道上,看见许多孩子,辗转于车轮马足之间,很怕把他们碰死了,又想起他们将来怎样得了,很是害怕。"鲁迅说自己一方面也常常有这样的忧虑,一方面

---

〔1〕 张汝伦. 诗的哲学史——张东荪咏西哲诗本事注[M]. 桂林:广西师范大学出版社,2002:156.

〔2〕 雷颐. 天演百年——严译《天演论》出版百年纪念[N]. 南方周末,1998 - 11 - 27.

〔3〕 耿传明是"误译"论的主要支持者,他曾经把《天演论》和英文版的《进化论与伦理学》对照阅读,并撰成"严复的《天演论》与赫胥黎的《进化论与伦理学》"一文在 1997 年第 6 期《文艺理论研究》上发表,不过笔者对此文阅读发现,尽管在对照阅读中可以找出赫胥黎与严复的观点有不少相异之处,但这种相异最主要还是体现在按语的文本中,正文部分的误译是极少的。

又"佩服严又陵究竟是'做'过赫胥黎《天演论》的,的确与众不同:是一个十九世纪末年中国感觉锐敏的人"[1]。从以上的内容分析我们完全可以说,虽然严复未对优生学这一学科作正式的介绍,但他在《天演论》的翻译中还是间接地把优生学的思想介绍入了中国。

2.1.2　章炳麟与《訄书》

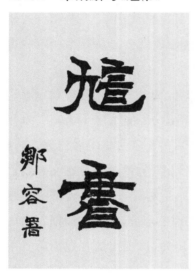

图2.2　章炳麟《訄书》

在梁启超所著《清代学术概论》中,章炳麟(字枚叔,号太炎,1869—1936),被称作"清学正统派的殿军"[2],他所受的训练主要为传统的朴学,著作也以传统的学术研究为主,但他对当时西方的自然科学、社会科学都有所涉猎。在1902年修订、1904年和1906年日本东京印行的《訄书》[3]重订本中,有一段对于本研究非常重要的文字,见于《訄书·族制第二十》:

嗟乎! 核丝之远近,蕃莠系焉(《传》称"男女同姓,其生不蕃"。故父党母党七世以内,皆当禁其相婚,以血缘太近故也)。遗传之优劣,蠢智系焉。血液之袀杂,强弱系焉(言人种改良者,谓劣种婚优种,其子则得优劣之血液各半;又婚优种,其子则得优种血液八分之六;至七世,则劣种血液仅存百二十八份之一,几全为优种矣)。细胞之繁简,死生系焉(生物学之说,谓单细胞动物万古不死,异细胞动物则无不死。然其生殖质传之裔胄,亦万古不死)[4]。

《訄书》中的文字,连章太炎的学生鲁迅都称难懂,上引的这段文字,在近来出的几个版本中都无注解,幸而在关键的地方,章太炎自己用小字作了

〔1〕　鲁迅. 梦醒了的人生[M]. 长沙:湖南文艺出版社,2002:179.
〔2〕　梁启超. 清代学术概论[M]. 上海:上海古籍出版社,1998:95.
〔3〕　《訄书》初刻本在1900年2月出版,后来的几个版本对之多所增删,"訄"字是逼迫的意思,章太炎所谓"述鞫迫言",即处于穷蹙的环境中迫切要说的话。
〔4〕　章炳麟. 訄书[M]. 北京:华夏出版社,2002:106.这里的"异细胞"当为"多细胞",中国文史出版社2003年版亦有此误。

注(上引括号中内容),我们可以据此来分析。

在《汉语词典》中,"核丝"被解释为"细胞核中的丝条体,指血统"。这里的"丝条体"指的是染色质或染色体,此处指代的是血缘关系。在徐复所作的《訄书详注》中,"核丝"被注为"细胞核",其理由为:"细胞分裂时,出现许多纤微丝状物,称纺锤丝。"但从章炳麟在 1900 年所作的《儒术真论》手改抄清稿上就有论及"今夫庶物莫不起于细胞,细胞大氐皆球形,其中有核,核中液体充满,名曰核液。液分染色物、非染色物二者"这一段话上来看[1],他是知道染色质或染色体这类物质的。所以还是把"核丝"释为染色质更可靠些。"核丝之远近,蕃萎系焉",指的是结婚双方血缘关系的远近,关系到一个家族未来的传衍是繁盛还是衰落。章太炎了解到同姓不婚之原因在于近亲,近亲不婚之原因是对后代的生殖有不良的影响,而且明确近亲婚姻限制的范围是在父系、母系七代以内,不像古代那样只关注于父系同姓,这说明他对这个问题的认识是建立在近代自然科学基础之上的了。

在西方细胞学与遗传学的发展过程中,是海克尔(E. Haeckel)1866 年第一个宣称细胞核的作用是作为遗传的物质基础。到了 1884 年,赫特维奇(O. Hertwig)和斯特劳斯伯格(E. Strasburger)经过充分研究后提出这个论点。需要注意的是,细胞中的"核丝"即染色质或染色体这一生物学结构,在西方是 W. 弗莱明在 1879 年发现的。他借助染色技术,发现了位于细胞核纺锤体中心部分的线状物或棒状物,在 1882 年出版的《细胞物质·细胞核和细胞分裂》中,他用"染色质"(chromatin)这个术语来代表细胞核中的这种物质,同时把出现纺锤丝的细胞分裂叫做"有丝分裂"(mitosis)[2]。较早认识到染色体在遗传上具有重要作用的是德国学者魏斯曼(A. Weismann,1834—1914),他在理论上预测了细胞减数分裂的存在及其中染色体数量的变化[3]。这一点被鲍维里(Theodor Boveri,1862—1915)1888—1889 年的观察所证实,鲍维里认识到在卵细胞受精过程中存在着父方和母方染色体的结合,并且这种现象与遗传密切相关[4]。当然,只有到 1903 年沃尔特·

〔1〕 姜义华. 章炳麟评传[M]. 南京:南京大学出版社,2002:324-325.
〔2〕 (美)洛伊斯·N·玛格纳. 生命科学史[M]. 李难,等,译. 天津:百花文艺出版社,2002:327.
〔3〕 (美)洛伊斯·N·玛格纳. 生命科学史[M]. 李难,等,译. 天津:百花文艺出版社,2002:432.
〔4〕 (德)亨利·斯多倍. 遗传学史——从史前期到孟德尔定律的重新发现[M]. 赵寿元,译. 上海:上海科学技术出版社,1981:272-274.

萨顿（Walter Sutton）所提出的细胞有丝分裂和减数分裂期间同源染色体的分离与孟德尔的遗传因子分离存在一致的想法在细胞实验中得到证实之后，染色体在遗传上的重要性才被生物学界普遍所认识[1]。

从《儒术真论》的手改抄清稿上章炳麟亦曾论及威斯门氏（魏斯曼）明确"原形质"（即原生质）与"卵白质"（即蛋白质）的区别，细胞"原形质具有增殖、同化二力"等方面的情况看，章炳麟对当时的细胞学、遗传理论确实是了解很多的，笔者还未见到在中国有比他更早述及这些知识的人。

章炳麟从何处得来这方面生物学知识呢？据姜义华研究，1902年章炳麟再次流亡日本时，曾购得一批日译西学名著和日本人的著作，返国后精心研究。这批书籍中包括芬兰人类学家韦斯特马克（E. A. Westermarck）的《人类婚姻史》和日本社会学家贺长雄的《族制进化论》[2]，章炳麟的相关知识或许从此而来。

章炳麟所知，还不仅如此。"遗传之优劣，蠢智系焉。血液之衃杂，强弱系焉。"把人的智力高低，归因于遗传，把种族或种系的强弱，归因于优劣血统（即章氏所谓的"血液"）的混合程度，这是典型的近代优生学论调。如果再细考一下，章炳麟在本段小字注中引述"人种改良者"的几句话，也不是没有来历的。这里所分析的不同世代的血统比例，分明是来源于高尔顿的"祖先遗传律"。

高尔顿1889年在《自然遗传》一文中，制定了建立在融合遗传理论基础上的"祖先遗传定律"。定律称：子代的继承物＝1/4P＋1/8PP＋1/16PPP，等等。P＝亲代，PP＝祖父（母）或外祖父（母），等等。用简易的公式表示就是：$\dfrac{1}{2}+\left(\dfrac{1}{2}\right)^{3}+\left(\dfrac{1}{2}\right)^{3}+\cdots=\sum\limits_{n=1}^{\infty}\left(\dfrac{1}{2}\right)^{n}=1$。

其含义指，就平均而言，双亲对后代提供总遗传量的一半，四个祖先各对后代提供总遗传量的1/4，八个曾祖各对后代提供总遗传量的1/8，依此类推，则个体获得的全部遗传量为1[3]。

显然，章炳麟在注言中所述的"人种改良者言"描述的就是这个公式的

---

[1] （美）艾伦.20世纪的生命科学史[M].田洺,译.上海：复旦大学出版社,2000：72-73.
[2] 姜义华.章炳麟评传[M].南京：南京大学出版社,2002：345-349.
[3] 刘钝,苏淳.博学的绅士——弗朗西斯·高尔顿[J].自然辩证法通讯,1988(6)：64.

逆推结果。第一代优劣婚配,其子得优种的 $1/2$;再与优种相配,其子得优良的血统为 $1/2+1/4=3/4$,也是 $6/8$;总是与所谓的优种相配,那么到第七代的时候,所得优良血统就应当是 $1/2+1/4+1/8+1/16+1/32+1/64+1/128=127/128$,恶劣血统只余 $1/128$ 了。

同样在《訄书·族制第二十》一章中,还有这样一段话:"夫遗传,若冰之隐热矣,隐于数世,越世以发,以类其鼻祖,不必父子。故商均不宵舜,而宵瞽叟;周幽不宵宣,而宵汾王。[1]"这里所说的就是遗传中的隔代相传现象与返祖现象,也就是说,任何一级祖先的遗传性状在整个遗传过程中都不会完全消匿,他总有可能在特定的时候表达出来。这也是高尔顿祖先遗传定律所要表达的内容。

现在看来,高尔顿的祖先遗传律虽然总体上是错误的,但他尝试着用数学的方法来解决和分析遗传问题奠定了后来他所开创的生物统计学的基础,他所要表达的祖先对于后代遗传上的贡献随着世代而逐渐减少的观点还是有道理的。很显然,章炳麟1904年之前就直接或间接地接触到了高尔顿的优生学及其遗传学说,只是这种错误的遗传学说(指祖先遗传律)后来随着孟德尔的遗传规律占上风,而逐渐不为人们所注意。

章炳麟还用祖先遗传律的原理来进行历史上某些种族问题的讨论。对于一些人提出要进行胡汉种姓隔离的建议,他在《訄书·序种姓第十八》中说:"愚以为界域泰严,则视听变易,而战斗之心生。且其存者,大氐前于洪武,与汉民通婚媾。婚至七世,故胡之血液,百二十八而遗其一。今载祀五百矣,七世犹倍进之。[2]"也就是说,那些与汉族混居的少数民族后代,通过不断地与汉族人通婚,他们本民族的血统已经所余不多了。这里的"百二十八而遗其一"的数字,显然亦是从高尔顿的祖先遗传律而来。以前为《訄书》作注的学者,可能并不了解这一点,所以注到此处时,都是存而不注。

章炳麟所知的,并不止于此。"胡蝶以争女也,而华其羽毛;鸡以争女,故生冠距"一段,说的是动物与人类的性选择,所参照的当是达尔文1872年所著的《人类的由来及性选择》一书中的知识。

---

〔1〕 章炳麟. 訄书[M]. 北京:华夏出版社,2002:107.
〔2〕 冯客在《中国近代的种族观念》一书中也注意到章太炎的这一段话,以为是一种种族主义观点
　　 的表述,却不知"百二十八而遗其一"的真正出处却是来源于当时的大英帝国。

"性犹竹箭也,括而羽之,镞而弦之,则学也。不学,则遗传虽美,能兰然成就乎?"分析的是遗传与后天教养的关系。

"若夫童昏、嚚喑、焦侥,官师之所不材也,以实裔土。夫屏之裔土者,惧其传疾以败吾华夏之种,故蹙蹙焉洮汰之也。……古之人,未尝不僭滥于赏罚。欲良其种也,则固弗能舍是。[1]"这是用优生学的原理来解释中国历史,或是用中国历史的材料来注释优生之方法。

当然,章炳麟《訄书》中所言,也有道听途说、真假混杂的内容。如自注语中有"凡负伤遗传,如狸犬或失其尾,则所产者亦无尾;人或堕指,其子亦无指;又骈指至六七者,或数代皆同。此则形骸疾眚,皆有遗传矣"等类的话。按语中也有"废疾负伤,若夫妇同疾,则必为遗传;若妇非跛眇,则幸可改良。凡改良之说,视此"[2]这样的内容。骈指遗传是不错的,但"负伤遗传"这样的经验不知从何处得来,这一点可能连持有获得性遗传理论的拉马克也未必同意。《訄书》印行广泛,章炳麟所转述的是非难辨的优生知识也跟着得到了广泛的传播,未知当时人读至此节时有何议论[3]?

1904 年以后,章炳麟广泛涉猎大量西方社会学与哲学及印度的佛学著作,对进化问题有了更深入的理解,1906 年提出的"俱分进化"思想认为善与恶协同进化,对以前所理解的,也是多数人所持有的那种由恶进于善的线性进化观进行了批评。这一种进化理论对于我们分析优生学中所广泛触及的优劣、善恶问题是非常具有启发意义的,这一点容后在分析具体相关问题时再引述讨论。

章炳麟虽然从事的主要是传统的学术研究,但为他所用的学术资源却非常广博,生物学,特别是进化论与遗传学的知识,在其中虽只是一径细流,但影响却是始终存在的。在 1910 年刊发的章炳麟又一代表性著作《国故论衡》中,一些重要名词如"种子之隐显"、"意根"、"意识"等,虽源自佛语,但语辞间处处可读出遗传学的影子。当然,后期章炳麟对西学中的相关知识和

---

[1] 章炳麟. 訄书[M]. 北京:华夏出版社,2002:107 - 108. 这里"童昏"指的是痴呆,"嚚喑"指的是哑巴,"焦侥"指的是侏儒,"裔土"指的是边远之地。

[2] 章炳麟. 訄书[M]. 北京:华夏出版社,2002:108 - 109.

[3] 山东师范大学张秀丽 2006 年所做的中国近现代史的硕士论文《章太炎与近代自然科学》亦注意到章炳麟曾"借助遗传学、优生学以自强其种",并引述"族制"中的相关内容,但她却未对这些内容进行科学史的具体分析。

观念已体现出更多的批判意识了。如他在批评西方人时说："今远西多有此病。对于强者、富者、贵者则誉不容口,对于弱者、贫者、贱者则一切下视之,而已非必有求于所誉者也。其强、其富、其贵,或过于所誉者,故曰为之而无以为。[1]"这句话或可说着了近代西方优生学者普遍具有的毛病。

2.1.3　过耀根与《人类进化之研究》

《天演论》和《訄书》流传至广,严复、章炳麟在清末民初影响至大,这都在一定程度上有效地促进了优生学相关知识的传播。例如章炳麟的及门弟子鲁迅、周作人都是对《天演论》推崇备至的人,也是对优生学及相关遗传的概念与理论颇为熟悉的人,尽管鲁迅后来对优生学有所排斥,但他 1919 年所著的《我们如何做父亲》一文完全是优生学的论调。周作人在 1912 年《望华国篇》中论述遗传学:"一国文明之消长,以种业为因依……造成种业,不在上智,而在中人;不在生人,而在死者……后世子孙,承其血胤亦必袭其感情……唯有坐绍其业,而收其果,为善为恶,无所撰别,遗传之可畏,有如是也。"他论述中国民族性的遗传:"中国政教,自昔皆以愚民为事,以刑戮慑俊士,利禄招黠民,益以儒者邪说,助张其虐。二千年来,经以淘汰,庸愚者生,佞捷者荣,神明之胄,几无孑遗。[2]"这里所呈现的论点为优生的历史观,亦明显有章太炎思想的痕迹。另外他们的三弟,后来鼓吹优生学甚力的周建人 1914 年在《中华教育界》发表《遗传论》一文,已经开始向读者介绍孟德尔的遗传学说。周建人的生物学知识,是在鲁迅指导下自学的,所学、所译的著作原本,许多都是鲁迅代他购置的[3]。

优生学的理论基础为进化论和遗传学,在 1900 年之后近 20 年的时间内,有两种不同来源的遗传学说盛行于世并相互争论。一是以英国高尔顿、皮尔逊为代表的生物统计学派,它以研究连续性的遗传性状如身高、颅围、智力而见长;二是以英国贝特森、约翰逊为代表的孟德尔遗传学派,在 1900年孟德尔遗传规律被重新发现以后迅速成长起来,它以研究不连续的遗传性状如眼色、血型、色盲等见长。优生学在早期与生物统计学派关系密切,

〔1〕　章炳麟. 国故论衡[M]. 上海:上海古籍出版社,2003:136 - 139.
〔2〕　周作人. 望华国篇[N]. 越铎日报,1912 - 1 - 20.
〔3〕　谢铁铣. 周建人评传[M]. 重庆:重庆出版社,1991:69 - 71.

但在孟德尔学说日益盛行之后,许多优生学著作都只把孟德尔的遗传规律作为优生学的理论基础了。

进化论在近代中国的传播可以追溯到 1871 年中国学者华衡芳和美国传教士玛高温(Daniel Jerome Macgowan)合作翻译完成、并在 1873 年由江南制造局出版的《地学浅释》,书中对达尔文和拉马克进化思想有简要介绍。1873 年在《申报》上亦有对达尔文 1872 年所著《人类由来及性选择》出版消息的介绍,称"西博士大蕴(达尔文)新著《人本》一书"[1]。以后进化论由零星的介绍到系统的翻译、由专业的知识到广泛的社会思潮,逐渐成为中国近代学术史上一道特别的风景。

对于近代西方遗传学说在中国的传播,冯永康在《20 世纪上半叶中国遗传学发展大事记》一文中作了系统的介绍。文章认为 1913 年《进步杂志》所译载的《生命之解迷》和同年上海广学会译出的《格致概论》是国内最早介绍孟德尔遗传学说的[2]。最早介绍孟德尔学说的,不一定是最早引入西方遗传学说的,章炳麟 1904 年出版的《訄书》显然更早一些。学界之所以把 1913 年《生命之解迷》看做西方遗传学传入中国之始,其主要原因在于人们对当时除孟德尔遗传学说之外的西方遗传学没有给予足够的重视。而在 20 世纪早期的一段时间内,人们对于高尔顿和孟德尔在遗传学上的贡献虽未等而视之,但绝对是没有忘记的。如 1922 年孟德尔百年诞辰之际,上海《时事新报》副刊《学灯》在出"孟德尔百年纪念专号"时,《东方杂志》也刊载了一篇纪念孟德尔和高尔顿的《两个遗传学家的百年纪念》的文章[3]。1922 年周建人所译的《遗传论》,也把高尔顿的"生物测定法"看做研究遗传学的"第二种方法"[4]。1925 年中华书局出版的"新中学教科书"《初级生物学》在"进化与遗传"一章中亦把"戈尔登律"和"孟德尔律"一并介绍[5]。

在章炳麟之后,对于遗传的生物统计学派一脉和优生学给予关注的,在 1916 年尚有过耀根所编译的《人类进化之研究》一书,此书对于高尔顿所创立的优生学实验室和孟德尔的遗传学说,甚至还有魏斯曼的遗传学研究情

〔1〕 罗桂环,汪子春.中国科学技术史·生物学卷[M].北京:科学出版社,2005:377.
〔2〕 冯永康.20 世纪上半叶中国遗传学发展大事记[J].中国科技史料,2000,21(2):176.
〔3〕 赵功民.谈家桢与遗传学[M].南宁:广西科学技术出版社,1996:17.
〔4〕 (英)唐凯司德.遗传论[M].周建人,译.上海:商务印书馆,1926:34-55.
〔5〕 陆费执,张念恃.初级生物学[M].上海:中华书局,1925:88-103.

况都有所介绍,但却被国内的遗传学史研究者所忽略。

《人类进化之研究》是一本以生物学知识为主的汇编,比较重要的是第十二章《遗传之研究》和两篇附录《生物与遗传》、《人种改造与遗传》,附录的作者为日本的外山龟太郎。

在附录 2《人种改造与遗传》中介绍了英国"剑桥大学"的"人种改造学"及"人种改造学之实验室"。其言称:

> 英国剑桥大学中,有所谓人种改造学之一科焉,且有人种改造之实验室。此即所以研究人种之将来。其研究之方法,以政治组织与人类关系、社会组织与人类关系、卫生与人类关系等等为基础。而所以影响于人类之将来者,又各就其所以之影响,一一调查其因果,而研究所以改造人种之法。此即剑桥大学人种改造学一科所由设也。抑其所研究者,犹不止此,居处与子孙之关系,家庭与子孙之关系,教育与子孙之关系,卫生与子孙之关系,食物与子孙之关系,乃至富豪与子孙之关系,下级苦工与子孙之关系,饮酒者与子孙之关系,不饮酒者与子孙之关系,亦一一详审而明辨。据其研究所得,则传于其子者,亲之本性占四成乃至五成,教育与社会组织之影响,仅一成有奇耳。所谓人种改造学,将藉社会组织之改善,卫生之完密,以得理想的子孙,终不能完全达其目的。是以欲得理想之子孙,惟有使本性之善者日益繁衍,本性之恶者速得灭绝而已[1]。

此文中所说的"人种改造学",毫无疑问指的是优生学,"人种改造之实验室"当是指高尔顿 1906 年创立,由皮尔逊所领导的优生学实验室。不过过耀根此处有一个错误,就是他所说的"剑桥大学"实际上是伦敦大学,因为据皮尔逊所写的《高尔顿的生平、通信和工作》,高尔顿所设立的优生学研究基金、优生学实验室都是在伦敦的大学学院(University College)[2]。

文中还介绍了优生学实验室对英国不同阶层的人群生育率和死亡率的调查,称"剑桥大学之人种改造科尝就伦敦富豪与贫民之状况,加以实验。以生产率而言,则富豪之子孙年有减少,贫民之子孙岁以繁衍。以死亡率而

---

〔1〕 过耀根. 人类进化之研究[M]. 上海:商务印书馆,1926:160-161.
〔2〕 K. Pearson. The life, Letters and Labours of Francis Galton Volume Ⅲ [M]. London: Cambridge University Press,1930:221-222.

言，则富豪之成数多，而贫民之成数少”〔1〕。这一结果与严复在《天演论》按语中所言的“夫种下者多子而子夭，种贵者少子而子寿”的认识是一致的。

此段文字尽管很简短，表述得也很有些含混不清，但对于优生学（“人种改造学”）的研究内容、研究方法、研究目的，甚至于部分的研究结果，如人类性状有40％—50％决定于亲本遗传，10％决定于教育与社会环境的结论都有所介绍。对于这种“人种改造学”对婚姻择偶的指导意义，该文称：

> 是以青年男女结婚之际，与其叩其亲若祖之是否饮酒，不如选其有不生愚弱之儿之本性者，选择之法，必追溯至三世以前，调查其关系者全部之血统，繁殖力之强弱，身体之虚实，生子之智愚，一一详考而博访，繁殖力强，体壮而生子智者，即其所可与结婚之人也〔2〕。

《人种改造与遗传》中外山龟太郎还介绍自己曾用鸡做过一个有趣的实验。即：

> 余尝以鸡试验之，每日授以肉食，其后身体肥满，外观非不伟硕可喜，而不产卵，即产亦不孵化。人而专食美味，而不劳动，其亦有类于此鸡。身体纵肥硕，一见似甚健旺，而繁殖力必以是而弱，即有所出，亦必多不良之儿。此生物学上不可动之原则也〔3〕。

这个实验最多算得上是一个营养学或发育生物学的实验，对于遗传问题说明不了什么。从此书所编译的文章看，过耀根特别强调实验研究方法的重要性，并且用化学元素说（书中称“原素”）的那种分解与合成方法来对生物遗传现象进行研究，这也体现了当时生物学界的一种潮流。对于遗传研究中“议论”与“证据”（即理论与实验）的关系，在第十二章《遗传之研究》中有专门的分析：

> 于是忘之已久之梅台尔之实验研究法，忽大起学者之注意，人人皆知有此实验的研究法，人人皆思奋起直追，步其后尘，积之既久，以有今日之盛，此其一动机也。自达尔文《种源》一书出版以来，关于进化论之议论，一时大盛，而其论战之最烈者，尤以遗传为主，其所持论，各有相当之理由，无可据以定其胜负，于是世人之意，以为此事不能专重议论，

---

〔1〕 过耀根. 人类进化之研究[M]. 上海：商务印书馆，1926：162.
〔2〕 过耀根. 人类进化之研究[M]. 上海：商务印书馆，1926：163.
〔3〕 过耀根. 人类进化之研究[M]. 上海：商务印书馆，1926：160.

非参之实验不能定其胜负。最近十余年前,实验的研究遗传之风大盛,此其又一动机也,有此二因,实验的研究以始,今其结果,亦已渐次表著于世,前之仅以议论相争者,今有渐告解决者矣,前之崇论宏议,足以倾世人之耳者,今有知其不然者矣[1]。

此处之"梅台尔"即孟德尔,自孟德尔定律被重新发现之后,确实在生物学界引起了一股特别注意实验研究的浪潮,使生物学作为一种"实验科学"的地位在物理学家和化学家的眼中大为提高。

不过作者对于遗传研究中理论的重要性,倒也没有完全忽略,他说:"凡研究学术,苟非并重议论实验,则往往自陷于刺谬,不可不察也。"对于遗传学中的理论,作者举出德国动物学教授韦斯门对获得性遗传的批判来加以分析,并指出韦斯门"实遗传论之提案者也"[2]。

韦斯门,现译作魏斯曼(A. Weismann,1834—1914),种质论遗传学说的创立者,他 1885 年提出的种质连续性理论把有机体分为种质和体质两部分,前者是"潜在的",后者是"被表达的"。种质是"生殖细胞的一部分,它的物理和化学特性——包括分子结构——使细胞在适当的环境条件下可以成长为同一个物种的新个体"。魏斯曼的学说对生物的遗传从理论上给予了非常充分的预测,这些预测在后来的遗传学和细胞学实验研究中都得到了证实,高尔顿祖先遗传定律的提出据说也受到了他的启发[3]。过耀根编译作品中对于魏斯曼及其学说的介绍在遗传学史上具有重要的意义。

与严复和章炳麟不同,过耀根在近代史上并不著名,现在所知的就是他是无锡人,还曾从日文本转译过德国殷哈提的《战争与进化》一书,1915 年由商务印书馆出版。

1916 年除了过耀根编译的《人类进化之研究》涉及优生学之外,同年陆守经著有《传种改良新学说之一般》一文,4 月份发表于《中华学生界》杂志[4]。另有孟明所译日本医学士小酒井光次的《人口问题与医学》,发表于

---

[1] 过耀根. 人类进化之研究[M]. 上海:商务印书馆,1926:110.
[2] 过耀根. 人类进化之研究[M]. 上海:商务印书馆,1926:161.
[3] (德)亨斯·斯多倍. 遗传学史——从史前期到孟德尔定律的重新发现[M]. 赵寿元,译. 上海:上海科学技术出版社,1981:279-281.
[4] 陆守经. 传种改良新学说之一般[J]. 中华学生界,1916(4):1-8.

《青年杂志》第1卷第6号[1]，李亦民介绍欧美优生学情况的《欧美人种改良问题》，发表于《新青年》杂志第2卷第4号[2]。

2.1.4　陈寿凡与《人种改良学》

以上所述及的优生学都是零星或部分的内容，向国人系统而全面介绍优生学这一学科的最早译著是陈寿凡的《人种改良学》。此书1919年4月由商务印书馆出版，以美国著名优生学家达文波特1911年所著的《优生学的遗传基础》为主要内容编译而成[3]。

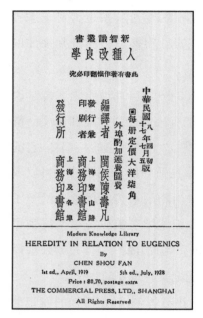

新智识叢書
人種改良學
此書著作權翻印必究

中華民國十七年四月初版
每册定價大洋柒角
回外埠酌加運費匯費

發行所　印刷兼發行者　編譯者
商務印書館　上海寶山路　上海及各埠　商務印書館　閩侯陳壽凡

Modern Knowledge Library
HEREDITY IN RELATION TO EUGENICS
By
CHEN SHOU FAN
1st ed., April, 1919.　　5th ed., July, 1928.
Price : $0.70, postage extra
THE COMMERCIAL PRESS, LTD., SHANGHAI
All Rights Reserved

图2.3　陈寿凡《人种改良学》

该书共分九章，第一章《人种改良学之性质、价值及目的》，对优生学的学科性质、意义做出了详细的说明。所给出的"人种改良学"的定义称："人种改良学者，谓改善男女配偶之选择方法，而使人类种族各具优良之学也。"可以看到，此定义中优生学的服务对象为种族，着眼点在于择偶。

第二章《人种改良学之研究方法》，介绍的是优生学所依据的细胞学和遗传学的理论基础。

第三章《家族特质之遗传》，讨论了人类许多性状的遗传情况，讨论的范围既有一般的眼色、发色、身高、寿命等性状，也有音乐之才、美术之才、计算才能等能力遗传的情况，还有癫狂、烟酒癖、癌肿等疾病的遗传。

第四章《遗传的素质之地理分布》，讨论了近亲结婚，以及配偶选择的几种主要地理及社会制度障碍对遗传素质分布的影响等。

第五章《移住之人种改良学的意义》，讨论了移民，特别是美国不同时代

〔1〕　（日）小酒井光次. 人口问题与医学[J]. 孟明，译. 青年杂志，1916，1(6)：1-4.
〔2〕　葛剑雄. 中国人口史(第1卷)[M]. 上海：复旦大学出版社，2001：9.
〔3〕　C. B. Davenport. Heredity in Relation to Eugenics[M]. London：Williams & Norgate Press，1912.

来自不同地区的移民对人口素质的影响,以及移民限制的必要性等。

第六章《人种所及个人的影响》,对美国五个家族的世系进行了研究分析,其中有两家可称为望族,三家可称为恶劣家族。

第七章《美国人家系之研究》,分家系之素质、家系之素质保全两节,在第六章家系分析的基础上,总结美国人数种家系之特征。

第八章《人种改良学与生活状态改良论》,分析了遗传与环境的关系,并对"恶素质之除去"的几种人种改良方法进行了介绍。

第九章《应用人种改良学之组织》,介绍了美国的"国立人种改良学调查会"和"遗传事项调查总整理局"两种组织的工作。

附录《人种改良学思想之发展》,简略地叙述了从古希腊柏拉图到 1900年代优生学思想在西方的发展历史[1]。

笔者之所以不厌其烦地介绍《人种改良学》的全部章节内容,主要是因为译入的达文波特的这本书很有代表性,后来译入的作品以及近代国人自己的优生学著作中所涉及的优生学讨论的内容都与之相近或相关,下面分析其他作品时可以作为一个比较的对象。

此书特殊性在于两点,第一,它是目前所知最早的较为全面的优生学译作,对于优生学的目的、性质、研究方法,人类多种性状的遗传,美国几个著名家系的遗传调查研究,美国优生学研究的机构和组织,优生学在西方发展历史等方面都作了全面的介绍,其中优生学发展历史这部分为达文波特原书中所无,是陈寿凡参考他书而另加的。第二,第二章《人种改良学之研究方法》,介绍了生殖细胞的减数分裂、遗传的物质基础及孟德尔的遗传法则。其中对孟德尔遗传法则的讨论,特别是讨论它与人类遗传的关系是国内最早的。1913 年上海广学会出版的《格致概论》是国内最早介绍孟德尔的作品,但内容远没有陈寿凡所译的这本书丰富[2]。

此书既从美国优生学家达文波特那里译来,美国优生学那个时期发展

---

[1]　陈寿凡. 人种改良学[M]. 上海:商务印书馆,1928.
[2]　冯永康先生在《20 世纪上半叶中国遗传学发展大事记》(载《中国科技史料》2000 年第 2 期)中称陈寿凡的这本书"是中国学者第一部专门介绍孟德尔的遗传规律和美国遗传学家摩尔根创立的染色体—基因理论的著作",这里有两点不确,一、此书是优生学的作品,而非专门介绍遗传学说的专著,介绍遗传学说的部分只占其中一章;二、此书为译作,非著作,陈寿凡虽未在书中注明译自达文波特的书,但他在版权页中自承"编译"。

的特点在书中得到了充分的反映。在高尔顿和皮尔逊那里,优生学的理论基础是进化论和遗传学,但是达文波特在本书中所介绍的优生学的理论基础中,达尔文的进化论已不在其中,达文波特所强调的是细胞学和遗传学。所依据的细胞学理论为美国哥伦比亚大学威尔逊教授(E. B. Wilson)的《细胞之发育与遗传》,所述细胞的有丝分裂与减数分裂的过程甚为详细,并配有绘制清晰的图示,充分反映了那个时期细胞学研究的最新成果。所依据的遗传学理论为孟德尔的遗传学说,高尔顿和皮尔逊为代表的生物统计学派的方法和原理已不在其中。

进化论没有被达文波特提到,那是因为在1911年前后,由于孟德尔的遗传学说在美国得到广泛的接受,人们认识到了达尔文《物种起源》中所阐述的泛生子遗传理论的错误,在西方,特别是在美国,达尔文学说经过了一个低迷的"日蚀"期,故而达文波特不再理会进化论作为优生学理论基础的重要性。那个时期在西方的遗传学界还存在着贝特森所代表的孟德尔学派与皮尔逊为代表的生物统计学派的争论,与英国两派相持不下的状况不同,在美国则存在着孟德尔学派占上风的一边倒局面,所以达文波特虽然在美国接过了优生学的旗子,却没有理会皮尔逊那些致力于连续性变异研究的生物统计学派的方法和原理。如果不是陈寿凡在别的书中找了一段"人种改良学思想之发展"加到这一译本中,对优生学知之不多的中国人可能还不太了解高尔顿和皮尔逊等人在优生学发展中的贡献。

相比之下,1922年周建人翻译的英国人唐凯司德(L. Doncaster)所著的《遗传论》[1],1926年陈兼善所著的《遗传学浅说》[2],都对孟德尔的遗传学说和高尔顿、皮尔逊的生物统计学派给予了同样的介绍,并强调达尔文进化论是启发这两派理论发展的基础。从实际情形来看,孟德尔理论的重新发现确立了颗粒遗传的重要地位,对于摩尔根学派后来的基因理论的提出具有非常重要的作用,高尔顿、皮尔逊所发展的生物统计方法虽然一度处于下风,却在后来的群体遗传学发展中发挥了重要作用,就是我们现在的生物统计研究,仍然离不开这些重要的统计和数据处理方法。

---

〔1〕 (英)唐凯司德.遗传论[M].周建人,译.上海:商务印书馆,1926:1-2.
〔2〕 陈兼善.遗传学浅说[M].上海:中华书局,1926:53-63.

除达文波特这本书外,从美国译入中国的遗传学、生物学作品都有这样的特点,这也许就是中国近现代许多学习生物学的人都知道孟德尔和摩尔根而不知道高尔顿和皮尔逊的原因。

以孟德尔的遗传理论做指导,达文波特在家禽和金丝雀一些性状的遗传研究方面取得了较好的成绩,他对人的眼色、发色和肤色的遗传研究也是比较成功的。但是这些方面的成功使达文波特急于把他所收集到的许多人类性状遗传结果都归纳到 3∶1 或 1∶2∶1 这样经典的孟德尔分离规律应用结果上去。而且尽管知道单一因素并非人类神经活动和行为的决定因子,他还是强调可遗传的模式存在于精神错乱、癫痫、酒精中毒、贫困、犯罪以及低能的疾患之中。另外与高尔顿和皮尔逊不一样的是,达文波特不满足于仅仅根据他的研究结果来对人们的择偶、婚育提出建议,还极力推动政府采取优生的社会行动,所以他研究所得出的一些不严格、不严谨的结果很快成为美国许多州实行绝育和隔离政策的基础。到 1914 年,美国有 30 多个州实行了新的婚姻法,或对旧的婚姻法进行了修订,相反在近代优生学的发源地英国,却没有通过任何限制神经功能障碍者婚姻的法律[1]。

陈寿凡编译的《人种改良学》自 1919 年初版后,销售一直很好,到 1928 年已经出了第 5 版。1919 年还有另外一本翻译达文波特《优生学的遗传基础》的书由中国教育卫生联合会 11 月出版,商务印书馆代印,那就是由留美医学博士胡宣明"译意",杭海"属文"的《婚姻哲嗣学》。陈寿凡编译的《人种改良学》与它相比,九章内容都是一样的,只多了一个介绍优生学发展历史的附录,这是达文波特原书中所无的。胡宣明、杭海把书名译为《婚姻哲嗣学》,且给优生学的定义为:"哲嗣学者,根据婚姻改良宗嗣之科学也。[2]"从这一点上可以看出译者翻译的旨趣稍有不同,一个重在种族的改良,一个重在后代的聪明与健康,这可能与译者不同的学术背景有关。陈寿凡的专业背景不详,从他编译过的《欧美宪政真相》、《欧美列强国民性训练》、《商法原论》等其他几本书都属于法律、政治学来看,他应当是属于社会科学领域的学者。胡宣明为留美医学博士,所以他关注优生学是从医学角度出发的。

---

[1]　D. J. Kevles. In the Name of Eugenics[M]. Cambridge：Harvard University Press，1995：45-46,99.

[2]　C. B. Davenport. 婚姻哲嗣学[M]. 胡宣明,杭海,译,上海：商务印书馆,1919：1.

在翻译达文波特《优生学的遗传基础》之前,胡宣明、杭海在 1919 年 4 月出版的另一篇译作《摄生论》最后一节中也对优生学作了简要的介绍。"摄生"相当于现在的"卫生"一词,《摄生论》是一本介绍卫生常识的书,同样由中国教育卫生联合会出版,商务印书馆印刷。同年,在《妇女杂志》、《新教育》等杂志上亦有胡宗瑗《根本改造人种问题》、董祝《人种改良学之研究方法》、夏宇众《淑种学与教育》等多篇介绍优生学的文章发表。

通过这两本译著及相关文章,达文波特的优生学及其所阐述的遗传原理为近代许多中国学者所熟悉,达文波特的那种泛遗传论的观点也被许多人所接受。例如为《婚姻哲嗣学》作序的聂其杰在该书序言中就称"不仅饮博小人、市井无赖、性情乖僻者为脑弱之遗传",并且"营私害公、见近利而忘远害、逞小忿而乱大谋者皆有脑弱之遗传",还称"窃权卖国者、贪利忘义者、诱惑当前不能自决者"都为脑弱之遗传[1]。丁福保在 1940 年所编的《结婚与优生学》中也称"意气用事及成见太深之人,皆一种遗传之精神病也"。他认为"意气用事及成见太深"为一种隐性遗传性状(丁译之为"劣性"或"劣质"[2]),那么:

> 有隐伏此种病根之人,若与一团和气者毫无我执之通品人结婚,则所生子女,大抵皆非意气用事、成见太深者,因其遗传因子,已处于劣势地位也。若与同有此病根之人结婚,则所生子女,大抵意气之大、成见之深,皆过于其父若母不啻倍徙,因其遗传因子,两数相加,由劣势而变为优势也[3]。

中国近代言优生学之外行学者,对遗传学的理解水平,如此者甚多,这里面有很大一部分是达文波特优生学影响的结果。

2.2　优生学在社会中的广泛传播

1919 年之后,国内报刊上介绍优生学思想、体现优生学观点的文章逐渐

---

[1]　C. B. Davenport. 婚姻哲嗣学[M]. 胡宣明,杭海,译. 上海:商务印书馆,1919:3-5. 此处的"脑弱"指英文的"feeble-mind",一般译作"低能"。
[2]　对遗传学一知半解之译者把"显性"、"隐性"译为"优性"、"劣性",反映了他们对孟德尔学说了解的层次,"优劣"含进化价值判断的成分,是当时人们对达尔文进化理论的狭义理解而用的词汇。
[3]　丁福保. 结婚与优生学[M]. 上海:医学书局,1940:5-6。

增多起来,甚至后来还有了专门的《优生月刊》。翻译和编著的优生学书籍也成为书店中的常见读物,商务印书馆出版的新智识丛书、ABC 丛书、新时代丛书、百科小丛书等丛书都免不了给优生学一席之地。中学和大学的生物学与遗传学教材中普遍都有优生学章节的内容,各类讨论恋爱、性、节育、婚姻、家庭的社会学、人口学、心理学作品中,也都会有关于优生学原理的介绍和讨论。优生学的演讲、优生学团体的活动、优生学的调查和研究等也都相继地开展起来,体现出这一学科在近代中国的快速传播和广泛的社会影响。

本节将通过对 1919 年至 1949 年之间中国所翻译和出版的优生学书籍、报刊杂志上的优生学讨论、大学与中学教材中的优生学知识等几方面的考察来了解一下这一时期优生学在近代中国广泛传播的情形。

2.2.1 优生学及相关书籍的进一步翻译和出版

梁启超曾在《清代学术概论》中感叹:"晚清西洋思想之运动,最大不幸者一事焉,盖西洋留学生殆全体未参加于此运动。运动之原动力及其中坚,乃在不通西洋语言文字之人。坐此为能力所限,而稗贩、破碎、笼统、肤浅、错误诸弊,皆不能免。[1]"这虽然不是针对优生学而言,但从优生学在中国近代的早期传播而言,确也有此特点。1919 年之后,优生学的译介者,即使不是留学生,也是精通西洋语言之人,而且一些人对优生学还有专业的研究,所以不管是翻译还是著述,水平都有很大提高。

从翻译的优生学专业作品看,在上述翻译达文波特的两本书之后,比较具有代表性的译作还有英国蔼理士(H. Ellis)的《优生问题》(王新命译,1924 年 4 月),美国鲁滨逊(W. Robinson)的《优生学与婚姻》(高方译,1928 年 9 月),美国亨廷顿(E. Huntington)的《自然淘汰与中华民族性》(潘光旦译,1929 年 12 月),美国高大德(H. H. Goddard)的《善恶家族》(黄素封、林洁娘译,1934 年 10 月),英国达尔文(L. Darwin,自然选择进化论创立者查理士·达尔文之孙)的《优生学概论》(郭大文译,1936 年 2 月。另有 1937 年 3 月卢于道译本,题名为《优种学浅说》),日本永井潜等著的《优生学与遗传及其他》(任白涛辑译,1934 年 10 月),美国普本拿、约翰森(Paul Popenoe and R. H.

---

[1] 梁启超. 清代学术概论[M]. 上海:上海古籍出版社,1998:98.

Johnson)合著的《实用优生学》部分(潘光旦编译入其《优生原理》中,1949 年 4 月),等等。具体见表 2.1。

表 2.1　中国近代优生学译著

序号	作　　者	译　者	书　名	初版日期	出　版　社
1	(美) C. B. Davenport	陈寿凡	人种改良学	1919 年 4 月	商务印书馆
2	(美) C. B. Davenport	胡宣明、杭海	婚姻哲嗣学	1919 年 11 月	商务印书馆
3	(英) H. Ellis	王新命	优生问题	1924 年 4 月	商务印书馆
4	(美) W. Robinson	高方	优生学与婚姻	1928 年 9 月	上海亚东图书馆
5	(日) 安都矶雄	周宪文	限制生育的理论与实践	1928 年 10 月	群众图书公司
6	(美) E. Huntington	潘光旦	自然淘汰与中华民族性	1929 年 12 月	新月书店
7	(日) 永井潜等	任白涛	优生学与遗传及其他[1]	1934 年 10 月	商务印书馆
8	(美) H. H. Goddard	黄素封、林洁娘	善恶家族	1934 年 10 月	开明书店
9	(英) L. Darwin	郭大文	优生学概论	1936 年 2 月	晨光书局
10	(英) L. Darwin	卢于道	优种学浅说	1937 年 3 月	商务印书馆
11	(日) 古屋芳雄	张资平	民族生物学	1936 年 11 月	商务印书馆
12	(美) P. Popenoe, R. H. Johnson	潘光旦	优生原理	1949 年 4 月	观察社

近代所译入的遗传学和进化论专业书籍中,涉及较多优生学内容的,以以下几本书为代表。日本丘浅次郎的《进化与人生》(刘文典译,1920 年 11 月),英国唐凯司德(L. Doncaster)的《遗传论》(周建人译,1922 年 6 月),英国瓦特森(Watson)的《遗传学》(佘小荣译,1926 年 7 月),英国凯尔(J. G. Kerr)等著的《性与遗传》(周建人译,1928 年 4 月),美国亨利外特·柴宝的《遗传与儿童训练》(杜增瑞、胡秉坤译,1929 年 1 月),美国康克林(E. G. Conklin)的《遗传与环境》(何光杰、张光耀译,1930 年 12 月),H. S. Jennings 的《遗传与人性》(陈范予译,1934 年 6 月),哥德斯密特(R. Goldschmidt)的《遗传》(罗宗洛译,1935 年 3 月),日本三宅骥一、今井喜孝著的《遗传与结婚》(史良元译,1936 年 12 月),霍布根(L. Hobgen)的《淘汰与遗传》(柳若水

---

[1]　该书根据日本大阪每日新闻社发行的《健康增进丛书》之一的"性篇"而辑译,此"性篇"只有两篇文章与性直接相关,其他都与优生有关,故作者以《优生学与遗传及其他》命名。

译,1938 年 7 月)等。

所译入的人口学、社会学、人类学、心理学等专业书籍中涉及较多优生学知识的,以以下几本书为代表。鲍格度(Bogardus)的《社会学概论》(瞿世英译,1925 年 1 月)、柯克斯(Harold Cox)的《人口问题》(武堉幹译述,1925 年 2 月)、日本腾水淳行的《犯罪社会学》(郑玑译,1929 年 4 月)、日本古屋芳雄的《民族生物学》(张资平译,1936 年 11 月)、巴什利(H. M. Barshley)的《社会科学史纲》(黄绍绪译,1940 年 7 月)等。

所译入的婚姻、生育指导书中涉及较多优生学内容的书籍有下面一些书籍。美国桑格夫人(Margaret Sanger)的《节育主义》(陈海澄译,1925 年)、《女子应有的知识》(杨步伟译,1926 年)、《结婚的幸福》(蔡咏堂译,1926 年),日本安都矶雄的《限制生育的理论与实践》(周宪文译,1928 年 10 月),英国罗素(B. Russell)的《婚姻革命》(野庐译,1930 年)、《幸福之路》(傅雷译,1947 年 1 月),辛克莱的《婚姻与社会》(雯若女士译,1934 年 6 月),英国赫胥黎(J. Huxley)的《科学与行动及信仰》(杨丹声译,1935 年)等。

以上所介绍的优生学相关翻译作品只是由出版社出版的部分单行本,除此之外,还有大量的相关翻译文章发表在近代特别多的各类报刊杂志上,很难一一去统计和梳理。不过中国近代许多翻译和著述的书籍大都是先在刊物上分期发表,然后再结集出版,所以通过上述译著的介绍也可以了解优生学翻译作品的基本传播情况。

从上述内容我们可以看到,中国近代所译入的优生学及相关知识主要来自英国、美国和日本三个国家。英国为优生学的发源地,美国为实施优生法律和政策最早的国家,优生学在近现代的日本也极受重视,且从日文转译西方的各学科知识本来就是近代翻译史上极常见的情况,优生学也不例外。所译介到中国的优生学知识既存在于专业的优生学著作中,也普遍存在于作为优生学理论基础的遗传学著作。另外在许多人口学、社会学、心理学作品,以及恋爱、婚姻、生育的指导书籍中,也包含了不少对于优生问题的讨论。

2.2.2　报刊中的优生学知识和优生学的报刊

国内学者对优生学的介绍和讨论,最主要的阵地是各种报刊杂志。从

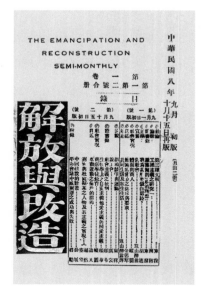

图 2.4　《解放与改造》杂志

前面的内容我们知道,较早涉及优生学的《天演论》就是 1897 年首先在天津的《国闻汇编》杂志上发表的,1916 年在《新青年》、《中华学生界》等杂志上也可以见到一些对优生学知识的初步介绍。此前的杂志上虽然笔者没有找到相关的文章,但考虑到民国前后国内外多种汉语杂志的普遍发行,应该会有一些介绍或讨论优生的文章。

从杂志中所刊载优生学知识的数量来看,人们对优生问题的讨论是从 1919 年以后逐渐热闹起来的,并且在 1920 年和 1922 年达到两次高潮,前一次是伴随着罗素对中国的访问,后一次是因为美国节育宣传家山格夫人的到来。就是在 1923 年著名的"科玄论战"中,优生学的名词也屡屡被提及。

1919 年 9 月创刊的《解放与改造》杂志在 9 月 15 日第 2 期上发表杂志创始人之一俞颂华的文章《生物学上之自爱主义、他爱主义与种爱主义》。作者言:"优生学者研究改善生殖形质与其持续之方法,其根据不在自爱主义亦不在他爱主义而在种爱主义。"那么什么是"种爱主义呢"? 作者说:"人类行为之最高标准,自生物学言之,乃在生殖形质之永续与改善,即所谓种爱主义也。"他希望用这种基于优生学的"种爱主义"来对中国传统单纯注重多子多孙的"子孙主义"进行改造,而:

> 欲改造子孙主义,使之化于合理,在思想上似宜开发并整理"种"之概念,使之归宿于合理的种爱主义,实际上则运用优生学学理,以助生殖形质之永续改善。 能如是,则子孙主义或未必不可以淑种福群欤[1]?

《解放与改造》杂志 1920 年由梁启超等接手更名为《改造》后,在第 3 卷 4、5、6 号上连载丁文江的《哲嗣学与谱牒》一文,对哲嗣学(即优生学)的"教

---

〔1〕 俞颂华.生物学上之自爱主义、他爱主义与种爱主义[J].解放与改造,1919,1(2):102-104.

旨及目的"、"为什么研究哲嗣学"、"中国家谱的缺点"、"可以拿家谱研究的问题"等进行了初步的讨论。丁文江其时刚刚与梁启超、张东荪、蒋方震等人经过近一年的欧洲考察归来,他对当时欧洲优生学的发达情形甚为了解。他希望把这种当时西方特别盛行的"科学"方法引入中国,借助于中国特别丰富的谱牒材料,来研究和解决中国的人口和一些社会制度问题。

适应于当时对新马尔萨斯人口论和中国人口问题的讨论,《新青年》杂志 1920 年在第 7 卷第 4 期上设立了"人口问题"号,专门讨论人口问题。顾孟余、马寅初、陶孟和、张申府、陈独秀、严智钟等学者都在上面发表了文章。这些文章的核心是对新马尔萨斯理论的评介,但不管是支持者还是反对者,都认识到人口问题不仅有数量的问题,还有质量的问题,对优生学的基本观点,总体上持一种支持的态度,即使是中国共产党的早期发起人陈独秀、张申府也是这样。在《马尔萨斯的人口理论与中国的人口问题》中,陈独秀对优生学理论给予很高的评价,提出不是要简单地限制人口,同时还要根据优生学的理论,在鼓励那些优秀者人口数量增加的同时,强迫限制那些不适者的数量[1]。顾孟余不仅在首篇文章《人口问题,社会问题的锁钥》中对人口问题的重要性进行了充分的说明,而且在《书籍批评》中对陈长蘅 1918 年所出版的《中国人口论》进行了评介[2],陈长蘅的这本书是应用优生学理论进行人口问题讨论的典型作品。在《数要多,质要好》一文中,严智钟强调,那些好品质的人应当受到保护,并且达到繁殖的最大化,而那些低劣者应当被绝育,应当采取行动来排除那些有结核、梅毒、淋病和神经病的人,以及习惯性犯罪者,还有那些受到不良环境损害的人。不管是用限制婚姻还是生育控制,在优生学和人种改良中的一些特殊知识是非常必要的[3]。在《罗素与人口问题》中,张崧年(张申府)则对英国哲学家罗素(B. Russell)《社会改造原理》一书的第六章《结婚与人口问题》作了详细的介绍[4]。

罗素是位优生学的坚定支持者,他在 1920 年 10 月对中国的访问无疑更

────────────────

[1] 陈独秀. 马尔萨斯的人口理论与中国的人口问题[J]. 新青年,1920,7(4): 37-46. 陈独秀在一封 1916 年的私人信件中就表示过对优生学的赞成观点,他提出那种"改良人种的选择法则"应当被严格地观察、早婚必须被限制、贫穷者或低劣者不应当结婚。
[2] 顾孟余. 人口问题,社会问题的锁钥[J]. 新青年,1920,7(4): 7-21.
[3] 严智钟. 数要多,质要好[J]. 新青年,1920,7(4): 103-106.
[4] 张崧年. 罗素与人口问题[J]. 新青年,1920,7(4): 93-102.

使得他对婚姻与生育的革命性观点受到近代中国人的注意。他的《婚姻革命》(又译《婚姻与道德》)和《幸福之路》后来陆续地被译入中国,其中都有涉及优生学的重要内容。作为社会主义思想倡导者的罗素与中国早期共产主义运动的领导人都支持优生学,除了陈独秀和张申府以外,恽代英、李大钊等亦然。恽代英在组织他的"中国青年研究会"时,把优生学的书籍与马克思、克鲁泡特金、罗素,以及历史唯物主义、生物进化论、新村运动的书一起列为会员的必读书目[1]。这一现象说明,优生学在中国近代早期并未被视为一种种族歧视和阶级歧视的理论,它作为解决人口问题和改良社会的一种重要方法受到普遍的支持,这恰与它在"二战"期间及以后所受到的普遍反对与批判形成鲜明的对照。

1922 年 4 月美国节育运动的倡导者山格夫人(Margaret Sanger 或译为桑格夫人、珊格尔夫人等)顺道访华,在此期间及其后的很长一段时间里,优生学在报刊上被普遍地讨论。虽然美国一些优生学家如达文波特(C. B. Davenport)和劳弗林(H. H. Laughlin)一向反对生育限制运动,称其为"种族自杀之利器",并批评山格夫人等人不加区分地提倡限制生育是不懂优生学的原理。但讨论节育问题或生育限制问题必然会涉及优生[2],如潘光旦所言,"生育限制论者若美之鲁滨孙、山格夫人,英之崛莱斯德、士徒魄司夫人等莫不以生育限制与优生学二事相提并论,甚者竟有并二事为一谈者"[3]。因此在山格夫人的在华演讲中,优生亦是讨论的主题之一。

4 月 19 日,山格夫人在北大作题为《生育制裁的什么与怎样》的演讲,由胡适作翻译,张竞生陪同。演讲非常成功,"听讲的人满坑满谷,四壁有站着的,窗上有爬着的,甚至把北大三院的窗户桌儿都要给挤坏了"[4]。4 月 25 日,《晨报副镌》刊载山格夫人的演讲稿,并刊出山格夫人、胡适及张竞生的合照。当时山格夫人对于学生们记录讲演的笔记不很满意,随即将她的一本著作 *Family Limitation* 给了一个学生,该生第二天下午即将其翻译完

---

[1] 恽代英. 会员通讯[J]. 少年中国,1921(1): 65.
[2] 节制生育与生育限制其实是两个不同的概念,前者指个人主动地节育,后者指国家对是否允许生育、生育的数量多少作出限制性要求,但近代许多人运用时亦未加以区分。
[3] 潘乃穆,潘乃和. 潘光旦文集(第 1 卷)[C]. 北京:北京大学出版社,1993: 352.
[4] 陈东原. 中国妇女生活史[M]. 上海:商务印书馆,1937: 412 - 414.

毕[1]。另外，在北京期间，《妇女杂志》的瞿世英去访问山格夫人，其后写成《珊格尔夫人访问记》一篇[2]。

山格夫人在京停留数日后，转赴上海，受到上海一些人士的热烈欢迎。4 月 27 日，《妇女杂志》记者邀夫人到一品香餐馆茶话，"商量到翻译及刊印家族制限（*Family Limitation*）这小册子的办法，并且拟刊印一种专讲人口问题及关于产儿制限的事情的报章"[3]。

4 月 30 日，山格夫人应江苏教育会、职业教育社及上海家庭日新会邀请在上海职工教育馆讲演《生育节制底重要和方法》，由俞庆棠女士翻译。《教育杂志》云"其言辞与在北大讲演者大致相同"[4]。5 月 3 日《民国日报》副刊《妇女评论》刊载了此演讲稿。

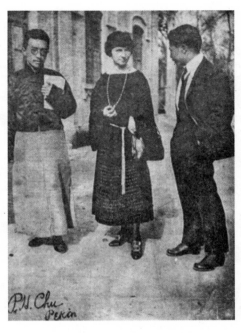

图 2.5　山格夫人、胡适、张竞生在一起

山格夫人对优生的看法体现在其演讲稿中，在北大的演讲中她称：

我希望将来会成为一种特别的权利：使配生育的人才能生育，而且应有一种严格的制裁。但是究竟用什么标准来确定谁是配生育，谁是不配生育呢？现在约略举出四条来说一说：第一，凡是有可以遗传的病的父母不许生育；第二，暂时有重病的人不应该生育；第三，女子至少到 23 岁才可以生育儿童，不能太小，我主张结婚要早，生育要迟；第四，母亲如在过她苦工的生活，没有休息的时间，也不应该生育[5]。

在接受《妇女杂志》的采访中，山格夫人承认西方国家节制生育的响应

〔1〕　Sanger Margaret. An Autobiography[M]. New York：Dover Publications, 1971：341 - 342.
〔2〕　瞿世英称其 17 日晚接到友人郑振铎和周建人的来信，派他代表《妇女杂志》访问山格夫人，并索要一照片。18 日，瞿世英便来到北京饭店访问夫人，其后写成《珊格尔夫人访问记》一篇，于《妇女杂志》第 8 卷第 6 号"产儿制限号"中刊出。
〔3〕　山格夫人. 珊格尔夫人的中国观察记[J]. 克士（周建人），译. 妇女杂志，1922,8(10).
〔4〕　山额夫人来华之行及言论[J]. 教育杂志，1922,14(5).
〔5〕　梅生：中国妇女问题讨论集（上）第 2 册[C]. 上海：新文化书社，1923：188 - 189.

者主要是知识分子,为此,她恳求中国不要犯西方国家所犯的同样的错误。她说:

> 关于生育控制,最好是从穷人、体弱者和低阶层的人开始,否则的话,你就会发现只有知识分子会实行它。如果从现在开始实施计划,就会很快降低穷人和体弱者的出生率和家庭规模。一个国家的强大很大程度上决定于知识分子[1]。

山格夫人对节育的提倡还是遵循了当时优生学者的基本要求的,不过她所提出的有些早期节育方法却有反优生的大危险。在北大演讲中,她提出了三种节育的方法,其中之一的"断种法"称:"用 X 光放射男女的生殖器,使种子变弱,以后仍有色欲的能力而无生育的能力。[2]"

我们现在知道 X 光具有很强的诱导基因突变和癌变的能力,如果真的使用它来照射男女的生殖器官,那后果是相当严重的。她说"这种方法尚在试验的时期,不能有十分的保证"。这种试验不知道是用动物来做试验,还是用人来做试验?

由山格夫人来访而造成的"山格效应"其重要性并不比杜威和罗素在 1919 年和 1920 年到中国而引起的反响弱。我们看到,在山格夫人访华期间,《妇女杂志》、《妇女评论》、《申报》、《教育杂志》、《东方杂志》、《医事月刊》、《时事新报》等报刊作了大量的报道和评论,这些评论很大一部分内容 1923 年被梅生编入《中国妇女问题讨论集》中。在此后很长一段时间内,由节育而引起的关于恋爱、婚姻、妇女、性解放与性病防治、家庭等各种人生问题非常热烈而持久的讨论中,处处都可以找到对优生学相关观点的阐发。《民国日报》、《学灯》、《妇女杂志》、《东方杂志》、《家庭研究》等都辟有"优生节育问题"专号,发表大量关于优生的介绍性或讨论性的文章。就是在 1923 年由张君劢和丁文江发起的科学与人生观大讨论中,优生学的观点也普遍为论战的双方拿来做攻击用的长矛或防守用的盾牌。高尔顿、皮尔逊、达文波特、高达德等这些英美优生学家的名字,对于参与科玄论战的这些大多有

---

〔1〕 瞿世英.山格夫人访问记[J].妇女杂志,1922,5(8):6.
〔2〕 梅生.中国妇女问题讨论集(上)第 2 册[C].上海:新文化书社,1923:140-142.

在欧美留学背景的知识分子来说,都是非常熟悉的[1]。

在这些讨论过程中,陈长蘅、周建人、张竞生、陈兼善等人的优生观点逐渐为人们所了解,但是这些早期优生学普及者对于遗传与优生知识理解的水平却是参差不齐的。例如张竞生这位"性学博士",虽然在中国近代的性教育和性解放方面敢作惊人之举,但他所叙述的性学和优生知识却有许多是基于想象所得,全无科学的依据。如他所说的什么性交兴奋时产生的"第三种水"能使"卵珠能成熟,多成熟,好成熟,与成熟后多活动,快下来"的说法就全无一点生理学的基础,还有诸如"如因要小孩而交媾时,当于山明水秀的地方,惠风和日的时节……如此情景,男女彼此所享受的不仅是肉体的快乐,而且精神上的和谐几与自然相合一,宇宙相终古了!如是而生的胎儿,不是英雄,便为豪杰[2]"的说法也不过是出于古代房中术的迷信和文学的想象而已。

不满意于国内这些非专业人士的优生学传播,1924 年正在美国纽约长岛冷泉港优生学纪录馆进行人类学与优生学研究的潘光旦也开始撰文介绍国外优生学的最新发展情况,并和周建人等进行中国优生问题的研究和讨论。这些文章相继在《申报》、《东方杂志》、《妇女杂志》、《留美学生季报》等杂志上发表。1926 年潘光旦从美国哥伦比亚大学取得生物学硕士学位毕业回国后,更为频繁地在《时事新报·学灯》、《新月》、英文版的《中国评论周报》(*The China Critic*)等报刊上发表优生学的文章。潘光旦是以上三种刊物的编辑,还是后两种刊物的发起人之一,因而这几份刊物也成为当时优生学传播的重要阵地。他所做的关于《中国之家庭问题》的问卷调查就是在主持《时事新报》副刊《学灯》时进行的。

1931 年 5 月,潘光旦主编的《优生月刊》出版,这份杂志办到 1932 年3 月,共出两卷 8 期。1932 年 4 月潘光旦主编的《华年》周刊出版,此刊物一直办到 1937 年 5 月抗日战争爆发前,《华年》从 1935 年 1 月起增辟《优生副刊》。这两份杂志可算是中国近代仅有的两份优生学专业刊物,上面发表了大量的优生学及相关内容的文章,特别是潘光旦的诸多著述和译作,都是先

---

〔1〕　这些文章发表在《努力周报》、《时事新报》等刊物上,后编成《科学与人生观》一书,1923 年 12
　　　月由亚东图书馆出版,至 1926 年 4 月已出至四版,山东人民出版社 1997 年 3 月再版此书。
〔2〕　关威. 新文化运动与科学生育观的传播[J]. 人口与经济,2003(4):72.

在这些杂志上分期发表,然后再编辑成书的[1]。另外《北平晨报》从 1932 年 4 月起辟有《人口副刊》,由陈达做主编,陈达、许仕廉、李景汉、吴景超等社会学家在上面也发表了不少人口问题、节育方法的文章,其中也不乏对优生问题的讨论。当然,其他各类杂志上散在的涉及优生的文章也很多。例如著名的《中华医学杂志》就曾报道过"先天性白内障[2]"、"先天性虹膜异色症[3]"、"家族性进行性黄斑部变性[4]"等多例遗传性疾病的家系调查。

抗战期间及其后,杂志上发表的优生学文章逐渐减少,潘光旦等人讨论这方面的文字也没有以前那么多。仅以潘光旦而言,他后来的一些以人口政策、妇女问题、儿童问题、民族素质问题为核心的优生学讨论文章主要发表在《中央日报·星期论文》、《民主周刊》、《观察》、《社会科学》(清华大学办)等报刊上。另外,在陕甘宁边区,20 世纪 40 年代初在中共中央的机关报《解放日报》上也曾展开过关于节育问题的讨论,相应的一些优生问题也在讨论内容之列[5]。

如果从杂志上发表相关文章的多少作为标准来讨论优生学在中国近代的传播情形的话,我们明显可以看出,20 世纪 20、30 年代是优生学传播最热烈的时期。这一时期与中国近代的新文化运动和妇女解放运动的时间部分相重叠而略迟于这两项运动[6]。从 30 年代末到整个 40 年代,优生的问题逐渐不再成为人们关注的焦点。这一方面是受抗日战争打断的影响,另一方面也与国际上优生运动的普遍衰退有关。另外,如果我们比较一下 20 年代和 30 年代杂志上优生学文章发表情况的话,也会发现,20 年代讨论优生学的学者主要以五四运动之后新文化运动的发起人和倡导者为主,如鲁迅三兄弟、丁文江、陈独秀、李大钊、张竞生等。而 30 年代讨论优生学的学者则以社会学家为代表,如潘光旦、陈达、许仕廉、李景汉、吴景超等。20 年代的

---

〔1〕 蒋功成.潘光旦先生优生学研究述评[J].自然辩证法通讯,2007(2):80.

〔2〕 张圣征.先天性白内障之一家系[J].中华医学杂志,1940(4):124 - 128.

〔3〕 刘永钧.先天性虹膜异色症之一家族[J].中华医学杂志,1940(4):381 - 394.

〔4〕 刘以祥.家族性进行性黄斑部变性之一例[J].中华医学杂志,1942(4):129 - 135.

〔5〕 潘如龙,杨发祥.二十世纪三四十年代中国的节育论争与实践[J].西南交通大学学报(社科版),2005(6):72 - 73.

〔6〕 对于新文化运动的起讫时间,学界一向有争议,较普遍的观点是以 1917 年《新青年》杂志创办到 1927 年国民政府成立这 10 年时间。见韩石山《少不读鲁迅,老不读胡适》"新文化运动的起止时间"一节(中国友谊出版公司 2005 年版)。

优生学体现为一种对社会普遍的宣传与发动,30 年代则进入对它的一种深入的研究和分析阶段了。

到了 40 年代末,对优生学批判的声音逐渐在报刊中占了上风,就连以前的优生学家周建人也开始以阶级斗争的立场来批评优生学了,中国的优生学传播就此而进入一个较长时间的停滞阶段。

2.2.3　国内优生学著作及相关书籍的著述和出版

1919 年以后,除了上述从英国、美国和日本译入一些优生学书籍外,国内也有些学者开始出版自己编著的专业优生学书籍。经笔者检索,从 1923 年到 1949 年,此类作品共有 23 种以上(见表 2.2)。

表 2.2　近代中国学者的优生学著作(1923—1949)

序号	作　者	书　名	初版日期	出　版　社
1	陈长蘅、周建人合著	进化论与善种学	1923 年 3 月	上海:商务印书馆
2	刘雄著	遗传与优生	1924 年 4 月	上海:商务印书馆
3	潘光旦著	中国之家庭问题	1928 年 3 月	上海:新月书店
4	潘光旦著	人文生物学论丛 优生概论(1946 年再版名)	1928 年 10 月 1946 年 1 月	上海:新月书店 上海:商务印书馆
5	华汝成著	优生学ABC	1929 年 1 月	上海:ABC 丛书社
6	钱亦石著	优生学大意	1931 年	不详
7	钱啸秋著	人种改良学概论	1932 年	上海:神州国光社
8	潘光旦著	优生学	1933 年 12 月	上海:商务印书馆
9	胡步蟾著	优生学与人类遗传学	1936 年 2 月	南京:正中书局
10	陈仲公编著	人种改良	1936 年 5 月	南京:正中书局
11	于景让著	人种改良	1936 年 10 月	南京:正中书局
12	潘光旦著	人文史观	1937 年 5 月	上海:商务印书馆
13	潘光旦著〔1〕	民族特性与民族卫生	1937 年 7 月	上海:商务印书馆
14	杨诗兴编纂	优生问题	1937 年 12 月	上海:商务印书馆
15	费鸿年编	优生学纲要	1938 年 10 月	广州:中华书局
16	丁福保著	结婚与优生学	1940 年 6 月	上海:医学书局
17	潘光旦著	中国伶人血缘之研究	1941 年 9 月	重庆:商务印书馆

〔1〕 部分译自 A. H. Smith 的 *Chinese Characteristics*。

（续　表）

序号	作　者	书　名	初版日期	出版社
18	潘光旦著	优生与抗战	1943 年 8 月	重庆：商务印书馆
19	白动生著	遗传与优生浅说	1946 年 2 月	重庆：商务印书馆
20	潘光旦著	明清两代嘉兴的望族	1947 年 12 月	上海：商务印书馆
21	周建人著	论优生学与种族歧视	1948 年 7 月	上海：新知书店
22	潘光旦编〔1〕	优生原理	1949 年 4 月	上海：观察社
23	陆新球著	进化遗传与优生	1949 年 7 月	上海：中国科学图书仪器公司

　　这里面较早的一本优生学著作是陈长蘅和周建人合著的《进化论与善种学》，封面上称其为"东方杂志二十周年纪念刊物"。陈长蘅撰写的前两章《进化之真相》、《达尔文以后的进化学说》以进化为主题，对优生学的理论基础进行了充分的阐述与讨论。周建人撰写后面《善种学与其建立者》、《善种学的理论与实施》两章。在介绍优生学的意义时，周建人称："善种学的要旨便在设法使人类向上进化，把德行、智慧、体力、容貌都逐渐变好"，"改良人种的方法便只在将好的人民增多，将坏的除去"〔2〕。从书中可以看出，这一阶段他对优生学的宣传与倡导态度，与其 1948 年在《论优生学与种族歧视》中对优生学的批评，恰成一明显的对照。

　　陈长蘅、周建人合著的《进化论与善种学》着重介绍优生的进化理论基础，1924 年刘雄所著的《遗传与优生》则着重介绍优生的遗传学基础。这本书共分 12 章，除最后 1 章为《优生学概说》外，前面 11 章皆为介绍遗传学的基本理论及人类遗传学的内容。此书从 1924 年到 1933 年，不到 10 年的时间再版 4 次。谈家桢到晚年还记得当年他在东吴大学读书时，刘雄的《遗传与优生》和陈寿凡的《人种改良学》给他的印象最深，这两本书激励他思考，"他所经历过的这个社会，中国人被帝国主义的欺凌，被压迫，被人称为'东亚病夫'，是否在'人种'上出了问题呢？难道中国人天生就是个劣等民族吗？遗传学不仅能改良动植物'种'的问题，还能改良'人种'，这岂不是一门富国强民的学问〔3〕"。刘雄在《遗传与优生》这本书的末尾还向读者介绍了

〔1〕　本书部分译自 P. Popenoe 的 *Applied Eugenics*。
〔2〕　陈长蘅，周建人. 进化论与善种学[M]. 上海：商务印书馆，1923：54 - 55.
〔3〕　赵功民. 谈家桢与遗传学[M]. 南宁：广西科学技术出版社，1996：18 - 19.

几本英美日出版的优生学著作,并言汉文出版书籍关于遗传优生者仅见两册,为陈寿凡所译之《人种改良学》、周建人所译之《遗传论》[1],由此可知当时市面上的此种书籍确是不多。

上表的 20 余种图书可分为三类,一类是属于优生学的专题研究作品,如潘光旦的《中国之家庭问题》、《中国伶人血缘之研究》、《明清两代嘉兴的望族》;第二类是对优生问题,特别是在中国如何推行优生的讨论,这类书籍包括陈长蘅、周建人的《进化论与善种学》,潘光旦的《优生概论》、《民族特性与民族健康》、《人文史观》,周建人的《论优生学与种族歧视》,胡步蟾的《优生学与人类遗传学》等;第三为优生学概论类,是编著的优生学普及性读物,前面所列两类之外,其他作品多属此类书籍,如《优生学ABC》、《优生学纲要》、《人种改良》等。其中有趣的是 1936 年陈仲公编著的《人种改良》,这本书的目录以章回体的形式呈现,如:

第一回　开宗明义说人种　补弊救偏论华民
第二回　贪利急功上下一色　多愁善病男女相同
第三回　返老还童采用新法　强身却病培植先天
第四回　优胜劣败适者生存　去莠留良人为淘汰
第五回　人类遗传色盲可证　品种改良生物已然
第六回　说来历举南北环境　从优生培种族根基[2]

从目录中我们也可以了解到当时向公众传播的优生学知识所主要包含的内容。

撰写优生学著作的这些作者也可分为三类,一类是专业的优生学或人口学研究者,如潘光旦、陈长蘅;一类是生物学、医学领域的研究者,如费鸿年、于景让、胡步蟾、杨诗兴、丁福保等;还有一类是科普作家,包括专业编辑、中学教师,如周建人、华汝成、钱亦石、钱啸秋等人。

在中国近代的教育体制中,优生学并未作为一个真正的学科在学校建立起来,但不少学校曾开设过优生学的课程,潘光旦在东华大学、清华大学等学校的社会学系开过优生学课程,东吴大学一位叫泰斯克(Tasker)的外

〔1〕 刘雄. 遗传与优生[M]. 上海:商务印书馆,1924:85.
〔2〕 陈仲公. 人种改良[M]. 南京:正中书局,1935.

籍教师曾开设的"进化遗传与优生学"课程给谈家桢留下深刻的印象[1],金陵大学也开过优生学课程。优生学的专业教科书所见不多,但在当时高级中学、中师的生物学教科书,大学的遗传学教材中,却几乎都有介绍优生学的部分。下面表2.3中所列的这些教材俱是如此。

表2.3　含有优生学内容的生物学和遗传学教科书

序列	作　者	书　名	初版日期	出版社	适用对象
1	李积新编辑	遗传学	1923 年 6 月	商务印书馆	农业学校及师范农科
2	王守成编	公民生物学	1925 年 6 月	商务印书馆	高级中学
3	王其澍著	近世生物学	1925 年 9 月	中华学艺社	高级中学
4	Watson 著,余小荣译	遗传学	1926 年 7 月	中华书局	高校生物学及其他相关专业
5	陈兼善著	遗传学浅说	1926 年 9 月	中华书局	中学及相当学历
6	王其澍著	遗传学概论	1926 年 12 月	商务印书馆	高师
7	吴元涤	生物学	1932	世界书局	高中及专科学校
8	陈桢编著	生物学	1933 年 11 月	商务印书馆	高级中学
9	潘锡九	人类遗传学	1940 年 11 月	中华书局	中等师范
10	沈兆燕	遗传学大纲	1947 年 12 月	新农企业股份有限公司	高校农科及其他
11	郝钦铭编著	遗传学	1948 年 7 月	正中书局	大学农理学院及医学院

1923 年 6 月李积新编辑,胡先骕校订的《遗传学》出版,它很可能是中国学者自己编写的最早的遗传学教科书,其第九章专论人事遗传学及优生,作者在书前"凡例"中称这是为了"阐明其原理,解说其利弊,以便世之选妻择婿者有所备,则免于血族之衰败而共享健康家庭之乐"。本教材的适用对象为:"供农业学校及师范农科作动植物育种教本或参考书之用,并可为研究医学、蚕学、人种学者作参考书之用。[2]"

1925 年王守成编撰的《公民生物学》分上下两册,上册供初级中学所用,下册供高级中学所用,下册第六编第六章为《人种改良学》,回答三个方面的问题:"人种亦能改良否?人种改良当如何入手?不良之人种与国家社会何

〔1〕　赵功民.谈家桢与遗传学[M].南宁:广西科学技术出版社,1996:20.
〔2〕　李积新.遗传学[M].上海:商务印书馆,1923:1.

种关系?[1]"此书1930年出了第3版,并在1928年10月"经大学院审定领到了八十四号执照",当是取得了官方的认可。

王守成之后,王其澍、吴元涤、陈桢等编撰的高级中学所用的生物学教科书中均有优生学方面的内容,且大多对优生学持肯定甚至积极宣传的态度。在《近世生物学》中,王其澍[2]对"改良环境之优境学"(Euthenics)和"改良遗传质之优生学"皆寄予厚望。他称:

> 人为进步的动物,有进步的历史,以过去衡将来,当然进步尤速。惟有以文明愈进步,罪恶愈增加,体质愈衰弱,为将来之隐忧者。是诚一大不幸之事实。能改良而促进之者,其惟优境学与优生学兼用乎[3]。

吴元涤在所编《生物学》一书中也称:

> 优生实际的问题,即根据调查研究的结果,以讨论民族性格的如何可使之向上发展,如何可防止或避免其堕落或式微。改善教养或革新环境,当然可以增进民族的福利,然根本要点,则必须

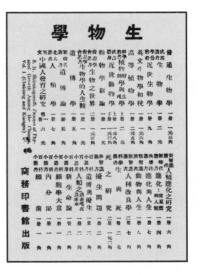

图2.6　吴元涤《生物学》

注意民族性格的遗传形质,改善其遗传系统。简言之,则婚配选择和产儿限制两事,实为优生的关键[4]。

相对而言,作为摩尔根的第一位中国弟子、著名遗传学家的陈桢(1894—1957)则对优生学的现实可行性却抱有冷静而客观的态度。在他所编著的《生物学》教科书中,陈桢言:

> 在理论上优生学是很完备的,在实行上却有很多的困难,第一层困难是性质有显隐的分别,我们不能从外表的优劣,知道遗传的优劣,又不能用研究别种生物的方法来研究人类的遗传。所以某人的遗传性,

[1] 王守成.公民生物学[M].上海:商务印书馆,1925:48.
[2] 王其澍(1886—1925),曾于东京高等师范学校习博物学,1915年起任武昌高等师范学校教授,另编有《遗传学概论》一书,中华学艺社出版。
[3] 王其澍.近世生物学[M].上海:商务印书馆,1931:185-186.
[4] 吴元涤.生物学[M].上海:世界书局,1933:282.

究竟是不是很好的,或者很坏的,除非细心研究他的家族历史,是不能确实知道的。第二层困难是我们不能用改良别种生物的方法,来改良人类的遗传性。对于瓜果鸡犬,我们可以随意选择优良的性质,让它遗传到后代,可以随意淘汰恶劣的性质,不让它有传播的机会。但是在人类,谁能照改良瓜果鸡犬的方法,执行选优除劣的工作? 虽然有许多困难,生物学家都相信,如若人类将来要有永久的,比现在更大的进步,改良人类遗传性的工作,早迟总是要积极地实行起来的[1]。

陈桢的这本复兴高级中学生物学教科书,1934年获教育部审定,是近代最著名的生物学教科书,在出版后的20余年间,经过不断修订共印刷发行了181版,它不仅在当时国内的高级中学被普遍使用到1954年,而且流行于东南亚一带的华侨学校。由此亦可见优生学知识通过教科书在中学教育体制下的广泛传播。

当然,除了优生学的专业著作和包念有优生学内容的生物学、遗传学教材外,近代出版的进化论、遗传学的诸多科普书籍中都含有较多的优生学内容,许多心理学、社会学、人口学、性教育、婚姻指导等各类书籍中普遍都含有对优生学的介绍和讨论。如1924年瞿世英所译美国鲍格度的《社会学概论》被用为高级中学和大学预科的社会学教材,这本书在第二章《社会进步之地理的生物的心理的基础》中就讨论了"优生学的问题"。它认为"这种科学的目的,是要将遗传的原则实施于人类生活中",它要"用教育与法律的方法,使生理上心理上不合适的人不要嫁娶[2]"。

社会学家陈达1934年在清华大学讲授人口学时编著教科书《人口问题》,该书第三编专论"人口品质"。此编共有七章,讲述"人的遗传"、"环境"、"遗传环境与文化"、"自然选择:灾荒"、"社会选择:生育节制"、"社会选择:区别生育率"、"生存竞争与成绩竞争"等内容。在第十一章末尾布置的课后习题里有:

(3).门德尔(孟德尔)氏的遗传定律与人口品质的关系如何?

(4) 能在选读里找材料,或由你的家乡找材料,描写一个低能者的

---

[1] 陈桢.生物学[M].上海:商务印书馆,1934:339-340.
[2] 鲍格度.社会学概论[M].瞿世英,译.上海:商务印书馆,1925:28-29.

家庭么？

　　（5）据你所知道的，简述一个才智之士的谱系？

　　（6）什么是积极优生学？消极优生学？哪一种的容易比较实行？

　　（7）提出一个增加才智及减少低能的切实办法。

　　（8）讨论婚姻与人口品质的关系。[1]

　　从这些课后习题里，我们可以了解陈达讲授该章时主要讨论的内容。这既反映了近代优生学对当时人口学等学科的影响，亦说明了人口学、社会学等学科也成为优生学传播的重要载体。

　　当然，在不同学科、不同编著者的作品中，他们对待优生学的态度是不一样的，但不管是支持还是反对，优生与遗传的问题倒确实是近代社会学、人口学、心理学等学科无法回避的问题[2]。对它不同层次、不同范围的讨论，都促进了优生学在当时中国知识阶层中的广泛传播。

　　本章中笔者通过对西方优生学作品在中国的翻译、中国本土优生学书籍的出版、报刊杂志上的优生学知识、生物学教材中的优生学内容等几方面讨论了优生学在近代中国的存在形态，这些存在形态也反映了优生学通过报刊、书籍、学校教育等方式在近代中国的广泛传播。当然，除了这些传播方式之外，还有公开演讲、讨论会、医学机构和妇婴保健机构的临床指导等多种。1920 年成立的北京社会实进会就曾邀请过高厚德（Dr. Galt）作"优生学与社会进步"的演讲[3]，1930 年北平师范大学邀请美国尼登博士（J. G. Needham）开了一门公共讲演的课程《人类生物学》，其中涉及不少优生学知识[4]。优生学家潘光旦善于演讲在清华和西南联大是非常有名的，许多学生是听了他的演讲后才对优生学感兴趣的。清华大学学生王胜泉自承是因为听了潘光旦的讲演而转到社会学系，他说潘光旦曾教过《婚姻与家庭》课程，其中关于优生学的理论曾给他很大的震动，为此他又去选了生物系

---

[1] 陈达. 人口问题[M]. 上海：商务印书馆，1934：208 - 209.

[2] 如心理学家郭任远，虽认为优生的主张没有科学依据，但在他所著的高级中学教科书《社会学概论》中，仍然对优生学家的意见作了介绍。

[3] 郑振铎. 北京社会实进会纪事[J]. 人道（创刊号），1920 - 8 - 5.

[4] J. G. 尼登. 尼登博士演讲集——人类生物学[M]. 俞德浚，杜增瑞，译述. 上海：中国科学社，1930.

赵以柄教授的生理学课程。对优生学的充分了解使他在优生学受到广泛批判的时候也坚信"优生学是一门科学",后来 1980 年中央召开人口问题座谈会,他和陈道、张乐群等社会学家在会议第一天就提出了人口素质和优生问题[1]。

还有一种不容忽视的传播方式为宗教,1920 年武昌进化书社曾发行过一本《中华婚姻鉴》,从遗传与优生的角度对人们的择偶、婚姻问题提出许多指导意见。这本书的作者为黄冈耶教人士殷子衡,为此书作序跋的又有熊十力、宛思说[2]、张清和、张祖绅等多位学者[3],这说明优生的基本主张得到了这些宗教人士的认同,他们在传教过程中未必不宣传这些优生的意见。同样近代的佛教著名人士中也有提倡优生学者,如印光大师所持的"家庭的佛教"主张就常以优生学来讲道,释宗麟在所著《佛教优生学》说:"印光大师最提倡优生学,什么叫做优生学呢? 优生学亦名善种学,亦称人种改良学,就是根据遗传律,产生精神身体都尽美尽善的子孙。[4]"

这种宗教人士所理解的优生学,多是把遗传优生的知识与他们的教义整合在一起,希望这种知识可以起一种教化人心、改良社会的作用,经过他们整合后的优生学从科学上来说虽有不确之处,但也不妨是一种重要的传播途径。而且这种传播有时候是直接面对社会底层的人群,可能比书本、杂志上的优生学拥有更多的受众。

[1] 潘乃穆等编. 中和位育——潘光旦百年诞辰纪念[M]. 北京:中国人民大学出版社,1999:223.
[2] 序中署名为宛思说,疑为当时著名报人宛思演,亦为湖北黄梅人,然无旁证。
[3] 殷子衡. 中华婚姻鉴[M]. 武昌:武昌进化书社,1920.
[4] 释宗麟. 佛教优生学[C]//逢甲大学,2003 年佛学与人生学术研讨会——佛法、科学与生命教育,2003 - 10 - 25/26.

第 3 章
优生学与中国近代的婚姻观、恋爱观

由于中国近代社会的特殊境遇，中国没有能力在政府的指导下推行如美国、德国、日本的优生政策和优生运动。因而除了伴随着有限的节育运动实行了一些医学上的优生措施和新的民法中有了与优生相关的少数婚姻条款外，优生学主要存在于文字的宣传和讨论中。但是优生学在中国近代社会的广泛传播，也有效地改变了近代中国人，特别是一些知识分子的婚姻和家庭观念。民国时期著名的《妇女杂志》就在第 9 卷第 11 号出了专门的一期"配偶选择号"，组文讨论配偶选择的问题，其中第一篇"配偶选择的价值"中，作者乔峰（周建人）就将配偶选择与达尔文的自然选择联系在一起，认为配偶选择是一种人为选择，同样有进化的积极意义[1]。其他诸篇文字中讨论到配偶选择时，也多有论及遗传及优生问题的[2]。1923年沈钧儒著《家庭新论》时就指出优生学的传播可以使人明白人生三个方面的义务：

（一）可以知道生殖细胞和身体间的关系，是一种营养关系，吾人实有整理自己生活的必要。此从优生学上观念发生，对于自体应守的第一义务。（二）小儿得自遗传所赐，两性负绝对平均的责任，无一方可以幸免，则吾人当知结婚关系的重大，须为尽力于结婚以前种种研究和已

〔1〕 乔峰. 配偶选择的价值［J］. 妇女杂志，1923，9（11）：2-6.
〔2〕 比较有趣的是该期除刊发许多讨论配偶选择的文章外，还登载了蔡元培与周养浩，郑振铎与高君箴两对新婚夫妇的结婚照片，未知是否有特别意义。

婚以后(避妊)种种研究的事。此从优生学上观念发生,对于两性结合应守的第二义务。(三)后天特征虽不能直接侵入遗传,而以母体和儿体生理尤为密切之故,其结果危险终不可避,则吾人当知两性平时须常以勿妨碍第三者健康为目的,有注意行为嗜好与胎教等等的必要。此从优生学上观念发生,对于儿童和人类前途应守的第三义务[1]。

沈钧儒希望优生学所能产生的这些作用在近代中国是否实现了呢? 在本章中笔者将首先通过一些案例和文献的分析,来具体讨论优生学对中国近代知识分子择偶与恋爱观念的影响。

3.1　优生的择偶观及其伦理[2]

古人讲究门当户对,讲究同姓不婚、良贱不婚,所注意的便是择偶这一环节,但他们只知其然,不知其所以然。近代孟德尔的遗传学揭示了父母双方所传递给后代的遗传物质在决定子女的各种性状时起着决定性的作用,高尔顿、皮尔逊的生物统计学也揭示了子女对父母及其他亲属的性状继承的规律。所以在近代优生学的几乎所有著作中,择偶都被看作是优生最重要的环节。

中国近代从优生学角度对择偶问题的讨论存在于介绍优生学的多种专业书籍和文章中,这些优生学作品既作为一种专业的材料被研究、学习和讨论,在社会上也作为一种婚姻指导书或"恋爱宝鉴"被普遍地阅读。下面笔者以《善恶家族》一书在中国的翻译和阅读情况为例来分析一下它对近代中国知识分子择偶观的影响。

《善恶家族》一书的原名是 *The Kallikak Family: A Study in the Heredity of Feeblemindedness*,在美国初版于 1912 年。在书中,作者高达德(H. H. Goddard,也曾被译为郭达德、高大德等)通过对一个被鄙称为柯克里克(Kallikak)[3]的家族的家系分析而说明低能(feeblemindedness)是一

---

〔1〕　沈钧儒. 沈钧儒文集[M]. 北京:人民出版社,1994:155.
〔2〕　本节的主要内容笔者曾以《优生学与中国近代精英主义婚姻伦理观——从〈善恶家族〉一书翻译之婚姻故事说起》为题发表于《中国科技史杂志》第 28 卷,2007 年第 1 期。
〔3〕　Kallikak,也有译作喝里柯克、加里加克等音译名词的,不是这个家族的真姓氏,而是高达德借用希腊文"好"和"劣"两字的英文拼音而造出来的,直译为英文就是 good-bad。

种隐性的遗传性状。一个被称为 Martin Kallikak 的人在美国内战前同一个低能的酒吧女孩结婚，这对配偶被跟踪查到的480名后裔其智力都低于正常水平，且多有酗酒、精神失常、妓女、犯罪等社会不良者。后来这个人又同一个好的贵格会教友女孩结婚，他们的后裔中被查到的496名全部都具有正常的智力，且多有医生、律师、法官、作家等"社会价值较高"的人士。这项研究与当年美国达德格尔(R. L. Dugale)的《朱克斯家族》(*The Jukes*)、美国温济普(Dr. Winship)的《爱德华家族》(*J. Edwards Family*)等一起成为继英国高尔顿(F. Galton)天才遗传之后研究家系遗传的优生学代表之作。这些研究作品通过中国当时一些优生学者译著的引用陆续为国人所知，大学的遗传学、人口学教材中也普遍引述了这些家系研究的事例。

3.1.1　由《善恶家族》翻译而引起的婚姻故事

1934年，由黄素封和林洁娘合译的中文版《善恶家族》由上海开明书局出版发行。从书的序言和跋语中我们知道这一译著背后尚有一段迷人的爱情故事。且看译者之一的林洁娘所写的跋语：

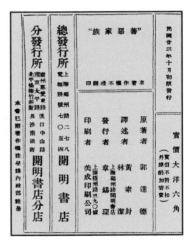

图3.1　1934年版《善恶家族》

　　1930年3月3日，那时我是个初中二年级的小学生，年纪只满十五岁……校长龚道熙先生在揭示处贴起一张布告，说请黄素封先生演讲"成功之先天及后天的需要条件"。啊！"成功"，"又有条件的"，"还有先天和后天"。大家立刻乱轰轰地讨论起来……黄先生说话的声音很大，他演讲时又夹杂着许多动人的故事……尤其是他述说"善恶家族"的时候，他说道："和低能者结婚，散下了低能的后代，是人生最大的失败，是一种万劫不赎的罪恶"的时候，大家的精神就完全跟着他去了。

　　我听过这篇演说以后，心中便觉得"善恶家族"的故事，含着很大的意义，我的脑海中也深深深藏着个无穷的愉快和希望。愉快什么？愉快的是黄先生今天指给我一条做人的大路。希望什么？希望任何人对于将来的人类要尽一部分改善的责任[1]。

这两位合译者的相识就缘于这一次优生学的讲演,译者之一的林洁娘,在还是一位初中二年级学生的时候,就倾倒于黄素封的演讲,并对黄所讲述的"善恶家族"念念不忘。她说:"黄先生的这篇演说稿,整整在我的心中盘旋了一两年。"两年后她在黄素封的帮助下致力于《善恶家族》一书的翻译,作为一个在海外(爪哇直葛)学国语的中学生(国语对她算是外国语,她的家庭说马来话),用汉语翻译这本书是非常困难的,虽然初稿是林洁娘所译,但被黄素封翻来复去地改了许多次,两个人就在这样的合作中建立了甜蜜的感情[2]。

此书首版是在 1934 年,1935 年黄素封将此书重加刊印,作为两人联姻的纪念册。比较特殊的是,在此书的封三上还印上了两人的结婚登记证书。

为此书作序的牛惠生是黄素封的师母,她在序中言道:"素封知国运之否泰,系于人种之优劣,而人种之优劣,又造端乎夫妇也,乃以此刊为结合纪念,于此可见其识见之独到。""余深慕素封、洁娘二君学行高超,而又志同道合,切磋之余,进而互订白首,行见千百年后,夫考其家乘,必有如书中爱氏夫妇[3]后裔,悉为邦国之秀,可断言也。"

这个由《善恶家族》的翻译而引起的婚恋故事,引起了笔者的兴趣。这种兴趣不在于故事本身,而在于《善恶家族》这样一本优生学书籍在当时的中国产生的影响。笔者想知道:这样两个非专业的优生学爱好者,他们翻译此书的目的到底是什么呢? 在他们的心目中,优生学是一种什么样的科学呢? 他们借《善恶家族》这样一本优生学作品而产生的联姻,是否暗示了那个时代一些知识分子特殊的婚姻观念呢?

《善恶家族》是一本研究低能遗传的优生学或遗传学的作品。所谓低能,在当时是用来指称一系列范围广泛的神经功能缺陷以及具有异常社会行为倾向的概念[4]。高达德通过他在美国维英兰城迟钝和低能儿童教养

---

[1] H. H. 高达德. 低能遗传之研究——善恶家族[M]. 黄素封,林洁娘,译. 上海:开明书局,1935:169 - 170.
[2] 黄素封(1904—1960)毕业于金陵大学,对化学及化学史有较深入的研究,曾在印尼创办过许多学校,著译颇丰,多为自然科学史及科普教材类。
[3] 指美国温济普(Dr. Winship)所研究的《爱德华家族》,其家后裔多"有用之人才"。
[4] J. D. Kevles. In the Name of Eugenics—Genetics and the Uses of Human Heredity[M]. Cambridge:Harvard University Press,1995:78.

院对低能儿童及其家系的长期研究而证明低能是一种遵循孟德尔分离规律的隐性性状。据人口学家陈达在 1934 年出版的《人口问题》一书中的介绍，高达德还在《低能》(Feeblemindness)一书中，研究了 327 个谱系而得到这样的一个结论：44％的家庭，每家有一个低能的父亲或母亲，至于其余的，至少有 13％的家庭，其父或其母可以认为低能者[1]。把这样的一本书译到当时的中国，译者的意图可见之于林洁娘的跋语：

> 这本书与其说是一本生物科学，不如说它是一本教育或心理；与其说它是教育心理，不如说它是善书，更不如说是一本"恋爱宝鉴"或"结婚指南"。要知道人类最大的罪恶，乃是把人类弄得退化了，人类最高的宗教，是在昌旺未来的种族！ 结婚的审慎与否，便是未来的种族的良莠的一个大关键[2]。

现在我们知道智力的形成是一个复杂的多因素相互作用的结果，高达德所研究的"低能"是一类由于多种不同原因而产生的性状，虽然有的具有一定的遗传性，却不可能严格遵守孟德尔的遗传规律。但在当时的遗传学发展水平上，高达德的研究有详细的调查数据，有具体的家系性状遗传分析，尽管不算精确，也可以说是体现了当时"生物科学"的一般要求，译者把它界定为一个研究智力遗传的生物学作品应该是没有问题的。

说这本书是"教育或心理"学的作品，倒也能说得过去，因为作者高达德是美国著名心理学家霍尔(G. S. Hall，1844—1924)的学生，他还是当时首先介绍比纳的智力测验到美国来的学者，从 1908 年开始，他应用比纳的量表测验美国的低能儿，并在 1910 年编成一个修正的量表，他对低能的鉴定及分型主要是根据 IQ 的测量结果而确定的。智力、能力本身就是心理学、教育学传统的研究对象，高达德这部研究低能遗传的作品被归之于心理学也是可以接受的。

只是把它当成了"善书"，那它可就具有伦理学的意义了，再说它是一本"恋爱宝鉴"和"结婚指南"则更是体现其对婚姻实践的指导价值了。

---

〔1〕 陈达. 人口问题[M]. 上海：商务印书馆，1934：202.
〔2〕 H. H. 高达德. 低能遗传之研究——善恶家族[M]. 黄素封，林洁娘，译. 上海：开明书局，1935：183-184.

3.1.2 《善恶家族》何以是一本"善书"——优生与婚姻的伦理学

早在 19 世纪末,赫胥黎就在他著名的《进化论与伦理学》中批评斯宾塞所持的具有进步主义倾向的进化伦理学的谬误,提出自然进化的法则与伦理的原则恰恰相反。可是 1896 年严复在把这本书译为《天演论》时,除了在正文部分介绍赫胥黎的意见之外,在注语中却把受赫胥黎批评的斯宾塞的观点大面积地介绍给中国的读者。雷颐称之为"有心的误译"[1],这种"有心的误译"及其在近代中国产生的深远影响正说明了当时国人接受本来是一种自然科学理论的进化论的方式和水平。他们对"优胜劣汰"、"适者生存"这种简单口号式的进化观念是容易理解和相信的,而对于进化本身的复杂性以及达尔文作品中深刻而丰富的生物学思想却没有多少人进行深入的研究和探讨。当他们把"优"、"劣"、"适者"、"不适者"这类具有价值判断的概念运用于人类社会时,必然会体现出浓厚的伦理学色彩。

当以进化论与遗传学为理论基础的优生学被介绍到中国时,国人理解这个学科时所持的伦理学倾向是非常明显的。在陈长蘅与周建人 1923 年合著的《进化论与善种学》[2]一书中,陈长蘅就把"善恶"这样的伦理学概念与进化论中所讨论的"适应"概念联系在一起,他说:

> 吾人试细察天演界中,善者虽不必尽适于生存,而实较恶者生存之机会为多;设以世界十万最文明人,与十万最野蛮人,使各自为生,则后者之死亡率必较高,其群亦必早归消灭,可无疑义。又吾人试披阅人类历史,将见世界中许多劣弱或退化之民族或已完全灭尽,或次第辗转消沉,以归于尽,优强之族,起而代为之生存,此又一证也。又如欧美诸邦,善多于恶,吾国社会,恶多于善,欧美诸邦亦较适于生存,非又一证乎[3]?

周建人亦接着他的话说:

> 人生的观念本随着科学知识改变,自进化论发达以来,不但人类的历史须重新写过,便是道德标准也变了方向,由遗传的研究而建立起善

---

[1] 雷颐.天演百年——严译《天演论》出版百年纪念[N].南方周末,1998-11-27.
[2] 优生学(eugenics)在当初被译入我国时,常被译为"人种改良学"、"善种学"、"淑种学"、"哲嗣学"等,这样的译名同样体现出伦理的含义。
[3] 陈长蘅,周建人.进化论与善种学[M].上海:商务印书馆,1923:3-4.

种学，这也是自然而然的道理。

　　善种学的用意，无非要想从根本上救济人种的堕落，用和平的方法来维持好种，禁止劣种，免得到了堕落之后，再行剧烈的自然选择[1]。

对优生学这种伦理学意义的认识，同样反映在 1929 年华汝成所著的科普读物《优生学ABC》中，他在序言中先是论述了中国传统的性善论、性恶论、无分善恶论，然后引出优生学对这个问题的理解：

　　人的天性，既天然有优劣的不同，那么天性是优良的，当然容易训练为优良

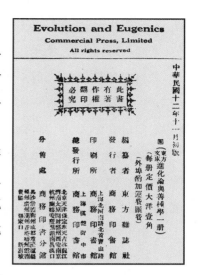

图 3.2　陈长蘅与周建人《进化论与善种学》

的人。反之，天性不优良的人，虽经十分的训练，也难造就起来。所以人的天性是基本，教育是一种补助品，我们要使人群优化，那么非把人性改良不可。现在我们知道人性是遗传的，所以要使人性优化，非根据遗传学的原理去发展优良的性质，消灭恶劣的性质不可。优生学就是专门去研究为什么和怎么样，去发展优良人种和消灭恶劣人种的学问。

　　现代的世界，表面似乎日有进步，其实危机四伏，前途难抱乐观，试研究人类不能真实上进的原因，就是因为恶劣的人种日渐发达，优良的分子反渐减少的缘故。我们要防止人类的劣化，使人类的前途大放光明，除了应用优生学的原理去实施优生法不可[2]。

不仅优生学在当时学者的心目中具有伦理的意义，同时人的道德评价在一些对生物学一知半解的人心中也有了遗传学的根据。丁福保在其所编的《结婚与优生学》中称"意气用事及成见太深之人，皆一种遗传之精神病也"，"有隐伏此种病症之人，若与一团和气毫无我执之通品人结婚，则所生子女皆非意气用事、成见太深者，因其遗传因子已处于劣势地位也"[3]。聂其杰在为胡宣明、杭海 1919 年翻译出版的《婚姻哲嗣学》作序时称："不仅饮

〔1〕　陈长蘅，周建人.进化论与善种学[M].上海：商务印书馆，1923：61-63.
〔2〕　华汝成.优生学ABC[M].上海：世界书局，1929.
〔3〕　丁福保.结婚与优生学[M].上海：医学书局，1940：89-90.

博小人、市井无赖、知识愚昧、性情乖僻者"为"脑弱之遗传",并且"营私害公、见近利而忘远害、逞小忿而乱大谋者皆有脑弱之遗传",更称"窃权卖国者、贪利忘义者、诱惑当前不能自决者,都为脑弱之遗传也"〔1〕。此处之"脑弱",当由 feeblemindedness 一词译来,不过"脑弱者"如果真能具有上述"营私害公、窃权卖国"的特点,那么就和"低能"不大容易挂上钩了。

既然优生学在当时体现出如此重要的道德意义,那么《善恶家族》一书的译者把这本书理解为一本"善书"那就一点也不值得奇怪了。这样的"善"就是自诩为优秀的人不要和低能的人结婚,也最好让那些低能的人不要产生出他们的后代来,免得造成人种的衰退。林洁娘在跋语中这样说:

　　我个人也觉得人生最大的罪恶就是散下了许许多多不但不健康,而又是低能的、朦胧的〔2〕、白痴的或残疾的牛儿猪孙的后代。所以我们对于结婚这个问题更应该格外注意,不要盲目,青年男女在选择夫妻时要看清楚对方的性情是否高尚洁白,能力是否雄厚独立,身体是否健康结实,更应该进一步的考察目的人物的家系和身心状态……

　　如果每个小孩子都没有好的遗传,不能得到生活的趣味,那是人生最可耻的啊!但是有许多真可怜的孩子,他们生下来确已接受了不利的遗传,如低能、朦胧,还有肺痨病或别种病症的毒害,等他长大时,还是逼迫他们去和强健优良的同辈竞争,叫他们如何不失败。有的接受了祖上的根性太坏了,一见了天日,就向着犯罪作恶的路上走,这是什么景象!光明美丽的世界,被他们糟蹋透了〔3〕!

善恶这样的道德价值评判就这样与低能、贫、病、犯罪者及其婚育联系到一起来了。本来从生物学上讲,有低能等性状的人,最多可以算成是一种"不适者",有适应社会的障碍,可是一旦他们结婚生育,留下遗传上有问题的后代,在优生学家及优生学信奉者的眼中那可就是贻害于社会,具有"恶"的性质了,是他们不愿看到的。陈长蘅在这个问题上充分发展了达尔文的

〔1〕　C. B. Davenport. 婚姻哲嗣学[M]. 胡宣明,杭海,译. 上海:商务印书馆,1919.
〔2〕　朦胧(moron)指智商停滞在 8 岁至 12 岁水平的人,高达德把低能(feeblemindedness)分为三个等级,即白痴(idiot)、愚笨(imbecile)和朦胧(moron)。Moron 是高达德从希腊语中取来,相当于英语的 dull 和 stupid,笔者以为相当于汉语中的迟钝。
〔3〕　H. H. 高达德. 低能遗传之研究——善恶家族[M]. 黄素封,林洁娘,译. 上海:开明书局,1935:181-182.

进化论,他把宇宙之进化分为两种:天演之进化(natural evolution)与人演之进化(human evolution or progress),并称:

> 天演以"适"为主要,"善"为次要,人演则谓"适"固重要,"善"尤重要。天演于"善"者以较多之机会,"恶"者以较少之机会,人演则更进一步着想,谓"善"者宜次第代"恶"者而生存,故谓人类宜设种种方法,使人演界中之"适"者尽为"善"者,"善"者尽为"适"者[1]。

这种所谓的"人演之进化",就是优生或优境的方法,创造一种社会制度或社会环境,以实现"善"者尽为"适"者的目的。但是许多优生学的批评者都提出,这种理想化的实现"优生"的社会是很难建立的。不要说谁是"善"者,谁是"劣"者难以区别难以判断,就是这操择优汰劣的权利的判定者也难以确定。从基本的伦理要求来看,每个人都有生存和繁衍的权利,主观去决定谁优谁劣会引起很大的麻烦。个人品质之优与劣、进化之适与不适、伦理上的善与恶,这三组概念本没有必然的联系,陈长蘅等人用一种"优生的伦理"把它们联系在一起,他们所持的观点,正与赫胥黎所批评的斯宾塞的观点相同。

1937 年,潘光旦带着一批清华大学的逃难学生在长沙组建了一个临时大学(后移昆明,为西南联合大学),前方正在急战,一部分有志的大学青年要求投笔从戎。可是当时一位高级军事长官到校演讲,却劝学生安心向学。他意思是,国家士兵的来源不虞缺乏,平时社会上游手好闲、不务正业的分子极多,这时候国家有事,正应把他们送出去效力,无论如何还轮不到大学的青年。当时在场的优生学家潘光旦虽觉其说得"过于露骨",却也是"中心首肯"的[2]。

这个例子所要说明的就是,所谓的优生,所谓的"人演"的主张,都反映了不同社会阶层在社会中的博弈,这种博弈有时候是一种生存机会的博弈,有时候是一种生殖与繁衍机会的博弈。伦理上的说法,不过是为某种主张或制度找一个好听的借口而已。

---

[1]　陈长蘅,周建人.进化论与善种学[M].上海:商务印书馆,1923:7-8.
[2]　潘光旦.《优生原理》注释[C]//潘乃穆,潘乃和.潘光旦文集(第 6 卷).北京:北京大学出版社,2000:411.

3.1.3   优生学对择偶的指导——作为"结婚指南"的《善恶家族》

优生学既有如许的伦理学意义,自应在社会上充分实践它的主张,最有效的优生学手段是对低能者实施绝育律,这一法律到 1923 年为止已在美国 15 个州通过(依然有效者有 9 个州,其他州经法庭认定不合宪法而废止),从 1907 年到 1921 年 1 月 1 日,美国已对低能、癫狂和怙恶者实施了 3 233 例男子断精管或割精囊、女子断卵管或割卵巢的手术[1]。《善恶家族》一书的译者和当时的许多中国人看来对此项法律是非常同意的,该书书后就特意附录了潘光旦 1923 年 10 月 21 日发表于《申报》的《合众国绝育律的现状》一文,此文在《申报・星期增刊》一发表,就被爪哇直葛华侨许汶泉译为白话,在一所华侨学校的揭示处贴出来。可是在 20 世纪 20、30 年代动乱的中国和南洋,要想靠政府来推行此种尚有争议的优生措施是根本不可能的,那么推行优生运动的方法则唯有宣传与教育一途。周建人在 1927 年与潘光旦讨论"中国的优生问题"时就以为:"现在对于积极方面所能行者,只有传播遗传学知识,灌输优生学的理想,使青年的恋爱选择中养成一个优生学的理想,并使他们都知道人种改良的重要性而已。[2]"对于个人和家族而言,优生的关键在于择偶和婚配,译者将《善恶家族》定位成"恋爱宝鉴"和"结婚指南"无疑有助于其目的之实现。所以林洁娘在跋中这样说:

> 我抱着无限的希望,诚恳地把本书译来献给祖国的遗传学家、教育家、心理学家,请求指教,更盼望我们的亲爱的少年朋友们,能细心看看,老年人看了也好,请他随时指导后辈青年,尤其是打算结婚的正忙于寻找爱人的朋友们,更需要看这本书。请记妥:一念之差会造成千古的恨事,再回头已是百年身!——人生最大的羞耻,莫过于生下许多亲眼看见的愚劣子女哟[3]!

牛惠生在该书的序言也这样说道:

> 《善恶家族》一书实为父母之宝鉴,为父母者不可不读,又为青年择配者之指南,故青年不可不读。语云"知己知彼,百战百胜",若为父母

---

〔1〕 潘光旦.合众国绝育律的现状[N].申报・星期增刊,1923 - 10 - 21.
〔2〕 潘乃穆,潘乃和.潘光旦文集(第 1 卷)[C].北京:北京大学出版社,1993:314.
〔3〕 H. H. 高达德.低能遗传之研究——善恶家族[M].黄素封,林洁娘,译.上海:开明书局,1935:183 - 184.

者能明了自己遗传性优劣之所在,自必知其子女身心缺陷之所由来,而改善其环境,以为后天之助,可免去许多不请之体罚与无谓之谴责矣。而青年择配者,果能循此原理,谨慎选择,亦可谋得优秀之裔胄……今之谈救国者,须注意于人民遗传性之优劣,譬之耘田,务去其稂莠,存其嘉禾。是以两性缔婚,宜至察体格品性为优生之保障,而尽救国之使命,使社会因我之婚姻而愈以进化,愈以发达。惜乎世之男女青年,因一时情感冲动贸然结合,而子孙蒙其祸者多矣[1]。

优生学对择偶所具有的指导意义,是为当时许多学者认识到并提倡的,陈寿凡在 1919 年译著的《人种改良学》中称:"人种改良学之关系,在于后世子孙,由斯学之根据,观之子孙身体对于疾病抵抗力之强弱,能否成长增殖,实系于婚姻之成败如何。[2]"刘雄在 1926 年所著的《遗传与优生》一书中亦言:

> 吾人由人种改良学见地,对于配偶选择极为重要,关于结婚应注意下列条件:1)欲得优良之子孙,必须体质最良之配偶;2)具有优良体质者,不可与体质恶劣者结婚;3)有病的倾向者,不可与同一病的倾向之人结婚。

> 总而言之,结婚当选择比较健康者为配偶,不然则其优良体质每被恶化,在于家族社会方面,均为罪恶,吾人对于恶种之蔓延,不可不尽力防之[3]。

潘光旦曾在 1927 年借主编《时事新报·学灯》之机,进行一次对于"中国之家庭问题"的问卷调查,其中有婚姻选择标准一项。调查结果显示,被调查者排在婚姻标准前三名的分别是"性情、健康、教育造诣或办事能力",与作为一个优生学家潘先生所提倡的优先选择标准前三项"家世清白、健康、相貌与体态"有很大差别。所谓"家世清白"指其"上代无恶疾,无癫狂,无低能,无犯罪行为或其倾向"。"家世清白"的标准不被被调查者重视,潘先生以为是他们对"清白"意义之不了解,他说:"不了解云者,指答案人对于生物

---

〔1〕 H. H. 高达德. 低能遗传之研究——善恶家族[M]. 黄素封, 林洁娘, 译. 上海: 开明书局, 1935: 序.
〔2〕 陈寿凡. 人种改良学[M]. 上海: 商务印书馆, 1919: 1-2.
〔3〕 刘雄. 遗传与优生[M]. 上海: 商务印书馆, 1926: 70-71.

遗传之原理,容有不习或几完全不知者,是则非答案人之咎,乃科学教育者之咎也。[1]"

麦惠庭1935年著《中国家庭改造问题》一书,书中所提出的择偶标准也与潘光旦几乎完全相同,即把遗传的优良、健康、美好的容貌和体格作为首选的三项。对于如何择配自审,他还提出间接调查法、直接访问法、观察法、试验法等几种方法,并制定了一个全面的"择配自审表",此表共13项、184条,且看前几项与优生相关者:

> 个人的历史:姓名、年龄、生日、籍贯、双亲均在否?父执何业?祖父母均在否?祖父执何业?他有几位兄弟?他的兄弟从事何业?他有几位姐妹?他的姐妹从事何业?

> 遗传的测验:他的祖父母有何特性?他的祖父母身上有何缺陷?他的父母有何特性?他的父母身上有何缺陷?他的祖父母和父母有无不道德的行为(如饮嫖赌吹癖等)?他的祖父母和父母有无犯罪的行为或其他倾向?他的祖父母和父母健康状况如何?

> 健康的测验:他平常的健康状况如何?他曾有何大病否?他是富有精神或易于疲倦?他每晚熟睡否?他的血液是否清洁?她的月经是调和、无程序,抑或停止?(专指妇女)……

> 容貌和体格的测验:他身长多少?他体重多少?他的体态正当否[2]?

此种调查所问及的与当事者父母与媒婆所要了解的事项差不多,这些东西看起来是优生学的,但也是常识的。当然对于其祖辈的身体缺陷、不良行为、健康状况大加关注,这恰恰是从遗传学角度考虑的,以前为子女婚姻做主的父母虽然可能注意到,但近代社会自由恋爱的当事人则大多没有这种眼光。

中国古代的婚姻主要由父母作主,它对于"家世清白"的要求也相当严格。旧时联姻要"查三代",就是要在"庚谱"上公开父亲、祖父、曾祖父的名字,以便查考,这一婚俗一直延续到民国时期,后来有的还公开母亲的名字。

---

[1] 潘乃穆,潘乃和.潘光旦文集(第1卷)[C].北京:北京大学出版社,1993:146-147.
[2] 麦惠庭.中国家庭改造问题[M].上海:商务印书馆,1935:162-167.

储敖生曾收集清末、民国时期多种订婚、结婚证书,在一张 1933 年由男方祖父刘兆宽开具的婚书上就公开了结婚人刘发科的曾祖父刘本春、祖父刘兆宽、父亲刘喜柄的名讳,另一张 1945 年由天津市社会局印制,由天津市市政府盖章颁发的订婚证书上,还开列出三代曾祖、祖父、父亲和母亲的名字[1]。

"查三代"的婚俗是从古代遗存到民国时期的,可以说是中国古代优生传统的一部分。此风俗虽随着自由恋爱、婚姻自主的风气而逐渐式微,但对人们的婚姻行为仍有长久的影响。储敖生还收集了一张非常特别的婚书,是 1947 年 9 月 20 日由山西省平定县县长签发的郭金玉和翟美堂的结婚证书,翟美堂所执的那一联上在"申请登记"一栏内还填有患"鼻中炎"一事[2]。未知是自己填上去的,还是登记人所填。这一份少见的婚书至少说明了当事人在结婚时对于健康问题的关注。

优生学本来就是一种应用的生物学,它的应用方法有积极与消极两类。积极的优生便是促进优质人口的增加,消极的优生便是减少人群中不良品质人口的比例,总的目标是提高整个国家或民族的人口素质。任何一个国家都会把提高国民的人口素质作为一种理想,只是在如何定义人口素质,以及如何具体实施优生措施方面会有不同的主张。从婚姻选择入手来对国民进行优生及人类遗传方面的教育本无可厚非,也是一种非激进的相对中和的方法。只是如果我们对当时的优生学及人类遗传学的科学基础进行分析便会明白,这里面却也有不少唐突的地方,而且优生学者所提倡之婚姻选择也有根本的矛盾与困难之处。

20 世纪上半叶,是遗传学快速发展的时期,惟其正处于一个发展的阶段,所以不少的研究成果有许多错误和不确切的地方。这些错误和不足在国外自然会有学者不断地予以更正和发展,但在科学研究不发达的中国,一种学说或研究成果引进以后,往往会被视为真理或宝鉴,难以受到公众的质疑。就高达德的这项低能研究成果《善恶家族》而言,不仅现在被发现有很多错误,就是在当时,也受到不少国外学者的怀疑。如他所定义的低能

---

[1]　储敖生.华夏婚书婚俗[M].天津:百花文艺出版社,2002:29-30,113-114.
[2]　储敖生.华夏婚书婚俗[M].天津:百花文艺出版社,2002:123.

(feeblemindedness)决不是一种独立的遗传性状,不同的低能者虽智力表现相同,但却有可能是由遗传、环境、病理等多种因素单独或相互作用而引起的,决不可能如高达德研究结果所显示的那样体现出严格的孟德尔分离规律。有些性状虽然表现出家族遗传的特点,但也有可能是由于家族成员生活在同一种环境下或具有相似的营养条件而造成的。如呆小病(cretinism)曾被当成是一种遗传的低能表现,后来才知道它是与人的甲状腺激素分泌有关,还与人对碘的摄入有很大关系。现在的研究也证明,孕妇或儿童早期的营养不良也会造成一个人成年后精神性失常比率的升高[1]。《善恶家族》的译者把这样一个科学上有争议的研究成果奉之为"恋爱宝鉴"和"结婚指南",这未免也有些不太慎重了。作为优生学家的潘光旦在宣传和提倡优生时倒是一再提醒大家的:"优生学发端未久,其研究成绩尚不多觌,其应否立即加入科学之林,尚是疑问。[2]"在 20 世纪 20、30 年代,英美等国的数量遗传学家围绕着绝育和隔离措施对低能遗传控制的有效性问题展开了广泛的研究和争论,并基本形成了这样的共识,即"普通人同样带有缺陷的基因,使他们有可能生下低能的子女,只有十分之一的低能者由低能的父母所生,倒有十分之九的低能者由正常的父母所生[3]"。

另外,优生学者推荐的婚姻选择方法也有根本的矛盾和困难,无需他们提醒,谁都愿意找一个各方面素质都不错的人作为结婚的对象,婚姻讲究门第和家世清白也是中外社会一贯的传统。潘光旦曾应昆明广播电台之约,在 1942 年 4 月 4 日的儿童节广播《新母教》一文,宣传婚姻选择的重要性,他说:"一个女子在结婚后想做一个好母亲,想实行新母教,第一要郑重的选择她的配偶,一定要选择一个家世清白、身体健康、品貌端正、智能优秀、情绪稳定、意志坚定的男人做配偶。[4]"这话说起来容易,做起来难。我们在自己的身边看看,符合这样好条件的对象能有多少呢? 即使有,好像总是有人捷足先登,据为己有了。难道没有了这样理想的对象,青年男女们只好选择

---

[1] Richard Neugebaner. 胎儿期营养不良造成精神障碍的证据与日俱增[J]. 美国医学会杂志中文版,2006(4): 250.
[2] 潘乃穆,潘乃和. 潘光旦文集(第 1 卷)[C]. 北京: 北京大学出版社,1993: 254.
[3] J. D. Kevles. In the Name of Eugenics—Genetics and the Uses of Human Heredity[M]. Cambridge: Harvard University Press,1995: 165.
[4] 潘光旦. 新母教[N]. 云南日报,1942 - 5 - 3.

独身吗？而这也是优生学家所不同意的。还有，从优生的逻辑上讲，每个人都应找一个比自己"品质优良"的人结婚，否则自己的血统必受牵累，可是如果对方也是这样考虑，那么岂不形成了一个谁也找不到对象、结不了婚的悖论！

尽管优生的择偶观有此悖论，却不影响优生学成为指导人们婚姻实践的重要知识。几乎所有近代出版的优生学书籍都把婚姻指导作为其作品写作与出版的目的，即使如李积新编辑、胡先骕校订，适用于"农业学校及师范农科作动植物育种教本或参考书之用"的《遗传学》也称其书可以"阐明其原理，解说其利弊，以便世之选妻择婿者有所备，则免于血族之衰败而共享健康家庭之乐"[1]。另外近代所出版的几乎所有的婚姻与生育指导书籍中也都含有对于优生学知识的介绍与讨论。王庚曾编一本《婚姻指导》，由大东书局出版，他在罗敦伟 1931 年所著《中国之婚姻问题》中刊登广告，广告中便称此书："根据优生学医学的真理，对于两性间的婚姻问题作深切的指导，趋重实际，不务空谈，青年男女必读。[2]"

由此看到，《善恶家族》等优生学作品不愧为近代中国"青年男女必读"的"恋爱宝鉴"和"结婚指南"。

3.1.4　优生学与精英主义的婚姻制度

孔子曰："君子之道，造端乎夫妇。"在中国传统社会中，围绕婚姻而产生复杂的社会关系，针对婚姻而形成数之不尽的伦理教条。在近代中国这样一个转型的社会中，这些婚姻伦理都面临着一个扬弃的问题，而西方科学的传入，特别是与婚姻相关的遗传学与优生学的传入，也促进了新的婚姻制度及婚姻伦理观念的形成。这种新的基于优生学原理的婚姻制度主要表现为对严重遗传病患者婚姻与生育权利的剥夺和遗传素质不同者之间婚姻的隔离。

陈顾远在其《中国婚姻史》中列出中国传统社会中的几种"婚姻故障问题"，有同姓不婚、尊卑不婚、宗妻不婚、中表不婚，及官民不婚、良贱不婚、僧

〔1〕 李积新.遗传学[M].上海：商务印书馆，1923：1.
〔2〕 罗敦伟.中国之婚姻问题[M].上海：大东书局，1931.

道不婚等项[1]。陈鹏在其《中国婚姻史稿》中也引述多方面史料对诸种婚姻限制的生理、宗法、伦理、迷信、政治等原因进行分析[2]。从社会学的角度来看，这些在不同历史时期的婚姻限制措施虽然不一定得到事实上的推行，但总是反映出各个时代人们的思想观念，以及那个时代的等级秩序及人与人之间复杂的社会关系。自遗传学、进化论以及作为它们的应用学科优生学传入，人们对人与人之间遗传学上的差异，及其对家庭生活和种族绵延的影响有了一定的认识，这种认识便促进了建立在优生学基础上新的婚姻限制观的形成。上述所引刘雄的建议"具有优良体质者，不可与体质恶劣者结婚"，陈长蘅在《中国人口论》中自拟的婚姻法条目"癫狂痴呆及有神经病者，不许结婚"不就是一种新的婚姻限制吗[3]？潘光旦所认为的择偶标准以"家世清白"为第一，《善恶家族》一书的译者所描述的与恶劣者结婚所可能导致的种种恶果都说明了对这种婚姻制度的提倡或赞同。

这种婚姻限制观多多少少还体现在近代中国所制订的婚姻法规之中，如1930年制定的《民法亲属篇·婚姻章》第976条有："婚姻当事人一方有下列情形之一者，他方得解除婚约：有重大不治之症者；存在花柳病或其他恶疾者"；第1052条有："夫妻一方，以他方有下列情形之一者为限，得向法院请求离婚：有不治之恶疾者；有重大不治之精神病者。"但对此项法律，潘光旦仍"深致不满"，以为未能体现出优生的价值，指出它对于品性不健全之当事者，"法律但知于事后取缔，而不知于事前防范"；对于"重大不治之症者"等项也太过含糊，难以操作；欧美先进各国对于低能都有严格的婚姻限制，但此法律却未"道及只字"[4]。相对而言，晋冀鲁豫边区政府在1942年制定的《晋冀鲁豫边区婚姻暂行条例》虽然对此类限制着笔不多，内容却很明确。其关于"结婚"的第十四条明确规定："凡有神经病（如白痴、疯癫等）、花柳病及遗传性之恶疾者不得结婚。[5]"

以上这些体现优生观念的与婚姻相关的法律条款，在1911年由清政府组织编定的，史称"第一次民草的"《大清民律草案》和1925年由北洋政府组

〔1〕 陈顾远.中国婚姻史[M].上海：商务印书馆,1936：131-140.
〔2〕 陈鹏.中国婚姻史稿[M].北京：中华书局,2005：391-491.
〔3〕 陈长蘅.中国人口论[M].上海：商务印书馆,1928：135-146.
〔4〕 潘乃穆,潘乃和.潘光旦文集(第2卷)[C].北京：北京大学出版社,1994：395-401.
〔5〕 储傲生.华夏婚书婚俗[M].天津：百花文艺出版社,2002：124.

织修订完成的,史称"第二次民草"的《民国民律草案》中,均无一点踪迹。这足以说明,1930 年制定的《民法亲属篇·婚姻章》和 1942 年制定的《晋冀鲁豫边区婚姻暂行条例》都是受到了近代优生学或遗传学的影响才增加这些条款的。1923 年山西曾发生过一起"东方玉箫撤销婚姻案",东方玉箫为一位三年级师范女生,曾被其父东方化许配给柴鲁之子柴庸福为妻,后来听说柴庸福"有精神病、不通人道"[1],遂提起诉讼,要求撤销婚姻。经太原中正地方审判厅判决:"婚约撤销、财礼返还。"但不管是原告、原告律师的诉状、原告辩护人的辩词,还是审判长的判决书,所述及撤销婚姻的理由都只是对方隐瞒病情、精神病会对妻子有意外伤害、不通人道无法同居等,而丝毫未提及这种婚姻可能对于后代的不良影响[2]。这可能是因为山西地方偏僻,涉案的人在 1923 年时还未接触到优生学、遗传学方面的知识,加上当时参照的法律和援引的判例中俱无限制精神病人结婚的条款。如果此案在 1930 年以后发生,那么判决起来就会更简单了,因为根据《民法亲属篇·婚姻章》,柴庸福这种精神病患者本身就在禁止结婚之列。

1942 年发生在甘肃庆阳地方法院的一个侯丁卯与侯张氏离婚纠纷案(陕甘宁边区高等法院民事判决书字第 29 号),体现了当时陕甘宁边区高等法院对结婚限制及相关离婚条件的认可。侯丁卯患严重疾病,神智不清,婚前隐瞒,婚后侯张氏始知。时经九年,医诊无效。侯张氏提出离婚。庆阳地方法院一审判决准予离婚,侯不服,又上诉至陕甘宁边区高等法院。边区高等法院认为:侯丁卯确为不识五以上之数(在庭上数六个凳子为八个),不晓自己之年岁(二十七岁说十岁),不识农时(说正月可以种谷粟子),更不知男女之乐(同床各睡,不省房事),神经错乱,傻而且有羊羔风不治之。侯张氏以其空有夫妻之名,不能享天伦之乐,坚主离婚,自属人情之常。判决准予离婚[3]。对这个案子的判决虽未涉及优生,但已体现近代婚姻法中对于当事人生理及心理健康的基本要求。

---

〔1〕 此案由康乃尔大学医科博士、中正地方审判厅鉴定人赵天放依法鉴定得出:"柴庸福神经组织不完,每分钟呼吸达于五百次以上,是血液循环亦大异常人,现在医术只能达于安静神经之程度,至于此项神经组织不完者,殊属无法治疗;再该柴庸福生殖器,年已二十五岁,仍如脐状,长一寸,直径三分,用两手按之增出五分之一,投以兴奋剂亦无奋发之状,是已失其作用。"
〔2〕 王新宇.民国时期婚姻法近代化研究[D].北京:中国政法大学,2005:134－142.
〔3〕 张世斌.陕甘宁边区高等法院史迹[M].西安:陕西人民出版社,2006:113.

相关婚姻的法律中之所以能够注意到优生的要求,可能与近代一些优生学的宣传者不停地呼吁有关。除上述所引刘雄、潘光旦等人的意见外,陈长蘅在《进化论与善种学》中建议:"凡有危险遗传疾病者,不应结婚","凡欲结婚者,须向官府取证书,婚礼应由注册官主之,注册官必以精明医士充之。""再设养济院,将有危险遗传病之男女(如癫狂神经软弱之类)分别管束,以人道待之,惟不许结姻传后再养育其类似之分子。[1]"丁福保要求:"国家亦宜制定法律,对于恶劣家系,实行生殖限制,对于低能者、有精神病者,皆不宜许其结婚,或者强制施行手术,使之不能生殖。[2]"张君俊在其《民族素质之改造》中认为:"国家若要实施这种控制手段,首先的动作,便是一般将结婚的当事人身体之检查,与心理之测验,这两项如能合格,便发给可婚证,青年男女领到可婚证,然后可以向对方求婚。[3]"

这里面最激进的当数 1920 年殷子衡在《中华婚姻鉴》中所规定的几种"结婚资格"。他称"身体不健全者,无结婚资格;无职业者,无结婚资格;品行恶劣者,无结婚资格"。而所谓"身体不健全者",包括"愚蠢者、脑力薄弱者、疯癫者、残废者、患传染病者、有肺痨病者、曾为嫖客娼妓者以及不能写普通书信与患各种疾病者[4]"。其他条件且不论其是非,只未知何以"不能写普通书信"者也无结婚资格?

除以上这些个人的呼吁外,一些研究团体或委员会也起草报告要求政府和社会关注优生问题。如1940年成立的国民政府社会部有一个下设的人口政策研究委员会,由大学教授、专家及政府人士等组成,陈长蘅、陈达、孙本文、潘光旦等社会学家俱是其中的成员。委员会昆明组于1941年3月28日至30日在陈达主持下召开会议,提出关于人口政策的四点建议中的第二条即为"关于社会立法,应增加或修改关于婚姻以及弱智与精神病的法律[5]"。委员会所归纳的"对于人口政策的总体观点与原则"亦为四个方面,其中第二条为"在人口品质方面,应提倡优生,消极的方法是要隔离身心有遗传缺陷的人,必要时令其绝育;积极的方法是鼓励身体健康、有才智的

〔1〕 陈长蘅,周建人.进化论与善种学[M].上海:商务印书馆,1923:13-18.
〔2〕 丁福保.结婚与优生学[M].上海:医学书局,1940:89-90.
〔3〕 张君俊.民族素质之改造[M].上海:商务印书馆,1943:151.
〔4〕 殷子衡.中华婚姻鉴[M].武昌:武昌进化社,1920:23.
〔5〕 陈达.浪迹十年[M].台北:文海出版社,1981:443.

人结婚，可能的话，婚前要有健康证明书。[1]"

　　优生的要求除体现在成文的法律和政策中之外，民国时期政府主导制定的一些"规范化"的婚姻礼仪也对此有所反映。如1943年10月3日，戴季陶在四川北碚，召集内政、教育、外交、礼乐馆、文官处及各界名流专家，专门讨论规范民国各种礼仪事宜，会后刊行了《北泉礼仪录》一书。书中对婚礼的规定就颇有与优生相关者：

　　　　1) 订婚。凡男女已届法定订婚年龄，同意缔结时，得择期订定婚约；订婚之约，应附男女双方世系表；男女订婚，须向父母预告，请求指导；婚约载三代之名氏。古者问名，但问女所出而已，此之不同，盖优生之意寓焉。

　　　　2) 请期。婚约既订，如一方拟定期结婚时，应以书帖商请对方同意；对方同意时，应具书答复。请期时应附体格检查证书[2]。

　　民国时期曾一度流行"集团结婚"，1942年11月1日，在各省举办集团结婚及制定有关规定的基础上，国民政府发布《集团结婚办法》，对集团结婚有关方面加以规定，其中与优生相关的有：

　　　　第四条，男女双方均应缴验合格医师所出之健康证明书，凡患有"花柳病、肺结核、精神病、麻风病及性器官尚未发育完全或有畸形不能矫正者，暂不发健康证明书"[3]。

　　上述的这些规定都涉及"健康证明书"、"体格检查证书"，这说明那时候已存在婚前检查这项工作，即使它还不是强制性的。1947年11月4日《申报》曾刊载过《婚前健康检查》一文，称上海市卫生局"近正计划在本市创设婚前健康检查，凡男女在结婚以前，均需向该所登记检查身体，若发现患有疾病者，则必须令其治愈后始能结婚，以免遭受其子孙云。[4]"

　　学者们以优生学的名义要求对低能等劣质人口进行婚姻限制，这一要求在一定程度上又为当时的民国政府所接受。这些建立在优生学基础之上

---

[1] Chen Ta. Population in Modern China[M]. Chicago: the University of Chicago Press, 1946: 75-77.

[2] 左玉河. 由"文明结婚"到"集团婚礼"——从婚姻仪式看民国婚俗的变化[M]//薛君度，刘志琴. 近代中国：社会生活与观念变迁. 北京：中国社会科学出版社，2001: 216-217.

[3] 左玉河. 由"文明结婚"到"集团婚礼"——从婚姻仪式看民国婚俗的变化[M]//薛君度，刘志琴. 近代中国：社会生活与观念变迁. 北京：中国社会科学出版社，2001: 230.

[4] 朱晋炜. 中国近代出生缺陷史料研究[J]. 中国生育健康杂志，2005(6): 360.

的婚姻制度之所以能够为当时精英人士所主导的社会认同,其原因除了他们反复陈述的在于改良种族,提高整个人口素质外,笔者以为其目的尚有两种,一是经济的,二是血统的。

从经济方面考虑,如果任由低能、癫狂者结婚繁衍,而生下了更多低能、癫狂的后代,则国家社会必然要花费更多的金钱用于建设养育院、救济院以收容安置他们,近代的中国人虽没有西方国家那么强烈的纳税人意识,却也明白,这笔钱会最终落到每一个人头上的。林洁娘在《善恶家族》之跋中这样说:

> 我们的国家,只看见身体的年龄够了,便允许他结婚,而他的智力不如一个五岁的孩子也不问,结果只让他们传下他们的劣性,来破坏我们的文化。国家无奈何,便向社会上的人征收重税,建筑感化院、监房、牢狱、病院、疯人院来安顿他们,来供给他们的衣食住行。表面上看来是"德政",是"王道",但细心一想,社会全体的牺牲是何等的重大啊[1]!

聂其杰在为《婚姻哲嗣学》所作的序言中引述美国的事例,说明"愚鲁者、偷盗者、残疾者、犯罪者"给美国带来的经济上的压力。他称:

> 济贫院、医疗院、养疯院,以及各种慈善事业,每年靡费达百千万金之巨,益以各机关办事人员,大都聪明贤智者流,终其身以服务于消极方面之事业,尤为可惜。假使人人皆谙哲嗣学之理,婚姻当而遗传良,则前此一切愚不肖之民,足为社会累者,日以渐减,而此项人才与经费概移之于积极方面之建设事业,则障碍尽除,幸福倍进。一反一正,两相比例,而国家社会之进步,不几一日千里耶[2]。

近代中国知识分子中颇有提倡独身主义者,这本是潘光旦等人从优生的角度上极力反对的。但如果独身的主张不是针对知识分子自己,而是针对遗传上所谓"恶劣者",则优生学家也不会反对。张祖绅在给殷子衡的《中华婚姻鉴》作跋语的时候说:

> 近读陈君独秀答莫芙卿君之言曰,以吾国今日经费状态,论宜盛行

---

〔1〕 H. H. 高达德. 低能遗传之研究——善恶家族[M]. 黄素封,林洁娘,译. 上海:开明书局,1935:181-182.
〔2〕 C. B. Davenport. 婚姻哲嗣学[M]. 胡宣明,杭海,译. 上海:商务印书馆,1919.

独身主义,因产业加增之率低于人口加增之率也。以脑力体力衰弱言之,宜励行择种留良之法,禁止恶劣分子之结婚,岂独早婚之应戒已哉!尤可与殷君之主张相表里也。足见关心国事者,对于人种改良问题,均取急进之趋向,视为刻不容缓[1]。

从血统方面考虑,一是怕差异的生育率导致人口中劣质比例的升高,就像经济学上的劣币驱逐良币理论所设想的那样,少数的优良人口会淹没在多数劣质人口的海洋中。因为在近代的社会中,逃避婚姻和倾向节育的总是那些被优生学家认同为优质人口的知识阶层,而被认同为人口品质处于中下层次的劳动阶层却未受到优生教育的影响,仍保持着多子多福的观念,这几乎是中国近代所有的优生学家都担心的。另外,只要有劣质人口及其遗传物质存在,那些自诩为具优良遗传品质的人就不能不担心,总有一天,自己的子孙会不小心找上这样具有显性或隐性遗传疾病的对象,那样优良而纯正的血统不免要被玷污了。最好的方法当然是防患于未然,一方面形成针对不同遗传品质阶层的婚姻隔离制度,另一方面对低能、癫狂等斩草除根,通过法律、教育等手段对他们的婚姻和生育进行种种限制,以达到所谓的纯净社会的目的。

在对近亲结婚这样一个问题上,近现代大多数人都以为近亲结婚是有害的,但潘光旦却从遗传与优生的原理上来分析,提出"近婚有弊亦有利"的主张。他的意见是:

> 近婚不特为恶劣品性发见之机缘,良善品性之发见,时亦彼为凭借。设婚姻者之胚质中有多量聪明才智之根源,则血缘婚姻不特无损,且可为聪明才智之保障,使聚而不散,蓄而不泄。

为了说明这一点,潘光旦还举法医 A. Voisin 之研究、埃及全盛时期多利买王朝极近密之血缘婚姻、达尔文家世、晋代王谢两姓之近亲婚姻等为证,说明近亲结婚在某些情况下有利于家族优良品性的遗传[2]。对于具有显性或隐性遗传病患者的婚姻,潘光旦是不赞成他们同遗传上优良品质的人群通婚的,而是建议:

---

[1] 殷子衡. 中华婚姻鉴[M]. 武昌:武昌进化书社,1920:55.
[2] 近期一些学者对于中国广西巴马和永福两个长寿之乡的调查发现,这两处的百岁老人多是近亲结婚的后代,他们的体内都发现具有一种特殊的"长寿基因"。

　　就理论及最近未来之社会政策而言,我辈殊不妨鼓励血缘婚姻。其产果良善者,维持之,培植之;其不善者若低能,癫痫之属,则隔离之,使不为婚姻生殖之事,如是提炼复提炼,则数世之后,我国之血种容有清明之望〔1〕。

1935 年著《中国家庭改造问题》的麦惠庭持有同样的主张,他说:

　　关于近亲或血族结婚,要注意下列几点：1) 近亲或血族结婚的利害,要以双方遗传的优劣为判断;2) 含有恶劣遗传质的近亲或血族结婚则有大害;3) 含有纯粹优良遗传质的近亲或血族结婚,则有优良的结果;4) 如果遗传性质极复杂,一方或双方遗传不明或有可疑虑的地方,则不可轻行近亲或血族结婚。

　　总之,血缘的远近对于婚姻的结果是没有妨碍的,并且优良分子近亲或血族结婚,更可以保存优良的品质,使聚而不散〔2〕。

　　也就是说,通过婚姻的隔离而形成优劣不同的两种血缘系统,对于优良者鼓励其相互通婚,并通过早婚、多育而增加后代。对于“低劣者”,则通过婚姻的限制而形成隔离,达到“提炼”和淘汰的目的。这种主张与潘光旦在近代常受批评的“门第主义”是一致的,也与陈顾远在研究中国古代婚姻史时所揭示的中国古代以阶级为标准的内婚制是相通的,这种内婚制是“凡遇阶级存在之场合,彼此不通婚姻,实为其主要鸿沟之一。故从阶级之标准言,以内婚制之采取为常也。此种阶级间之隔婚,或为良贱之关系,而以经济与政治之原因为主;或以士庶之关系,而以家望与世系之原因为主”〔3〕。

　　陈顾远所言的中国古代的内婚制是以阶级为标准的,近代优生学家所提倡的内婚制却是以遗传性状的优劣为标准的。这两者之间在优生学家的眼中是存在着一定程度相关性的,例如丁文江就曾批评过中国古代对于内婚的限制,说“近二十年来的研究,已经把这种学说(指近亲结婚有害),完全推翻”。他说中国长期对内婚限制的结果是:

　　拿中国上流社会的人,和别国上流社会的人比,我们的聪明体格德行,往往不如人家。拿我们的下流社会,和别国的下流社会比,不但不

〔1〕　潘乃穆,潘乃和. 潘光旦文集(第 1 卷)[C].北京：北京大学出版社,1993：171 - 176.
〔2〕　麦惠庭.中国家庭改造问题[M].上海：商务印书馆,1935：188 - 189.
〔3〕　陈顾远.中国婚姻史[M].上海：商务印书馆,1936：30.

比人家坏，而且似乎人家还不如我们。这种结果虽不能说全是禁止内婚的影响，然而性质比较相同的人，既然不能为婚，好种固然不容易保存他的好特性，坏种也不容易增加他的坏特性，自然使得一班人的程度，慢慢的相差不远了。

比较特别的是丁文江在新文化运动中对于中国娶妾制度的批评，也是根据优生学的原理，他以为批评娶妾制度：

> 要单拿"男女平等"、"一妻主义"来攻击他，都不是完全科学的主张。若是我们能够用统计的方法，证明妾生的儿子，大概都不如妻生的儿子；娶妾生子，不但借了他的肚皮，而且传了他的坏种；人哪一个不要他的子弟好？哪个肯张着眼睛来坏自己的种呢？

从性的角度，许多人说"妻不如妾"。何以丁文江却以为"妾不如妻"呢？据温文芳对晚清妾之地位及婚姻状况的研究，妾在晚清社会的来源，一是贫家，一是娼家，除了那些迫于饥寒，没有出路的贫苦人家，一般的父母轻易不会卖女为妾[1]。所以在丁文江等人的眼中，能够成为妾的女子的血统，无论在适应社会的能力上，还是在道德上，都是存在问题的。所以他说：

> 妾的父母，在社会上的价值，远不如妻的父母。第一他们没有经济独立的能力，所以才卖他子女。这并不是说穷人一定不如富人，然而一个人不能想法子养活他自己，同他的家族，由哲嗣学的眼光看起来，决计不是优秀分子。第二他们爱子女的心，也一定不如旁人，因为同一样的穷人，有的肯卖子女，有的不肯卖子女，肯卖子女的，必定是爱情薄弱，自私自利的人……由这样看起来，我们娶妾生子的制度，能使得不道德无能力的人的女儿，有传种的机会。不但单是传种，而且和有能力的人配合，使得他所生的子女，受一半劣种的遗传，岂不是于哲嗣学的目的，刚刚相反的么[2]？

不管是提倡门当户对的内婚（对传统婚姻制度的维持和发扬）还是对娶妾制度的反对（对传统婚姻制度的批评），优生学者的考虑都是从自己所属

〔1〕 温文芳. 晚清"妾"之地位及婚姻状况——以《申报》1899—1909 年"妾"之典型案例为中心[J].
　　　咸阳师范学院学报，2007(3)：55-57.
〔2〕 丁文江. 哲嗣学与谱牒[M]//洪晓斌. 丁文江学术文化随笔. 北京：中国青年出版社，2004：
　　　85-96.

的社会阶层利益出发的,希望其"优良"、"健康"的血统不受"低劣者"的污染或掺杂。这样的考虑显然具有精英主义的色彩[1],他们提倡的优生学标榜着以种族进步和提高人口素质为目的,从生物学上把那些被定义为低能的人群视为另类,并无视他们婚姻自由和生育的权利,所维护的正是自己所在的精英阶层及其子孙后代的利益。精英与非精英的区分,以前的划分标准是门第、种族和尊卑,可是在近代中国那个混乱的年代里,这些多少有点土崩瓦解了。而随着西方科学特别是优生学的传入,另一种"科学的"标准被建立起来,那就是遗传素质。遗传既不否认门第、种族和尊卑观念中的"合理"内涵,又特别把智力这一对知识阶层最有利的因素包括进来,并加以强调。

中国近代的知识分子,许多人对外是民族主义的,对内是精英主义的。这两种观念虽不是因优生学而起,优生学却是被充分地利用来培养这两种观念的形成。它们的表达方式,正如费孝通先生分析人与人的社会关系所认识到的那样,对外是强调利害关系,对内是强调善恶关系[2]。我们从《善恶家族》一书引入中国及其相关的故事中可以看到,尽管依据优生学而建立的婚姻制度在中国近代动乱不堪的年代并无得到政府支持而推行的可能,但知识阶层的婚姻观念依然由于优生学的广泛传播而受到了深远的影响。

3.2　优生的恋爱观

近代优生的择偶观要求一个人最好不要同患有遗传病或具有其他不良遗传性状的人结婚,免得自己贡献后代的那一半基因搭上了一艘破船,遗祸于子孙。但是从患有遗传病或遗传素质不佳的另一部分人来说,他们怎么理解和接受这种多少有点"歧视"的学理呢? 他们会为了优生的目的而甘愿放弃自己生育和结婚的权利吗? 毕竟,一个人一生中是否感到幸福与此有很大的关系。

应当说,没有充分为处于弱势群体的另一方考虑,是近代优生学表述中

---

[1]　相对于知识分子所属的精英阶层,在普通百姓的心目中倒是常有打破这种不同社会阶层婚姻隔离的希望,《天仙配》、《牛郎织女》这类的故事在民间广泛流传即是证据。
[2]　费孝通.乡土中国　生育制度[M].北京:北京大学出版社,1998:207.

最明显的一个特点,也是体现其精英主义色彩的最明显的表现,这也是后来它受到批评的最重要的一个原因。不过,从遗传病患者这一方来考虑优生问题的作品在中国近代倒也不是没有,白采的长诗《羸疾者的爱》便是一例。下面笔者就通过对这首诗的释读来分析遗传病的疾患者如何看待优生,优生思想对近代知识分子爱情观念的影响,以及优生学对中国近代文学艺术的影响等问题。

3.2.1　白采长诗《羸疾者的爱》中的优生观念

　　白采(1894—1926),笔名又称白吐凤,原名童汉章,字国华,江西高安人。在上海当过教员、编辑。1924 年写成著名长诗《羸疾者的爱》。有诗话《绝俗楼我辈语》、诗词集《绝俗楼诗词》和几部篇幅不大的小说传世。1925 年秋白采执教于上海江湾立达学园,1926 年初应聘到厦门集美学校农林部任教,暑假动身到沪杭一带漫游,刚到吴淞口即病逝于船上,只活到 33 岁。

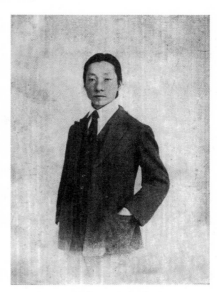

图 3.3　《绝俗楼我辈语》一书扉页中白采的照片

　　《羸疾者的爱》一诗中的爱情故事很简单,它分为四个部分,纯以对话形式写成。诗的第一部分是写一位青年偶然游历到一个桃花源般美丽的山村,与村长美丽的独生女产生了爱情,村长也愿意把女儿嫁给他。可是青年却直言谢绝了村长的好意,为什么呢? 原因是他认为自己是一个羸疾者,不配有结婚的资格。他对村长说:

　　　　这里山川的美丽;

　　　　这里主人的恩惠;

　　　　和你告诉我的关于伊的属意;

　　　　我都刻在心上。

　　　　但是我不能回答你所问的。

我是一个羸疾者。

诗的第二部分写他回到家里与母亲的一段对话，母亲对他拒绝了爱情不以为然，他却不仅说出了自己拒绝的理由，还把母亲和乳母一同埋怨：

你生我时已到了衰年。

记得有一次我散学归来，——

伏在你怀里不住的哭泣，

向你苦求着乳汁；

你解开干瘪的前襟，垂泪的安慰我。

你给了我散漫的智慧，

却没有给我够用的筋力；

你使我得着灵的扩张，

却没有与我补充灵的实质。

我以为这生活的两面，

我们所能实感着的，有时更有价值！

第三部分写他与一个少年伙伴的对话，他讲了自己的奇遇故事，面对着朋友的劝导，他再次表述了自己拒绝的理由，他说：

我正为了尊重爱，

所以不敢求爱；

我正为了爱伊，

所以不敢受伊的爱。

第四部分写那位美丽的孤女不远千里地来寻找他，孤女的爱情让人感动。可是这位固执的羸疾者最后还是拒绝了这份珍贵的爱情。他说：

你须向武士去找寻健全的人格；

你须向壮硕像婴儿一般的去认识纯真的美。

你莫接近狂人，会使你也变了病的心理；

我将再向我渺茫的前途；

我所做的，我决不反顾。

请决绝了我吧！

我将求得"毁灭"的完成，

偿足我羸弱者的缺憾[1]。

诗歌很长，难以一一具引，但从诗中明显可以读出优生学的味道，这一点当年朱自清就已指出[2]。1926 年他在《白采的诗》一文中评述道："作者的选材，多少是站在'优生'的立场上。'优生'的概念是早就有了的，但作者将它情意化了，比人更深入一层，便另有一番声色"[3]。我们来具体分析诗中的几个关键词，了解白采那个时代人们的优生观念。

3.2.1.1　羸疾

"羸疾"在当时指的是一种肺病，即肺结核。这一点《羸疾者的爱》中虽未注明，但可以找到几个方面的证据说明这一点。一是苏雪林在《中国二三十年代作家》中评析白采诗歌时就作出过这样的注解，她称"羸疾者：即肺病者，肺病在当时是视为无药可医的绝症的"[4]。

二是诗中对羸疾者的描述基本上符合肺结核的一些特征，如"如同枯蜡一般的脸子、神色现出异常的委靡"，"自己常觉得惴惴不安、无端想起的怔忡"，"你有了锢疾的心灵、容易发着高热"等语。

三是作者本人亦患此症，朱自清等人曾言，作者诗中的主人翁指的就是白采自己。叶圣陶在回忆文章《白采》中写初次见到的白采"颇白皙，躯干挺挺的使人羡慕"。可是 1925 年在上海立达学园门前第二次相见时"白采君不是前几年的模样了，变得消瘦，黝黑，干枯，说话带伤风的鼻音。后来知道他有吐血的病。[5]"在白采诗话遗著《绝俗楼我辈语》中，白采也言自己"尝羸疾，客中雇得乳佣"，还咏了三首香艳的诗以记此事[6]，大略当时有吃人奶可以疗肺病的说法，这应当比鲁迅小说《药》中人血馒头的说法要科学一些了。

肺结核是一种感染了结核杆菌的传染病，为什么它被看成是一种遗传

---

[1]　白吐凤.白采的诗——羸疾者的爱[M].上海：中华书局，1925：1 - 60.以下此节未注引部分皆出于此书。

[2]　白采的这首长诗，发表前就得到俞平伯、郭沫若等人很高的评价，白采死后，朱自清、俞平伯、叶圣陶等都有回忆和评价的文章。朱自清称它为中国长诗的压阵大将，俞平伯说读之"如逢佳丽"，苏雪林还称如白采不死，必可与徐志摩、朱湘等并驾齐驱，甚或超而上之。

[3]　朱自清.你我[M].上海：商务印书馆，1936：165.

[4]　苏雪林.中国二三十年代作家[M].台北：台北纯文学出版社，1983.

[5]　叶圣陶.白采[J].一般，1926(2).

[6]　白采.绝俗楼我辈语[M].上海：开明书店，1927：63 - 64.

的疾患呢? 它是否真的具有一定的遗传性呢? 对此,当时的优生学确有具体的分析。胡宣明、杭海所译达文波特的《婚姻哲嗣学》中说:

> 百病皆能死人,惟肺痨一端,在病死数目中,足据十分之一。据某名医之实验,谓常人肺中皆有痨病痕迹,意谓人人皆曾受痨菌之侵害也。而发症与否,则视其人之抵抗力何如。抵抗力之强弱,又视乎遗传之良否也。且所谓十分之一者,本按平均数而言,实则一家数口死于痨病者有之,而千数百家族中无一人死于痨病者亦有之,尤足见遗传上之关系。是故两家有痨病者,断不可彼此缔婚也[1]。

也就是说,人人都有感染痨菌(结核杆菌)的机会,为什么有的人患病,而有人的却无事呢? 原来人与人对病菌的抵抗力是不一样的,疾病虽然不是遗传病,但对病菌的抵抗力或易感性却是遗传的。人口学家陈达1934年所著《人口问题》一书中论及"疾病倾向的遗传"问题时,也以肺病为例,他说:

> 易感性的遗传,是比较容易证明的。即以肺病论:设有甲乙两人,甲的父母有肺病,甲的生殖细胞内即含有缺陷,甲对于肺病的传染即有感受性。乙的父母没有肺病,乙对于肺病的抵抗力就较强。因此甲乙两人如在同一环境之下,与患肺病者接触,甲可染肺病,乙则否;或甲染肺病后,病情严重,不久即死;乙则得病较轻,不久即愈[2]。

乙的父母没有肺病,乙对于肺病的抵抗力未必就较强,除此处论述略有不周之外,总体而言,陈达对于肺病感受性遗传的分析还是正确的。后来潘光旦在所著《优生原理》中也曾以结核病为例来讨论传染病与死亡选择之间的关系,所持的观点也是这样,而其论述更为具体和翔实[3]。

肺病的感受性既有如此的遗传特点,那么白采诗中的"羸疾"者宁愿独自承担痛苦,而不愿遗祸于后代的选择还是比较负责任的。

据陆汉文从《中华民国统计提要》统计得出的人口死亡数据,1931—1935年间上海、北平、天津、青岛、杭州、南京、汉口、广州等八个城市人口死亡原因中位于前五位的分别是老衰及中风、抽风疹、肺痨、其他痨病、呼吸道

〔1〕 达文波特.婚姻哲嗣学[M].胡宣明,杭海,译.上海:商务印书馆,1919:89.
〔2〕 陈达.人口问题[M].上海:商务印书馆,1934:203.
〔3〕 潘乃穆,潘乃和.潘光旦文集(第6卷)[C].北京:北京大学出版社,2000:342-344.

疾病,肺痨位于第三,死亡率达 9.4%。另据卜凯(J. L. Buck)的调查,同期中国农村人口死亡的最重要原因是天花、痢疾、伤寒、肺痨、霍乱[1]。这都说明了肺病在近代中国的患病率及死亡率是非常高的。即使不用精确的统计数据,我们从近代文学作品特别频繁地出现这种病症也可以看到它对人们的生活产生非常重要的影响。除了白采的诗之外,笔者还注意到作家林海音笔下的肺病与婚姻之间的故事。

林海音(1918—2001),原籍台湾,民国时期北平《世界日报》记者、编辑,主跑妇女新闻,1948 年回台湾。20 世纪 50 年代在台湾开始创作小说,她的《城南旧事》因为 1982 年被上海电影制片厂搬上荧幕而为大陆观众所熟悉。在《城南旧事》小说集中还有一篇自传体的《婚姻的故事》,讲述了作者 20 世纪 30、40 年代身边所发生的一些婚姻与爱情故事,其中最少有两个婚姻悲剧与肺病有关。一是作者丈夫的三哥和三嫂,两个人是父母包办的婚姻,可是三哥因为患上了肺病而对结婚不感兴趣,在结婚的那天早晨都不肯理发。三嫂结婚以后,也对新郎全无感情,不肯服侍汤药,常常回娘家去,并与其表弟有了恋情。后来三哥因肺病而死。

作者叙述了这个由于不情愿的婚姻而引发的悲剧故事,她感叹道:

> 我忽然想,三哥是肺病死的,他为什么不想结婚? 可能他对自己身体的情形很明了,而父母之命又不能不遵从,虽然是个大学生,而且外面的新潮流也是已被许多家庭接受了,但这个家庭还是显得缓慢些。

另一个故事是关于她的同事怡姐,怡姐的未婚夫也是肺病,为了新郎病好,想通过结婚来冲喜,结果婚后才一个月丈夫便去世了,怡姐到老都还是个姑娘。与上一个故事不同的是,怡姐却是深爱着她的新郎的,文中有这样的一节对话:

> "怡姐,如果你在婚前知道他病重了,还愿意同他结婚吗?"我总是想探测人心的深处。
>
> "我并不是不知道。"
>
> "那怎么不反抗呢?"

---

[1] 陆汉文.民国时期城市居民的生活和现代性(1928—1937)——基于社会统计的计量研究[D].武汉:华中师范大学,2002:57.

"我愿意他好起来。"

"难道你没有医学常识？"

"但这是一种宗教般的舍己精神。"

"那么你结婚以后，发现他的病是这样沉重，你不后悔吗？"

"我从来没有后悔过。"

"你们的感情一定很好吧？"

"我还没跟他好够呢。他就死了[1]！"

对于患病的爱人，是结婚还是不结婚？这确实是个复杂的婚姻问题，这并不是仅仅依靠优生学或遗传学的知识就能作出决定的，但未来婚姻的幸福与否，确与对方的身体是否健康有关。我们在读《羸疾者的爱》最后一节时，深为"羸疾者"固执拒绝的态度而感到不忍，可是读了林海音的两个婚姻悲剧故事之后，却感到"羸疾者"的拒绝是非常理性的。林海音在这两个身边故事的触动下，曾写过一篇名为《殉》的小说，亦是以肺病、冲喜等情节，写出了那个新旧交替时代人们对婚姻和幸福的思考和探索。文中她多处引用罗素《婚姻与道德》（又译《婚姻革命》）一书中的观点，并称她和年迈博学的公公都很欣赏罗素对婚姻问题的理解。在第三章我们讨论过，罗素的这本书，正是站在优生学立场上的作品。

3.2.1.2　遗传

不管白采是否对于羸疾的遗传机制有确切的了解，但从诗中可以看到，白采是了解那个时代由西方刚刚传入不久的遗传学知识的，他对遗传的理解也在诗歌中多处得到体现。

主人翁因为自己的多病而埋怨童年时"诳骗的乳母"和已至衰年才生育他且无奶水的母亲，他还说：

母亲：

我是自己常觉得惴惴不安，

无端想起的怔忡！

似有鬼魅常在我血管里，叫我怨你；

并叫许多的儿子都可以怨他的母亲！

---

[1]　林海音.城南旧事[M].杭州：浙江文艺出版社，2002：119-125.

母亲深深为他的这种想法而不安,问他:

这不幸的消息,

你从何时听来?

这苛察的推想,

是那个教给你的?

儿啊:

我是第一次听到这寒心的消息,

对于你,有我不可挽回的失悔!

但是,我可怜的儿!

你是我的独子,

你也该顾念着我们的"血食"!

年迈的母亲自然是很难理解这种可怕的疾病遗传原理的。中国传统的观念是"有后主义",唯一的儿子不愿结婚生子,母亲死了以后,有谁能够在节日或忌日里奉上一份祭祀的食品呢? 对于母亲要求"顾念血食"的希望,儿子却痛心地予以拒绝:

母亲:

我何尝不顾念你们的血食,

但也不能反由我暴露了你们的弱点;

为了这性命存亡的重担,

即将由我一人身上定夺!

我是日夜心恫失神,

宁可我自己"胥靡"一世,

痛心舍去了人间的幸福!

"不能反由我暴露了你们的弱点",主人翁对于母亲和爱人的拒绝都是坚决的,所坚持的便是这令人寒心的遗传之理。持有门第观念的贵族阶层总是以自己有一个优良的血统而骄傲,近代的优生学也据此科学原理希望减少甚至限制遗传素质不佳者的生殖和传衍,但对于遗传病症的疾患者而言,结婚、生育与否对于他们而言都是痛苦的选择。

诗歌的语言不太容易传递精确的科学知识,白采本人亦接近于一位文学家、艺术家而不是科学界人士,所以他在诗中传递的遗传学知识并不是很清晰的。但从这种文学作品中所读出的遗传学、优生学观念恰是可以反映当时一般非专业人士对这种科学知识的理解程度。专业书籍中系统而全面的知识与普通读者所理解的东西毕竟是有一定距离的,而影响他们恋爱、婚育行为的恰恰正是他们所理解的知识。

当然,在近代中国,用诗歌的语言来表达对于遗传的精确的理解的作品倒也不是没有,1937 年厦门大学生物学会曾编过一本英文版的《生物学歌集》,里面有一首《呵,染色体》就是用歌曲的形式来宣传他们所理解的遗传与优生知识。其中有一段是这样的:

Oh chromosomes, my chromosomes,
What burdens thou dost carry.
Oh chromosomes, my chromosomes
One hardly dares to marry.

There's airophy and cataract,
By which one may be blinded,
And epilepsy and wanderlust,
And why not feeble minded ?

Oh chromosomes, my chromosomes,
How fateful is thy mission.
Oh chromosomes, my chromosomes
How sad is my condition.

My grandsires gift for writing well
Has gone to some lost polar cell?
And so I write this doggerel,
I can not do much better[1].

---

〔1〕 厦门大学生物学会. 生物学歌集[M]. 厦门:厦门大学生物学会出版,1937:7-8. 此集中除了《呵,染色体》之外,还有文昌鱼歌、一个生物学家的妻子、达尔文理论、生物学会会歌等部分,为近代中国少见的科学歌曲集。

　　笔者勉强把它翻译为汉语，那就是：

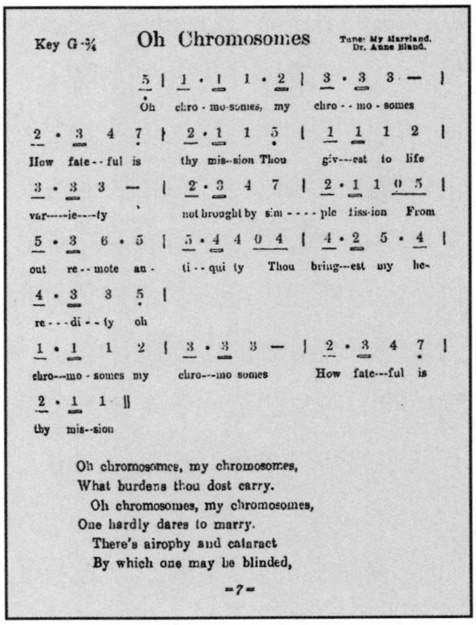

图3.4　英文版的《呵，染色体》

　　　啊！染色体，我的染色体
　　　你承载了如此重繁的担子
　　　呵！染色体，我的染色体
　　　因为你一个人几乎不敢结婚

　　　因为青光眼和白内障的遗传
　　　一个人会慢慢变成瞎子
　　　（它能决定的）还有癫痫[1]
和漫游症
　　　可为什么没有那低能和痴愚[2]？

　　　呵！染色体，我的染色体
　　　你是那不可更改的宿命
　　　呵！染色体，我的染色体
　　　我的处境是多么的令人伤悲

　　　我的祖父虽然有很好的写作才能
　　　可惜它已经随着那一极的细胞而消失[3]
　　　所以我的这首打油诗
　　　再也不能写得太好。

　　染色体是遗传物质的载体，在1937年人们对基因的本质还不是很了解的时候，染色体就是遗传物质的代表了。这一首《呵，染色体》是英文，又只由厦门大学生物学会编辑出版，估计在当时的影响不会很大。倒是如白采

---

[1]　癫痫是一种常见的遗传病，在讨论优生学的时候常被提到。
[2]　低能（feeble-mind）是否遗传，在当时有争议，所以作者此处加了问号。
[3]　有性生殖必经历一个生殖细胞的减数分裂过程，上代的遗传物质只有一半能传到后代，作者戏称自己祖辈的写作能力没有遗传给他。

这样的文学作品,里面蕴含着遗传与优生的知识,又有很多的读者,可以引发人们对于遗传与优生的兴趣。

近代优生学是以遗传学与进化论作为其理论基础的,白采的诗既然如朱自清所言,选材是"站在优生的立场上",那么他对于遗传学一些知识的了解也是必然的了。在前面第二章第一节《近代优生学传播的先行者》里我们讨论过中国近代遗传学早期传播的两种来源,一是高尔顿的以连续性性状为主要研究对象的生物统计学,一是 1900 年以后被重新发现的以研究非连续性状为对象的孟德尔定律。白采所接触到的是其中的哪一种呢? 抑或还有其他的知识来源? 这且等到下文分析。

3.2.1.3　选择

《赢疾者的爱》中的少女选择了她所爱的赢疾者作为她一生的伴侣,可是赢疾者却不愿接受这种选择,他并非不爱着这位美丽的少女,但正是因为存在着爱,他才不愿意少女以后"偏尝着/伏侍赢疾者的厌倦/饱受了/颠狂者的震怒"。更不愿因为这种自私的爱,将自己"赢疾"的"稗种"通过纯洁的少女而流传。他劝说少女:

> 你该保存"人母"的新责任。
>
> 这些"新生",正仗着你们慈爱的选择;
>
> 这庄严无上的权威,
>
> 正在你们丰腴的手里。

不接受少女的爱,为了不遗祸于子孙,赢疾者甘愿接受的是另外一种命运。他说:

> 为了我们拥护生之尊严,
>
> 我便自己先受了严密的选择。

"选择"是达尔文进化论的关键词,也是近代优生学的关键词,白采诗中赢弱者这种宁愿放弃爱情而走向"毁灭"的选择充分体现了作者所受当时进化观念及优生逻辑的影响。不过白采诗中所强调的这种"选择"却非一般意义上人们所理解的"物竞天择"、"适者生存"的自然选择,而是"择种留良"的性选择。

近代所谓的优生,其核心的内容就是选择性地择偶、选择性地生育,如果患有遗传病或遗传素质差的人不结婚生育,而遗传素质好的人(在优生学家的眼中主要指知识阶层）都结婚、多生育，从种群遗传学的角度看，这种选择性生育的结果自然会导致人口总体素质的提高。近代中国人都知道严复翻译的《天演论》中有"物竞天择"、"适者生存"这些关键词，却没有注意到《天演论》中亦有赫胥黎对于"择种留良"这种优生的选择方法的讨论。赫胥黎对于当时英国优生学者所主张的"罢癃、愚痫、残疾、颠丑、盲聋、狂暴之子，不必尽取而杀之也，鳏之寡之，俾无遗育"的意见本是反对的，但这却难以避免它成为近代西方优生学运动的基本主张。何况还有像白采诗中"羸疾者"这样的人，宁愿放弃自己的恋爱与婚姻幸福，而走上一条孤独与自我毁灭之路。

　　未知这种自我放弃的选择是否在人类中具有代表性。前述林海音《婚姻的故事》中因为患了肺病而不愿结婚的"三哥"也可算是一例。另外，据英国优生学家、性学家蔼理士的自传《我的生平》，蔼理士自己虽结婚，却从未生育子女，他和其妻子在未婚之前，对于这一点曾经深思熟虑，认为双方的性格未必能生育健全的子女，所以便决定不生（蔼理士夫人在精神上不大健全）[1]。

3.2.1.4　民族

　　羸疾者因为患病的原因，拒绝了母亲"顾念血食"的要求和少女纯真美丽的爱情，这于他实是一种深感到"透骨髓的奇哀至痛"的选择。作者除了因为自己体质的羸弱、性情的癫狂而感到自卑外，更因为"我们委靡的民族""我们积弱的国"而感到担忧。他宁愿毁灭自己，也不愿这"遗祸流传无穷"。所以他的选择，除为了爱人的幸福外，考虑更多的也许是为了民族更美好的未来。

　　这一点，白采诗的许多读者都认识到了。朱自清说白采诗中的超人观"似乎是以民族为出发点的，这却和尼采大大不同了"。苏雪林在《中国二三十年代作家》中也评述说："诗人因自己已患了不治之疾，生理心理均呈病态，遂自惭形秽，无论如何，不肯接受那女郎的爱，并劝女郎找武士一般壮硕的人结婚，好改良我们这积弱的民族，正是尼采超人思想。而且宁愿

---

〔1〕　潘光旦对此不以为然，他说："这样一对配偶而不留子女，译者以为世上将无真正配做父母的人。"（见潘译《性心理学》，商务印书馆，1997 年版，第 435 页）

牺牲自己为中国下一代种族着想，思想之正大光明，也真教人起敬起爱。[1]"

在一首讽刺女权主义者的诗中，我们可看到白采对"种姓"的关注，他说女权主义者"坐食仰他人，粥粥百无能！何以强种姓，家国亦已倾[2]"。白采诗中的主人翁（或白采自己）是个唯美主义者，他对于种族未来的希望，并不仅仅是繁衍和绵延。他说：

> 我固然知道许多青年，
>
> 受了现代的苦闷，
>
> 更倾向肉感的世界！
>
> 但当这漫无节制的泛滥过后，
>
> 我却怀着不堪的隐忧；
>
> ——纵驰！
>
> ——衰败！
>
> 这便是我不能不呼号的了。

朱自清以为前面这寥寥的几行字实为全篇的核心，而且以自己所见的白采原稿上的话证明这就是作者作此诗的缘起[3]。如果确实如此，那么可见作者做此诗的重要目的不在于写一个唯美动人的爱情故事，而在于呼唤中国的青年一代树起理性的旗帜，不走"纵驰—衰败"的衰亡之路，而去追求种族更长远的强盛，为此而甘愿牺牲掉自己个人的幸福。所以他对少女说：

> 贤明的女士：
>
> 请改变你的痴望吧，——
>
> 你是病了！
>
> 你该明了你有更大的责任，
>
> 却超过你的神圣的爱。
>
> 我们委靡的民族；
>
> 我们积弱的国；

〔1〕 苏雪林.中国二三十年代作家[M].台北：台北纯文学出版社，1983.
〔2〕 白采.绝俗楼我辈语[M].上海：开明书店，1927：93.
〔3〕 朱自清.你我[M].上海：商务印书馆，1936：157.

　　我们精明的子孙，大半是尤物了！

　　你该保存"人母"的新责任，

　　这些"新生"；正仗着你们慈爱的选择；

　　这庄严无上的权威，

　　正在你们丰腴的手里。

　　女人的爱情被看得并不重要，她的身体，却担负着种族兴盛败亡的命运。这正是近代优生学最典型的逻辑，潘光旦的"新母教"思想、徐卓呆的"大奶奶主义"都是这种逻辑的体现[1]。美国印第安纳州立大学 Stevens 2001 年的博士论文《民国时期的妇女性别化：在卫生、教育和文学讨论中的女性身体》对优生学与近代中国女性身体建构的关系有所讨论，但作者却没有注意到白采这首非常重要的诗歌[2]。

　　近现代批评优生学的人常把优生学与种族主义挂钩，这本身便说明了"种族"或"民族"这些概念在涉及优生学的话语中普遍存在。确然，在近代中国这一个多灾多难充满危机的社会中，优生学被许多人看成是促进种族进步和民族健康的重要工具。就连 1942 年写作《古玩指南》这样一本看起来与优生学完全无关的书籍的作者赵汝珍在出版其著作的时候也说："中华民族之在今日尚能夸耀于世，惟此而已（指古玩，传统工艺品）……因此亦可证知吾中华之祖先聪明睿智高于同时之任何民族，依优生学定例，则吾炎黄之子孙其脑筋智力绝不低于今日之任何国家。现在虽遭逢不辰，国势微弱，设稍假时日，定能与最前站立白人并驾齐驱。[3]"

3.2.2　白采诗中的优生观念来源

　　白采的《赢疾者的爱》初稿作于 1924 年 1 月 6 至 8 日，距五四运动不远，距美国山格夫人 1922 年首次访华更近，正是国内讨论优生与节育最为热闹的时期。白采所交往的为数不多的朋友圈子中，朱自清 1923 年曾著有《父母的责任》一文，用优生的道理来讨论什么样的父母配有生育权利的问题[4]。

---

〔1〕　这方面内容在第五章"新母教"一节有详细的讨论。
〔2〕　S. E. Stevens Making Female Sexuality in Republican China：Women's Body in the Discourses of Hygiene, Education and Literature[D]. Bloomington：The University of Indiana, 2001.
〔3〕　杭间. 手艺的历史[M]. 济南：山东画报出版社, 2001：167.
〔4〕　朱自清. 冬日的梦[M]. 北京：大众文艺出版社, 2001：444 - 452.

白采在立达学园〔1〕的同事陈望道、夏丏尊也曾就优生节育的问题发表过诸多文章,例如陈望道著有《生育节制问题》、《婚姻问题与人口问题》等文,持"恋爱重于结婚"观点的他赞成"限制生育"而不赞成"限制结婚"〔2〕,他希望"借山格夫人到来的光,或许可以减轻一点蠢痴的遗传的死症〔3〕"。夏丏尊从1922起就在《妇女评论》上发表宣传优生和节育方面的文章。他在《生子的节制:欢迎山格夫人来华》一文中写道:"遗传学已经从科学上证明,体质上的疾病如性病、肺结核、酒精中毒,与神经性的疾病如智力低下、色情狂,都是会对后代有害的,而且还会对社会有害。这样,从提高种族素质的角度看,如果男女双方有这样的一种疾病,他们就必须认识到自己没有做父母的资格。〔4〕"由这篇文字我们可以知道,当时认为肺结核对后代有害、患有此类疾病不宜结婚的观念在上海的新文化界人士中还是相当普遍的。生活在那个时代的白采接触到这些思想是一点也不奇怪的。

除了受国内当时正在热烈讨论的优生节育思想影响之外,白采《羸疾者的爱》中所体现出的那种自甘毁灭以求超越的思想还直接受到西方哲学,特别是尼采(Friedrich Nietzsche,1844—1900)思想的影响。作者以"白采"作为笔名,未知是否与其私淑尼采有关。在《新文学大系导言》中,朱自清谈起白采诗中的优生时说:"只可惜他那'优生'的理在诗里出现,还嫌太早,一般社会总看得淡淡的远远的,与自己水米无干似的。他读了尼采的翻译,多少受了他一点影响。"朱自清初读《羸疾者的爱》诗稿时就发现了诗中尼采超人思想的痕迹,白采自己听了也亦以为然〔5〕。而尼采著名的"超人"思想,正有着深刻的优生学色彩。

尼采可算是德国优生学思想的先驱,这一思想的核心是把有缺陷者、"蜕化者"、"弱者"或者"有恶习者"从繁殖中排除出去,以阻止遗传缺陷一代一代往下传递〔6〕。它在哲学中的体现就是"超人观"。什么是尼采的超人

〔1〕 立达学园是匡互生、丰子恺、朱光潜等于1925年在上海所创立的一所艺术学校,吸引了茅盾、叶圣陶、郑振铎、陈望道、胡愈之、夏丏尊、刘大白、朱自清、夏衍、白采等一大批文化界人士前来任教。
〔2〕 陈望道.陈望道文集(第1卷)[M].上海:上海人民出版社,1979:102.
〔3〕 关威.新文化运动与科学生育观的传播[J].人口与经济,2003(4):71.
〔4〕 夏丏尊.夏丏尊文集——评物之集[M].杭州:浙江人民出版社,1983:33-34.
〔5〕 朱自清.白采[J].一般,1926(2).
〔6〕 (德)库尔特·拜尔茨.基因伦理学[M].马怀琪,译.北京:华夏出版社,2000:32-38.

（übermensch），这在哲学史上有很多的争论，不同的学者理解不同。我们看到白采所理解的超人就是对完美的善的追求："既不完全/便宁可毁灭/不能升腾/便甘心沉溺/美锦伤了蠹穴/先把他焚裂/钝的宝刀/不如断折。""我们所要创造的，不可使有丝毫不全/和美便是善，不是亏蚀的。"所以作为一个羸疾者，作为一个有遗传缺陷的人，他的选择就是放弃，就是毁灭，希望以这样一种"没落"来获得对自身的超越。正如尼采借查拉图斯特拉的口所说的："我是爱那不知道没落以外有别条生路的人；因为那是想要超越的人。〔1〕"

最早向近代中国人介绍尼采的可能是梁启超，他 1902 年在《进化论革命者颉德之学说》中说："尼志埃（笔者按，即尼采）谓今日社会之弊，在少数之优者为多数之劣者所钳制。〔2〕"此处把社会中的人分为"优者"、"劣者"，确是早期中西方持社会达尔文主义的优生学家的口头禅。王国维 1904 年著《尼采氏之教育观》、《德国文化大改革家尼采传》、《叔本华与尼采》等文，介绍尼采的学说至中国，他认为尼采的学说全本于叔本华（Arthur Schopenhauer，1788—1860），叔本华有"天才论"，尼采有"赤子说"；叔本华称那些非天才的平庸者为俗子（philistine）、庸夫（populase）、庶民（mob）、舆台（rabble）、合死者（mortal），尼采则称之为众生（herd）、众庶（far-too-many）〔3〕。也许正是叔本华和尼采的这些"可信而不能爱"的学说，让王国维深感"烦闷"，后来抛弃哲学，转而在文学中寻求慰藉。

在 1915 年谢无量所著的《德国大哲学家尼采之略传及学说》中，我们可以看到尼采所自拟的基于其优生观点的婚姻法，其内容共有六条：

（一）纳税多额，及从兵役久者，最为适于娶妻资格。

（二）欲娶者当得医师证其身体康强，乃可许之。

（三）娶后多育丈夫子者，当畀以特权。

（四）贫贱但宜佣妻，制其年若何，使适可有子而止，久则累矣。

（五）娶者当得一部分有力者之许诺。

---

〔1〕　朱自清.你我［M］.上海：商务印书馆，1936：164.
〔2〕　郜元宝.尼采在中国［C］.上海：上海三联书店，2001：3.
〔3〕　王国维.叔本华与尼采［C］//郜元宝.尼采在中国.上海：上海三联书店，2001：18 - 19.

（六）所生子若不宜者（如残疾传染病等），禁不得育[1]。

尼采的意见是要"天下之男子，当自揆其心体强盛，可以为父，于法乃得有妻。"白采必是同意这些意见，所以才让他诗中的羸疾者死活不肯接受少女的爱情。

梁启超认为尼采的哲学思想本于"达尔文的生物学"，谢无量却以为是出于拉马克和斯宾塞。在《德国大哲学家尼采之略传及学说》中，他称尼采的思想："以人之气禀，恒化于社会，而承于遗传，则本之兰马克（拉马克）者也；以生物学为社会学伦理学之基，而执弱者必汰之义，则本于斯宾塞者也。"依笔者的意见，尼采的超人学说其理论基础是非常复杂的。其中既有柏拉图《理想国》中的优生理想，又有马基亚维利《君主论》中的政治哲学。他从斯宾塞和达尔文那儿借用过去的只是"优胜劣汰"的几个名词而已，其思想的精髓还是德国传统深刻而偏激的思辨哲学，它与英国中和客观的经验主义传统是非常大的差异的。与其把后来希特勒恐怖的优生政策归罪于达尔文和高尔顿，不如归因于尼采更为合理些。

尼采的学说传入近代中国，批评的人和赞成的人几乎一样多，其关注和争论的核心是他的权力意志和超人说，而注意到了超人说，当然也会注意到他的优生思想。鲁迅的文学作品中就明显有尼采思想的影子[2]。1919年他在《热风·随感录》中说："尼采式的超人，虽然太觉渺茫，但就世界现有人种的事实看来，却可以确信将来总有尤为高尚尤近圆满的人类出现。到那时候，类人猿上面，怕要添出'类猿人'这一个名词。[3]"鲁迅的二弟周作人也关注到尼采的超人和优生学，他曾有一段时间不无困惑地说："托尔斯泰的无我爱与尼采的超人，共产主义与善种学，耶佛孔老的教训与科学的例证，我都一样的喜欢尊重，却又不能调和统一起来，造成一条可以行的大路。[4]"

1940年陶云逵在《战国策》杂志中发表《力人》一文，发挥尼采的超人学说和英雄崇拜的思想。他把人类社会的两种人格型分为主人型和奴隶型，中国未来发展要求"保护主人型，抛去奴隶型"，具体方法就是：

[1] 郜元宝.尼采在中国[C].上海：上海三联书店，2001：42-49.
[2] 鲁迅的思想与尼采的关系，早就有不少学者注意到，并加以专文的论述，如王元化的《鲁迅与尼采》(1939)、陆耀东的《论鲁迅与尼采》(1981)、钱碧湘的《鲁迅与尼采哲学》(1982)等。
[3] 鲁迅.热风[M].北京：人民文学出版社，1980：31.
[4] 中国现代文学馆.周作人代表作：雨中的书[M].北京：华夏出版社，2008：16.

要想把"力"发扬光大,最要必从遗传入手。唯有这一条道才是基本大道,才是一劳永逸之举。所谓从遗传入手,就是选择力人,使他们多生殖,反之,无力人当少生殖。如此,力人增多,无力人减少。这即是优生学的方法[1]。

陶云逵的这种提倡英雄崇拜的"力人"观和《战国策》杂志上发表的陈铨等人宣传尼采思想的文章在发表后受到了张子斋等人的批评,以为是中国的法西斯主义。哲学家张东荪对尼采也不以为然,他有咏尼采的一首诗:"求强惟力乃成权,懦弱群黎不值钱。争奈超人超不得,长留病榻作狂言。[2]"

中国近代优生学思想的传入,经过英国、美国、日本的专业翻译是一条路,经过欧洲大陆的哲学、文学的转运又是一条路。惟其来源不同、路径复杂,故国内学者的理解有较大的差异。所言的名词皆为优生,所理解或表述的含义却相差很多。

3.2.3　自由恋爱与优生

在白采的诗中,爱情与优生是一对矛盾,鱼与熊掌难以兼得。诗中"羸疾者"是因为优生而舍弃了爱情,但对于中国近代社会二三十年代刚刚受到五四运动和新文化运动洗礼的许多年轻人而言,他们的选择是为了爱情而抛弃一切,所谓"生命诚可贵,爱情价更高"! 只要两情相悦,生命都可以不要,也不会去考虑生育的问题,更不会去理会什么优生了。如 1922 年陈德徵[3]在《婚姻和生育》一文中宣称:

> 单纯以生育为前提的婚姻,固然不通,然以生育和恋爱为婚姻要素的观念,也不是最适合的。婚姻,是两性得到极端安慰和快乐而忘记彼此的一种产物,其根本完全是恋爱,而且是满足了无罅隙的恋爱,丝毫不容搀入别的东西的。至于生育,是婚姻下可能有的现象和质料,决不是婚姻的要素。

---

[1] 陆云逵. 力人[J]. 战国策,1940(13).
[2] 张汝伦. 诗的哲学史——张东荪咏西哲诗本事注[M]. 桂林:广西师范大学出版社,2002:143－145.
[3] 陈德徵,浙江浦江县人,1893 年生,曾担任过国民党机关报《民国日报》总主笔。

生育问题、子孙问题,也许是许多爱干涉子女婚姻的父母所关心的事,年轻的男女青年少有考虑生育问题的,至于优生及种族的绵延,又有多少人抱着这样一种高尚的目的去恋爱与结婚呢?所以陈德徵说:

> 生育是婚姻下可有而不是必须有的现象,种族的绵延,是因着婚姻可能发生的一件事,但婚姻的本义,决不是种族的绵延,换句话说,婚姻的因子,种族绵延是不配称的,配称的,只有恋爱。

> 中国妇女,如不打破婚姻的本质是生育的观念和行动,如不重视恋爱,中国妇女便永无超拔于沉沦之城的希望[1]!

这种恋爱至上的思想,很明显源自西方,也是那个时代年轻人的风尚。黄梁 1925 年编译出版《性爱与社交》一书,对易卜生(Henrik Ibsen,1828—1906)、爱伦凯(Ellen Key,1849—1926)妇女解放、恋爱至上的观点大加宣传。他摘引爱伦凯的话说:"如果有恋爱的呢,两性无论怎样结合都是道德的,若并不恋爱,而只经过法律的手续或其他,终于是不道德的。"也就是说,性道德的基础全在恋爱上,而婚姻当全以两性之间的恋爱为标准[2]。陈鹤琴 1923 年在《学生婚姻之研究》中写道:

> 迩来欧风美雨,渐渐东来,新思潮的升涨,一天高似一天,什么"自由结婚"、什么"自由恋爱",什么"社交公开"、什么"男女同学"、什么"小家庭制":种种新名词常常接触吾人的眼帘,震荡吾人的耳鼓,使旧式的婚制大有破产的趋势[3]。

不仅从陈鹤琴等学者的研究中可了解那时人们的恋爱与婚姻观念,如果我们去读一读 20 世纪 20、30 年代报上连载的张恨水的那些小说,如《金粉世家》、《啼笑因缘》等,我们也会对那个时代年轻人所追求"自由恋爱"、"社交公开"、"男女同学"、"小家庭制"等有深刻的印象。但是这种追求的结果是什么样的呢?《金粉世家》里自由恋爱的穷学生冷清秋和贵公子金燕西悲剧性地分手,冷清秋所后悔的便是没有记住"齐大非偶"的古训。《啼笑因缘》里的大学生樊家树和花鼓女沈凤喜的恋爱也是没有结出好果子,在续集

---

[1]　陈德徵.婚姻与生育[C]//梅生.中国妇女问题讨论集(下)第 4 册.上海:新文化书社,1923:204-212.

[2]　黄梁.性爱与社交[M].上海:出版合作社,1925:114.

[3]　陈鹤琴.学生婚姻之研究[M]//东方杂志社.家庭与婚姻.上海:商务印书馆,1923:23.

《书香门第》里,张恨水还是让樊家树同那个门当户对的何丽娜配成了一对。张恨水昔年的朋友张友鸾在评价张恨水作品时说:"他的本意,是以恋爱自由,反对封建的门当户对的婚姻制度为主题的。由于太复杂曲折了,反对门当户对,终于还是门当户对。[1]"

何以"反对门当户对,终于还是门当户对"呢? 这揭示了近代婚恋的许多事实。恋爱的起初虽然往往是一见钟情,不会考虑什么出身、阶级、家世、健康等问题,但是一旦要走入婚姻的殿堂,组成一个新家庭或走入一个大家庭,或者涉及生儿育女的问题,那么浪漫的爱情就会退潮,许多现实的问题便来到面前了。爱情也许是和他人、与社会无关的事,但婚姻、生育却不能说与社会、与家族、与他人无关了,既有关系,故不能不受到社会的各种干涉和影响。

丁文江曾比较明清两代的皇帝好坏,认为坏皇帝之多,莫过于明朝,满清则好得多,其原因在于"满清选妃的严,是各朝所没有的;因为非三品以上的旗人的女儿,不能入选的。至于明朝,则倡优吏卒的女子,都可以入宫,无怪他们要生出不成人的皇帝来了[2]"。选妃之事,表面上看起来是皇帝或太子的私事,但如生物学家胡步蟾(1896—1961)所言:"若有一人和一个恶质者结婚,那么他的恶质遗传质就经过结节而流入子孙的血液中[3]",未来的皇帝好坏善恶,却是事关社稷的。就是民主国家美国的前总统罗斯福,也认为:"论到婚姻室家问题之重大,虽关税币制诸问题,不可与之同日而语。[4]"

皇族如此,普通的家族、家庭亦会有这方面的考虑,近现代的小说、电影、电视上我们一直可以见到年轻人在恋爱、婚姻问题上对于父母的反叛。但这些人在经济与事业上既依赖于父母、家庭的支持,如何又能够一点也不听父母、长辈的意见? 而且就一般情形而言,父母的意见又未必不是中肯的。从潘光旦1927年所做的《中国家庭问题》问卷调查结果来看,赞成婚姻"宜完全由父母或其他尊长作主"的占0.7%,赞成"父母作主,便须征求本人同意"的占41.8%,赞成"本人作主,但须征求父母同意"的占80.6%,赞成

〔1〕　张友鸾.章回小说大师张恨水[M]//张恨水.张恨水作品经典.北京:群众出版社,1997.
〔2〕　丁文江.哲嗣学与谱牒[M]//洪晓斌.丁文江学术文化随笔.北京:中国青年出版社,2000:96－97.
〔3〕　胡步蟾.优生学与人类遗传学[M].南京:正中书局,1936:6.
〔4〕　陈长蘅.中国人口论[M].上海:商务印书馆,1928:120.

"宜完全由本人作主"的占 34.4％。调查的对象 317 人中,30 岁以下的占 86％[1]。从这一结果来看,那个时候大多数的青年人还是赞同父母介入自己的婚姻选择的。这与 1923 年陈鹤琴所做的"学生婚姻之研究"调查的结果略有不同,陈的调查发现,在 184 名已婚的被调查学生中,有 35.86％的学生主张"自由结婚制",21.19％主张"双方同意制。"对未定婚约的 259 人中,66.02％的人主张自由结婚制,21.23％的人主张双方同意制,仍要父母代定的不过 8.10％[2]。这可能是因为学生的文化水平高一些,思想也比社会上一般的被调查者更激进。罗素(Bertrnd Russell)的研究就显示,越是有文化的人,越是追求婚姻的自主,也越不能与他们的伴侣共享白头偕老的幸福。"爱尔兰农民的婚姻至今虽然仍由父母包办,但据那些了解他们的人说,他们总的说来是幸福的,而且他们的夫妻生活是纯洁的。[3]"

恋爱与婚姻是人生中的大事,到底如何去选择,年轻人总是非常困惑的,在那个新旧交替的年代,报纸、杂志、书籍中充斥着对于恋爱、婚姻及生育等问题的热烈讨论,小说、戏剧、电影等艺术作品中也展示着恋爱在人生中的种种矛盾。纳妾问题、贞操问题、离婚问题、妇女经济独立与财产继承的问题等,都成为人们关注的热点,独身主义者、女权主义者、废除婚姻论者、性解放者、无后主义者、民族主义者、节育主义者等无不给出自己的意见,就连陈焕章的《孔教论》也据康有为的《大同书》对中国礼教中的婚姻观点给出了新的解释[4]。未婚的男女,如果认真地去读这些书籍、文章,确有无所适从的困惑之感。一些大学、中学或其他的青年组织,往往喜欢请一些年长者或专业人士前来讲演,给他们以恋爱与婚姻问题方面的指导。相对于在书报上可以不负责任地发出怪论的张竞生等人而言,面对面的演讲者所给出的意见也许要中和现实一些。

如林长民在高等师范学校讲演时,谈"君子之道造端乎夫妇",谈"欧美婚姻制度之弊害与中国青年的注意事项",所给出的意见便是建设性的。

林长民提出"父母之命,媒妁之言是不行了,我们今后要用哪一种方法

〔1〕　潘乃穆,潘乃和.潘光旦文集(第 1 卷)[C].北京:北京大学出版社,1993:113-114.
〔2〕　陈鹤琴.学生婚姻之研究[M]//东方杂志社.家庭与婚姻.上海:商务印书馆,1923:68-69.
〔3〕　(英)伯特兰·罗素.婚姻革命[M].靳建国,译.北京:东方出版社,1988:91.
〔4〕　陈焕章.孔教论[M].北京:孔教会事务所,1913:32-35.

来替代它"等六个问题,来问青年男女。对于具体解决问题的方法,也提出三点建议:"第一公开,男女交际公开。第二训练,以尊重彼此的人格,不苟且一时的快乐作为训练的教条。第三是要人人保持自己发育健全的身体。"于第三点,林长民发挥说:

> 这健全不但是从生理方面着想,乃至人间审美的观念,非健康不能达到美满的目的。蓝公武君新近才有了一篇论文说"病",力辟我国人以病为美的谬解,我很佩服他的议论。他所举以病为美的证据是个铁案,大约我国古代诗歌文词,都是此种谬误。我看见了希腊罗马的古雕刻,古画图,男子的美,都是筋肉弥满,骨格开张。女子的美,也是广胸、高乳、标格玉立。他们从来没有状那婷婷羸弱的态度……我到欧洲时候,最大的缺憾,觉得我身体的发达乃在水平以下……我有一回经同朋友约赴海滨浏览,我便不敢答应他,实在为了骨瘦如柴,脱了浴衣,未免出丑。所以不敢自暴于共见之地。

> 更从生理方面着想。从血统方面着想,身体健全实在是人生第一幸福……德国人种卫生学会曾经为了奖励人口加增的问题,发表一论文,他主张男女结婚之两方的健康证书应为义务的交换,这种政策似乎可以采用,倘能再进一步,不但证明健康,更加以种种说明,责成男女医生发给未婚男女一种证书,或者更为有益[1]。

林长民的建议无疑是基于优生学的,开明的年长学者们并不反对自由恋爱,但恋爱以什么作为标准,却是可以同年轻人讨论的。林长民和蓝公武皆对中国传统"以病为美"的审美观念大加批判。在 1931 年 4 月《申报·自由谈》上,一篇署名"苗子"的短文《爱的方式》,提出同样的批评意见。文说:"中国旧小说里的爱情,男子是贾宝玉式,女子便是林黛玉式……男子要女性化,才能博得女子的倾爱,女子则更为弱不禁风,才格外使人怜爱。""再从电影上看,在西方有百分之九十爱情片的男主角是一个英雄……在中国却不然了,里面的男主角,经常是一个富家公子,或者是一个文学家,艺术家,所以有人说,中国的卡门,是决不会爱上斗牛的力士的。[2]"

〔1〕 林长民. 恋爱与婚姻(在高等师范学校讲演)[C]//梅生. 中国妇女问题讨论集(下)第 4 册. 上海:新文化书社,1923:136-143.
〔2〕 苗子. 爱的方式[N]. 申报·自由谈. 1931-4-3.

　　林长民、苗子等对中国艺术作品中审美观念的批评确有道理,不过他们基于艺术作品中审美观念的考察倒不一定能确实反映中国近代年轻人在现实生活中的择偶与婚恋观。林黛玉作为艺术形象为人们所喜爱,但如果做一下问卷调查看一下有多少人愿意娶林黛玉式的女子为妻,可能她的得分率还没有红楼梦中其他性情活泼、身体健康的女子高。前述潘光旦在 1927 年做的问卷调查不是发现,被调查者排在婚姻标准前三名的分别是"性情、健康、教育造诣或办事能力"吗?

　　周建人认为,年轻人的自由恋爱与优生学是并不矛盾的。他认为反优生的择配方法是财婚等不良的社会风俗造成的,真正合乎优生学要求的婚姻就应当是建立在恋爱基础上的婚姻。他说:

　　　　合乎善种学(优生学)上的婚姻,便是恋爱结婚。因为许多不良分子的能得到配偶的机会,都因为社会风俗习惯的不良,以致错认了配偶上选择的标准,生物的两性配合,本来有一种选择作用,而且这种选择标准,本来是向上的,在进化的物类里,两性的选择本有以美、智慧、健壮为中心的趋向的……然在人类里,因为精神生活的进化,使这种选择标准愈加准确,所以若能都用良好的标准去选择配偶,将来的人类,当能如高尔顿所预言的,美、智慧、德行、性情、体格都能增进改良的[1]。

　　"合乎善种学的婚姻便是恋爱结婚",这就是予恋爱这一种人生的问题给定了一个科学的标准,也给定了一个在人类婚姻实践中达到优生学要求的方法。这个方法就是尽量让未婚的男女青年有接触和相识的机会,即使两性之间不知以优生学的标准来选择恋爱的对象,"美、智慧、健壮"这些人类优良的特质也会驱动人类性选择的本能而产生追求的动机和行为。

　　潘光旦在《优生原理》中谈道:就任何一个品性而论,婚姻选择在理论上有三种类型,一是盲目抽取的,二是以类相从(assortative mating)的,三是挑取优异(preferential mating)的。尽管西方有所谓"恋爱是盲目的"说法,中国也有"姻缘天定"的典故,但"一个人在觅取配偶之际,对于一部分的品性,总会有意无意的作一番选择,而这些品性又势必牵动到别的品性,因为就大

---

〔1〕 周建人. 恋爱结婚与将来的人种问题[C]//梅生. 中国妇女问题讨论集(下)第 4 册. 上海:新文化书社,1923:199 – 203.

体言之，一切品性是有几分相关的"。从这一点上来说，第一种"盲目抽取"的婚姻是绝无仅有的。

据皮尔逊的研究，配偶之间身材高矮的相关系数为 0.28，据琼斯（H. E. Jones）的研究，智力的同类相婚，其相关系数达到 0.60—0.70。这都说明第二种以类相从的婚姻选择是普遍存在的。潘光旦介绍说：

> 无论所量比的是睛色，是发色，是一般的健康，是智力的程度，是寿命的长短，是精神的病态，是先天的聋哑，结果都证明夫妇之间，虽没有血统的关系，而其相肖的程度，实际上等于叔侄，甥舅，中表，或姨表兄妹之间的相肖程度，即相关系数总是整数 1 的 1/3 不足，1/4 有余，也就等于说，一般的男女相婚，就相肖的程度而论，等于中表兄妹通婚〔1〕。

夫妻之间相像的现象（夫妻相）早就为人所注意，这种现象有两种解释。其一是弗洛伊德的精神分析学，认为由于恋母情结的存在，男子容易爱上与他的母亲相像的女子，同样由于恋父情结，女子容易爱上与她的父亲相似的男子。而本来由于遗传的关系，一个人多少有些相像于自己的父母，所以夫妇两个人就相像了。另一个解释是生物学的，认为物以类聚原是生物界个体之间相结合的一般现象。下至草木虫鱼，上到人类，都有这种倾向，就择偶而言，不过也是性选择的一种特殊情况而已〔2〕。不管这两种解释哪一个更合理，但都说明了恋爱的对象不是无选择的，这种选择由于倾向于通过遗传使后代表现出夫妻共有的优良特征，因而在一定程度上也可以说是有利于优生的。

第三种类型"择优的姻选"指的是男女在选择的时候，彼此立意的要觅取在某一个品性或某几个品性上高人一等的对象。这一点是常识，也是用达尔文的性选择理论很容易解释的现象，也是周建人所言"合乎善种学的婚姻便是恋爱结婚"的理论基础。以现代社会生物学的原理来分析，本能促使人们追求聪慧、美丽的对象，这样结婚以后，可以希望生出聪慧、美丽的儿女。聪慧、美丽的儿女自然比一般的人更有机会与优秀的对象结婚和生育，

---

〔1〕 潘光旦.优生原理[C]//潘乃穆,潘乃和.潘光旦文集(第 6 卷).北京：北京大学出版社,2000：355 - 357.
〔2〕 事实上近现代生物学中还有对"夫妻相"的第三种解释，即所谓"前父作用"，认为性生活中丈夫精子细胞中的基因会进入女性体细胞内，并在一定程度上表达，从而使女性结婚后变得与丈夫越来越像，当然这一种"获得性"遗传的现象并未得到生物学家的认同。

这样自己的那一部分基因,就像搭上了一艘坚固的大船一样,可以永远航行下去了。

类聚也好,择优也好,无奈在近代社会的早期,特别是 1919 年五四运动前,中国的婚姻制度是以包办婚姻为主的,青年人没有择偶自主的权利。所以问起学生们对于婚姻改良的意见,最重要的就是婚姻自由,而实施婚姻自由的前提,便是社交公开和男女同校。华汝成在《优生学ABC》中说:

> 尚使人类的婚姻,能积极的改良,那就可实现合乎理想的雌雄淘汰,就可达到积极的优生法的目的。照这样说,婚姻不自由,男女社交不公开,能使婚姻恶化,能使人种劣化,并且是违反生物的自然原则,违反人道。我们为人类前途福利计,不可不努力去打倒不自由的婚姻制度啊[1]!

在近代社会,中西方国家都把社交公开和男女同校作为实施婚姻改良的重要途径。

五四运动前后,国内主张男女公开社交的言论和现象已经出现。1919年 4 月,《新青年》第 6 卷第 4 号发表署名杨潮声的文章《男女社交公开》,主张"破除男女界域,增进男女人格"。有趣的是,中华人民共和国的第一代领导人也是推进男女社交公开的先驱。毛泽东、蔡和森等 1918 年 4 月在湖南发起成立的新民学会就吸引了向警予、蔡畅等 19 名女会员。1919 年 9 月,周恩来等男女各 10 名学生在天津成立觉悟社,男女同室办公。周恩来与邓颖超就是在此时相识,后来结为终身伴侣[2]。五四运动后,北京女学界不少人参加了学生联合会,男女公开交际一时成为青年男女追求的时尚。

沈雁冰 1920 年 2 月和 1921 年 9 月分别在《妇女杂志》和《民国日报》副刊《妇女评论》上发表《男女社会问题答见》、《再论男女社交问题》等文章,提出男女社交公开的主张及促进男女社交公开的手段[3]。陈长蘅在《进化论与善种学》中介绍"善种学各名家的研究结果",其中第 11 条即为:"社会之中,男女道德的正当交际,必不可少。"他说:

〔1〕 华汝成.优生学ABC[M].上海:世界书局出版,1929:112-113.
〔2〕 邵自玲.略论新文化运动时期的男女社交[J].哈尔滨学院学报,2005,26(11):108.
〔3〕 中华全国妇女联合会妇女运动理事研究室.五四时期妇女问题文选[C].北京:生活·读书·新知三联书店,1981:181-194.

　　婚姻既由匹配而成,男女应有自由选择之机会。如家庭、如学校、如教会、如宴会、如交际会游戏会、如学会讲演会、如运动会展览会、如进德俱乐会、如公众庆贺纪念会、如工厂公司、如公园别墅、如高等戏园,皆可设法使男女相聚会、相绍介、相认识、相友善。惟男子必具最纯洁之道德,敬重女子,随时随地,咸不忍污辱之。盖社会之公例,女子恒较男子淑善坚真、清白纯全,只要男子自高其道德,各尽爱护之责,男女之间,即可社交自由,增加无量的高尚娱乐,并能为自由择配之媒介[1]。

　　陈长蘅继而介绍了高尔顿的浅爱(the stage of slight inclination)、真爱(the stage of falling thoroughly into love)二级区分的说法,第一种为社交时彼此因为才貌怡人而产生的爱慕,可为求婚择配之媒介,只有达到第二种情投意合之爱,才可结成伉俪,组织家庭。我们看到,陈长蘅所言的男女交际场所还是不少的,正打破了男女授受不亲的陋俗。从张恨水等民国小说家的作品中,我们也可以发现,正是这些交际场所,成为无数婚姻的起点。这样的自由交际方式,可是比《西厢记》中张生的跟踪、越墙自然得多了。而男女同校,则更提供了男女之间长期共处,相互了解的空间。

　　新文化运动的积极参与者徐彦之在 1919 年 5 月 4 日的《晨报》上发表《男女交际问题杂感》一文,称"欲婚姻自由非男女有公然交际不可,而男女交际以男女同校为最好入手办法"。杨冠雄 1930 年著《性教育法》一书,专列一章讨论男女同校问题,给予男女同校以重要的社会意义,称"男女同校问题,正是旧社会崩溃的形势,养成新社会分子的发凡"[2]。

　　男女同校有利于婚姻之选择,在陈寿凡 1919 年所译达文波特的《人种改良学》中即可见到这样的说法,"故中学男女合级授以教育,其利益即在于此。盖男女双方藉此推广交际之范围,则选择辨别易精确也"[3]。

　　美国一位男女同校的学院院长曾经说过:如果婚配是天定的,那么在我这个大学里面,我相信上帝一定有一个支配婚姻的支部。美国的康克林(E. G. Conklin)说他曾经调查有一个男女同校的学院,关于优生学上之记

〔1〕 陈长蘅,周建人. 进化论与善种学[M]. 上海:商务印书馆,1923:16-17.
〔2〕 杨冠雄. 性教育法[M]. 上海:黎明书局,1930:139.
〔3〕 达文波特. 人种改良学[M]. 陈寿凡,译. 上海:商务印书馆,1919:8.

录。发现"这个学校的毕业生,同学结婚的约占 30%,伉俪甚得,子嗣繁庶,不闻有离婚之事"[1]。

中国最早实行男女同校的大学原有两种说法,其一是 1920 年由南京高等师范学校首创,第一批招生只有 8 名女生通过考试录取;其二是 1920 年由蔡元培在北京大学首次实行,先是在春天收女性旁听生,暑后方正式招考,第一次共有 9 名女学生[2]。不过后来经进一步考证,最早实行男女同校的当是建于广州的博济医院南华医学校(The South China Medical College),1879 年,主管该校的嘉约翰博士(John G. Kerr)同意两名女校的学生加入该校,并给予与男生同等的待遇。这所学校也因此成为中国第一所培训女医生且男女同校的学校[3]。在实行中国近代男女同校的学校中,同学之间结成伉俪的不知多少,有机会当作进一步的统计研究[4]。

婚恋自主、社交公开和男女同校的早期提倡者主要是知识分子和青年学生,家长、社会对这些现象怎么看呢? 从张恨水那个时期小说中所描写的情形看,除了少数保守固执的家长外,多数开明的家长还是持一种有条件的支持态度的,当然女生家长的态度会与男生家长的态度有所不同。至于社会的普遍看法,从当时流行的一些歌谣中可见一斑:

自由大可结婚姻/免得堂前跪拜频/只要登台同演说/管教一世共相亲——《上海洋场竹枝词》

可笑文明女子进学堂/自由择婿有情郎/秘密不向父母商/三茶六礼一扫光/一张证书百年好合做全堂——《沪谚外编》

讲平等,讲自由/女长十八没对头/尚时髦,尚风流/公园戏场去游游/自己寻,自己找/自由结婚都说好/后来丈夫又恋爱/居然娶个小奶奶——《新安县志卷九》[5]

从这些流行的歌谣来看,当时世人对自由恋爱、自主婚姻、男女社交公

〔1〕 康克林. 遗传与环境[M]. 何定杰,张光耀,译. 上海:商务印书馆,1930:459.
〔2〕 邵自玲. 略论新文化运动时期的男女社交[J]. 哈尔滨学院学报,2005,26(11):108.
〔3〕 陈国钦,袁征. 瞬逝的辉煌——岭南大学六十四年[M]. 广州:广东人民出版社,2008:78 - 79.
〔4〕 潘光旦《铁螺山房诗草》中有许多贺婚的诗歌,其中赠予学生之间相互结婚的也不少,如他在写给学生张征东、邝文宝的贺诗中言:"同学同工,终成同室,喜可知也。"见《潘光旦文集》第 11 卷,第 27 页。
〔5〕 田涛. 百年记忆:民谣里的中国[M]. 太原:山西人民出版社,2004:156 - 157.

开的态度是很复杂的,既有对这种时尚的颂扬和羡慕,也有对它的嘲讽与笑话。当然,这本来就是社会转型时期的典型特征。

社交公开和男女同校增加了青年男女之间接触和了解的机会,也促进了婚姻自主在中国社会的逐步推行,它不仅在中国妇女运动史上、婚姻史上具有重要的历史意义,就在中国近代优生学的历史上,也是非常重要的。

第 4 章
优生学与中国近代的生育观、亲子观

上一章讨论了优生学对中国近代恋爱、择偶观念的影响。可以看到,虽然在中国近代所谓的"婚姻改良"中,恋爱自由、婚姻自主这些新文化思潮起了非常大的作用,但优生学的影响也不容忽视。优生学以遗传学和进化论作为其科学基础,又以与人生关系特别密切的爱情和婚姻作为切入点,所提出的指导性意见既体现在近代各类优生及婚姻指导书籍中,也体现在人们的思想观念及行为实践中。

近代的优生,其手段主要体现在择偶和婚姻过程中,但其目的却是指向下一代子女的生存与发展。在亲子关系和生育观念的变革中,优生学是否又产生了一定的影响呢?

4.1 亲子关系的变革与优生学

中国近代新文化运动的一个典型特征,就是它对中国传统观念的反对与批评。传统的伦理观念中,"孝"在中国的专制社会中占有非常大的势力,甚至有好几个朝代都宣称以"孝"治国。"孝"的家庭伦理观念宣称父母对子女有莫大的养育之恩情,子女要学会"感恩"、"报恩",当代所宣传的"感恩教育"亦是秉承了这一传统的逻辑。可是在鲁迅和朱自清等人的眼中,这一种亲子观却是扼杀下一代健康发展的罪魁祸首。

4.1.1　"我们现在如何做父亲?"

在 1919 年 10 月的《新青年》杂志上,鲁迅发表了一篇题为《我们现在如何做父亲》的文章。在文章一开头,鲁迅就说出了他作这篇文章的本意是"想研究怎样改革家庭,又因为中国亲权重,父权更重,所以尤想对于从来认为神圣不可侵犯的父子问题,发表一点意见。总而言之,只是革命要革到老子身上罢了[1]"。鲁迅的主要观点,大略有三个方面:

其一,"父子间没有什么恩"。这句话的始作俑者本为三国的孔融[2],他曾经说过:"父之于子,当有何亲? 论其本意,实为情欲发耳。子之于母,亦复奚为,譬如寄物瓶中,出则离矣。"曹操就是以这句"大逆不道"的话为借口,杀了这个具有"让梨"美名的孔融。鲁迅这样不惧生死骂名,有恃无恐地重新立此命题,那是因为他有"赛先生"(Science)在后撑腰。据生物学的原理,父亲生儿子,那是作为生物个体的一种本能。他说:

> 生物的个体,总免不了老衰和死亡,为继续生命起见,又有一种本能,便是性欲。因性欲才有性交,因有性交才发生苗裔,继续了生命。所以食欲是保存自己,保存现在生命的事;性欲是保存后裔,保存永久生命的事。饮食并非罪恶,并非不净;性交也并非罪恶,并非不净。饮食的结果,养活了自己,对于自己没有恩;性交的结果,生出子女,对于子女当然也算不了恩——前前后后,都向生命的长途走去,仅有先后的不同,分不出谁受谁的恩典。

鲁迅继而批评中国传统旧见解对这个问题认识的偏见。他说:

> 他们的误点,便在长者本位与利己思想,权利思想很重,义务思想和责任心却很轻。以为父子关系,只须"父兮生我"一件事,幼者的全部,便应为长者所有。尤其堕落的,是因此责望报偿,以为幼者的全部,理该做长者的牺牲[3]。

其二,家庭应以幼者为本位。传统中国一向是以祖先崇拜作为其宗教的,这种宗教衍生的一个结果,便是儿童在家庭中地位的特别低下。就是在

---

〔1〕　鲁迅. 梦醒了的人生[M]. 长沙:湖南文艺出版社,2002:131.
〔2〕　在孔融之前,王充在《论衡》中曾言:"夫妇合气,非当时欲得生子,情欲动而合,合而生子矣! 且夫妇不故生子,天地不故生人也。"
〔3〕　鲁迅. 梦醒了的人生[M]. 长沙:湖南文艺出版社,2002:136.

社会中,儿童也没有自己的位置,听说过古代中国有儿童乐园吗? 好像没有,所有的社会设施都是为成人设计的。鲁迅批评说:

> 本位应在幼者,却反在长者;置重应在将来,却反在过去……此后觉醒的人,应该先洗净了东方古传的谬误思想,对于子女,义务思想须加多,而权利思想却大可切实核减,以准备改作幼者本位的道德。

鲁迅幼者本位的思想,一样得到他所熟悉的生物学理论的支持[1]。他以为自然界结合长幼生物的方法,不用"恩",而用"爱",长者挚爱他的幼子,甚至会牺牲了他自己的生命。所以鲁迅说:

> 人类也不外此,欧美家庭,大抵以幼者弱者为本位,便是最合于这生物学的真理的办法……一个村妇哺乳婴儿的时候,决不想到自己正在施恩,一个农夫娶妻的时候,也决不以为将要放债。只要有子女,即天然相爱,愿他生存;更进一步的,便还要愿他比自己更好,就是进化。

其三,爱子亦需"爱己"。长者对于幼者的爱,在鲁迅看来,最首要的却是"爱己"。他说:

> 无论何国何人,大都承认"爱己"是一件应当的事。这便是保存生命的要义,也就是继续生命的根基。因为将来的命运,早在现在决定,故父母的缺点,便是子孙灭亡的伏线,生命的危机。易卜生做的《群鬼》虽然重在男女问题,但我们也可以看出遗传的可怕。

挪威戏剧家亨利克·易卜生以其创作的众多社会现实主义戏剧而被称为"现代戏剧之父"。他的《玩偶之家》(*Adoll's House*)因为鼓吹妇女解放而为中国近现代的读者或观众所熟悉,《群鬼》(*Ghosts*)中的人物、事件、主题和意象则被曹禺的《雷雨》(1933)广泛借鉴。《群鬼》中有一位主人公欧士华,因为其父亲行为不检患上梅毒而得了先天性梅毒的疾患,饱受了疾病的痛苦,他决定自杀前对母亲说:"我不曾教你生我,并且给我的是一种什么日子? 我不要他,你拿回去罢!"鲁迅引述了这一段对话并且评价说:

> 这一段描写,实在是我们做父亲的人应该震惊戒惧佩服的;决不能昧了良心,说儿子理应受罪。这种事情,中国也很多,只要在医院做事,便能时时看见先天性梅毒性病儿的惨状;而且傲然的送来的,又大抵是

---

[1] 鲁迅熟读进化论,学过医,还做过中学生理卫生课的教师。

他的父母。而可怕的遗传,并不只是梅毒;另外许多精神上体质上的缺点,也可以传之子孙,而久而久之,连社会都蒙着影响[1]。

梅毒虽不是遗传病,但却会通过胎盘感染胎儿使人患上先天性的梅毒(胎传梅毒),近代优生学的书籍中都有讨论到梅毒。鲁迅所说的"爱己",那便是作为做父亲的需自爱、自重,免得因为自己行为的不检,而遗祸子孙后代。由梅毒说开去,他又提及了其他精神上体质上缺陷的遗传对于子孙及社会的不良影响。鲁迅这样来看做父亲的资格和责任,其思路无疑是优生学的。他说:

> 我们且不高谈人群,单为子女说,便可以说凡是不爱己的人,实在欠缺做父亲的资格。就令硬做了父亲,也不过如古代的草寇称王一般,万万算不了正统。将来学问发达,社会改造时,他们侥幸留下的苗裔,恐怕总不免要受善种学(Eugenics)者的处置[2]。

在前面三点论述的基础上,鲁迅对于"我们现在如何做父亲"这个问题的回答是:父母对于子女,应该健全的产生,尽力的教育,完全的解放。所谓"健全的产生",那便是优生。

幼者本位的思想,一贯体现在鲁迅的作品中。他的《二十四孝图》、《"与幼者"》、《风筝》、《上海的儿童》、《从孩子的照相说起》等文章都体现出对于儿童的关心和爱护。优生还需优教,这两方面都需要新一代的父母改变传统的观念。在《随感录二十五》中,鲁迅批评中国人传统的以"多子多孙"为福的生育观念:

> 中国的孩子,只要生,不管他好不好,只要多,不管他才不才。生他的人,不负教他的责任。虽然"人口众多"这一句话,很可以闭了眼睛自负,然而这许多人口,都只在尘土中辗转,小的时候,不把他当人,大了以后,也做不了人。

> 中国娶妻是福气,儿子多也是福气。所有小孩,都是他父母福气的材料,并非将来的"人的萌芽"。……大了以后,幸而生存,也不过"仍旧贯如之何",照例是制造孩子家伙,不是"人"的父亲,他生了孩子,便仍

[1]   鲁迅.梦醒了的人生[M].长沙:湖南文艺出版社,2002:138-139.
[2]   鲁迅.梦醒了的人生[M].长沙:湖南文艺出版社,2002:139.

然不是"人"的萌芽〔1〕。

与对生育观念的批判相比,鲁迅更深恶痛绝的是中国传统教育对儿童天性的扼杀。在《上海的儿童》、《从孩子的照相说起》等作品中,鲁迅比较了中国与日本的儿童画、中国儿童与日本儿童在照相时的神态与表情、中国儿童的玩具与日本儿童的玩具。这些比较都深刻地揭示出中国传统以"孝顺"、"听话"为好孩子标准的家庭教育所存在的严重问题,也形象地描述了那个时代中国儿童令人担心的行为习惯和心智特征。

4.1.2 "父母的责任"

鲁迅之后,朱自清在1923年2月写了一篇文章《父母的责任》,更为全面地论述父母的责任应以幼者为本位、只有心身健全的人才有做父母资格的思想。

朱自清首先批评了传统以儿子作为传宗接代工具的思想,他说:

> 从孟子时候直到现在,所谓正统的思想,大概是这样说的:儿子是延续宗把的,便是儿子为父母,父母的父母,……而生存。父母要教养儿子成人,成为肖子——小之要能挣钱养家,大之要能荣宗耀祖……另有给儿子娶妻,也是父母重大的责任——不是对于儿子的责任,是对于他们的先人和他们自己的责任;因为娶媳妇的第一目的,便是延续宗把〔2〕!至于女儿,大家都不重视,甚至厌恶的也有。

朱自清对于这一传统思想的批评,同鲁迅一样,还是依据了生物学的逻辑,他说:

> 近代生物科学及人生科学的发展,使"人的研究"日益精进。"人的责任"的见解,因而起了多少的变化,对于"父母的责任"的见解,更有重大的改正。从生物科学里,我们知道子女非为父母而生存;反之,父母却大部分是为子女而生存。与其说"延续宗把",不如说"延续生命",和

---

〔1〕 鲁迅.梦醒了的人生[M].长沙:湖南文艺出版社,2002:180.

〔2〕 有趣的是,朱自清自己的婚姻,也是父母做主的,在《择偶记》这一篇散文里,他不无兴味地透露了这些故事。他的第一个未婚妻,是11岁之前就定下的,可惜痨病而死;后来别人介绍了一家大小姐,请亲信的老妈子去相亲,嫌这家大小姐太胖,怕不生育,却相中了人家姨太太生的二小姐,结果人家生气,没成;他的母亲偶然打牌时见到了一位聪明的小姑娘,正准备做亲,却打听到这女孩子是抱来的,又放弃了;最后相中的是一位医生的女儿,仍然是老妈子相的亲,母亲做的主。从这里可以看到,父母包办的婚姻,对择偶倒是非常慎重的。

"延续生命"的天然的要求相关联的，又有"扩大或发展生命"的要求，这却是从前被习俗或礼教埋没了的，于今又抬起头来了〔1〕。

由这种"新科学"所得出的"幼者本位"的结论，使"做父母"这样一件事情在朱自清眼里有了道德的责任。他提出的这种"新道德"便是："做父母是'人的'最高尚、最神圣的义务和权利，又是最重要的服务社会的机会！"为此：

> 做父母便不是一件轻率的、容易的事，人们在做父母以前，便不得不将自己的能力忖量一番了。——那些没有为父母的能力而贸然做了父母，以致生出或养成身体上或心思上不健全的子女的，便将受社会与良心的制裁了。

朱自清所感惭愧的，是这种新道德在中国"还只是理想的境界"！他说：

> 依我们的标准看，在目下的社会里——特别注重中国的社会里，几乎没有负责任的父母！或者说，父母几乎没有责任！花柳病者，酒精中毒者，疯人，白痴都可公然结婚，生育子女！虽然也有人慨叹于他们的子女从他们接受的遗传的缺陷，但却从没有人抗议他们的生育的权利！因之，残疾的、变态的人便无减少的希望了！穷到衣食不能自用的人，却可生出许多子女；宁可让他们忍冻挨饿，甚至将他们送给人，卖给人，却从不怀疑自己的权利！也没有别人怀疑他们的权利〔2〕！

朱自清的散文大多是平和恬静的，但谈到"父母责任"时却用了这许多带了感叹号的句子，说明了他对这个问题的充分关切，也体现了五四时期青年学者对于社会与国家前途激昂的热情。他所表现出的对于"花柳病者，酒精中毒者，疯人，白痴"结婚没有受到限制的担心，毫无疑问是根据优生学的原理而言的，这也是那个时期所翻译到中国的优生学作品中讨论得最普遍的问题。朱自清说：

> 直到近两年，生物学的知识，尤其是优生学的知识，渐渐普及于一般知识阶级，于是他们知道不健全的生育是人力可以限制的了。去年山顺夫人（即山格夫人）来华，传播节育的理论与方法，影响特别的大；

---

〔1〕　朱自清.冬日的梦［M］.北京：大众文艺出版社,2001：443－444.
〔2〕　朱自清.冬日的梦［M］.北京：大众文艺出版社,2001：446.

从此便知道不独不健全的生育可以限制,便是健全的生育,只要当事人不愿意,也可自由限制的了。于是对于子女的事,比较出生后,更其注重出生前了;于是父母在子女的出生前,也有显明的责任了。父母对于生育的事,既有自由权力,则生出不健全的子女,或生出子女而不能教养,便都是他们的过失。

朱自清认为,社会对这种不健全的生育的控制,有两种方法,一是道德的制裁,二是法律的制裁。法律制裁的方法虽在美国已有八州实行了,但对于中国而言,还没有实行的条件,所以只能依靠道德制裁的方法。他认为"禁止'做父母'的事,虽然还不可能,劝止'做父母'的事,却是随时,随地可以做的"。他说:

> 花柳病者,酒精中毒者……我们希望他们自己觉得身体缺陷,自己忏悔自己的罪孽;便借着忏悔的力量,决定不将罪孽传及子孙,以加重自己的过恶! 这便是自己剥夺或停止了自己做父母的权利。但这种自觉是很难的。所以我们更希望他们的家族,亲友,时时提醒他们,监视他们,使他们警觉! 关于疯子、白痴,则简直全无自觉可言;那是只有靠着他们保护人,家族,亲友的处置了。在这种情形里,我们希望这些保护人等能明白生育之社会的责任及他们对于后一代应有的责任,而知所戒惧,断然剥夺或停止那有缺陷的被保护者的做父母的权利!

"自己觉得身体缺陷,自己忏悔自己的罪孽;便借着忏悔的力量,决定不将罪孽传及子孙,以加重自己的过恶!"也正是这种基于优生学的新道德,使白采在1924年写下了《羸弱者的爱》这样的长诗,让诗中的"羸弱者"始终不肯接受那份纯真的爱情。由此我们可以知道,在五四运动之后的一段日子里,虽然中国的大众对优生学还知之不多,但在知识分子当中,优生的观念和主张还是得到了很强烈的共鸣的。朱自清正希望通过知识分子的示范和宣传,让这种优生的强调父母责任的新道德,推行到中国整个的社会之中。他说:

> 以上这些见解,目下虽还不能成为风气,但确已有了肥嫩的萌芽至少在知识阶级里。我希望知识阶级的努力,一面实行示范,一面尽量将这些理论和方法宣传,到最僻远的地方里,到最下层的社会里;等到父母们不但"知道"自己背上"有"这些责任,而且"愿意"自己背上"负"这

些责任,那时基于优生学和节育论的新道德便成立了。这是我们子孙的福音[1]!

这种基于优生学的"新道德"在鲁迅的学生章锡琛那里,还是一种"新的性道德"。章锡琛在 1925 年担任《妇女杂志》编辑的时候,针对当时人们对性问题的讨论,编过一本《新性道德讨论集》。他自己在一篇《新性道德是什么?》的文章中列出了若干种合乎性道德和不合乎性道德的行为,他判断性行为是否合于新性道德的要求,都是以是否能够生产健全的子女为标准,因为这既影响自己和家庭,也影响社会的发展。他说:

> 一个精神异常性欲冲动强烈的男子娶了善良的女子为妻,因以产生子女,这在利己上乃是积极的,然其加不幸于善良的妻,而又产生不良的子女,在道德上实在是极消极的,这当然也是不道德的。

这种被他认为是"利己而害人的"行为被认为是不道德的,而另一种虽出于"爱他的动机",但"对于社会是有害的"的婚姻在他看来,也是不合于性道德的:

> 譬如有一个善良的糊涂的女子,依了道德的动机,想救助颓废的酗酒者而与之结婚,这在利己上虽是消极的,而在爱他上却是积极的;然其结果,救助的目的往往难以达到,而反产生了不良的子女,所以在社会上完全是消极的。这样的爱他主义,我们也不能不看做不道德的。

那么什么才是道德的婚姻的结合呢? 他说:

> 勤恳、聪明而且身体健康的男子,由高尚的、真正的恋爱,求得同样的配偶者而与之结合,他们互相敬爱,各能把自己的才能用于社会有益的方面,相度自己教养的能力

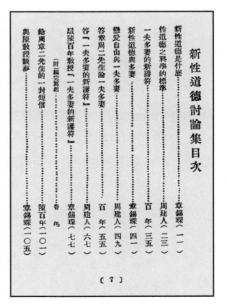

图 4.1 《新性道德讨论集》目录

[1] 朱自清. 冬日的梦[M]. 北京:大众文艺出版社,2001:447-449.

和妻的健康,生养子女,而加以周到的爱抚和教育,这才是积极的利己主义与积极的爱他主义的结合,而为我们所认为是最道德的[1]。

这样一种要求对社会和子女负责任的"新性道德",毫无疑问是建立在优生学的基础之上的。这种"新性道德"在中国知识分子阶层中的形成,应当是受到英国优生学家、性学家蔼理士(H. Ellis, 1859—1939)很大的影响。

蔼理士的性学观点和妇女解放的主张在新文化运动的初期可以说是风靡一时,周氏三兄弟、潘光旦、张竞生等人都受到他深刻的影响,周作人曾说过蔼理士是他"最佩服的一个思想家[2]",潘光旦更是以其"私淑弟子"自许[3]。潘光旦1934年选译了他著名的《性心理学研究录》中的《性的教育》与《性的道德》两篇文章,在《性的道德》译序中,潘光旦总结蔼理士的性道德论有五个最主要的核心思想,即:婚姻自由、女子经济独立、不生育的性结合与社会无干、女子性责任自负自决、性道德最后对象是子女。这最后的一条,无疑是站在优生学的立场上而言的。蔼理士说:

> 社会要管的是,不是进子宫的是什么,乃是出子宫的是什么。多一个小孩,就等于多一个新的公民。既然是一个公民,是社会一分子,社会便有权柄可以要求:第一他得像个样子,可以配在它中间占一个位子;第二他得有一个负责的父亲和一个负责的母亲,好好的把他介绍进来。所以爱伦凯说,整个儿的性道德,是以小孩子做中心的[4]。

"父母于子女无恩"、"父母具有生育健全儿女的责任"这些话语,在新文化运动时期,是为了反对传统的礼教,特别是"孝"的观念而提出的,这些话语中,流露出明显的优生的遗传观念。除了鲁迅和朱自清之外,在新文化运动的大将胡适之那里,我们也可以见到类似的文字。

1918年5月,胡适生了儿子之后,写了一首著名的白话诗《我的儿子》:

> 我实在不要儿子/儿子自己来了/"无后主义"的招牌/于今挂不起来了!

> 譬如树上开花/花落偶然结果/那果便是你/那树便是我/树本无心

[1] 章锡琛. 新性道德讨论集[C]. 上海:开明书店,1925:17-18.
[2] 周作人. 周作人散文钞[M]. 北京:开明出版社,1994:16.
[3] "私淑"指未能亲自受业但敬仰其学术并尊之为师之意。按费孝通的说法,"蔼理士之学确乎不失为潘先生毕生学术思想的一个重要泉源"。
[4] (英)蔼理士. 性心理学[M]. 潘光旦,译. 北京:商务印书馆,1997:625-626.

结子/我也无恩于你。

　　但是你既来了/我不能不养你教你/这是我对人道的义务/并不是待你的恩谊/将来你长大时/莫忘了我怎样教训儿子：

　　我要你做一个堂堂的人/不要你做我的孝顺儿子。

这首诗在《每周评论》上发表之后，立即引起很大的反响。有位汪长禄先生读了之后，认为胡适对"孝"的批评，把亲子关系弄得不平等了，于是写了封信，与胡适讨论。胡适在回信里解释说：

　　我们糊里糊涂的替社会上添了一个人，这个人将来一生的苦乐祸福，这个人将来在社会上的功罪，我们应该负一部分的责任。说得偏激一点，我们生一个儿子，就好比替他种下了祸根，又替社会种下了祸根。他也许养成坏习惯，做一个短命浪子；他也许更堕落下去，做一个军阀的走狗。所以我们"教他养他"，只是我们自己减轻罪过的法子，只是我们种下祸根之后自己补过弥缝的法子，这可以说是恩典吗？

胡适不赞成把"儿子孝顺父母"作为一种"信条"。他与鲁迅一样，举出易卜生戏剧《群鬼》中阿尔文遗传于儿子欧士华梅毒的例子，他说：

　　即如阿尔文一生纵淫，死于花柳病，还把遗毒传给他的儿子欧士华，后来欧士华毒发而死。请问欧士华应该孝顺阿尔文吗？若照中国古代的伦理观念自然不成问题。但是今日可不能不成问题了。假如我染着病毒，生下儿子又聋又瞎，终身残废，他应该爱敬我吗[1]？

在鲁迅、胡适、李大钊、陈独秀等这些新文化运动主将的作品中，我们都可以找到优生的论调，由此看来，优生学可以说是新文化运动中一种非常重要的思想资源，也是他们用来反对中国传统文化中以"孝顺"为核心的亲子观念的一种武器。

4.1.3　"不孝有三，无后为大"？

　　上述鲁迅和朱自清的两篇文章典型代表了新文化运动期间激进知识分子对中国传统生育观念、父权观念的批判，他们批判的逻辑起点恰恰是生物学的、是优生学的。优生学在这里成为一种评判传统道德理念是否适合于

---

[1]　胡适.胡适作品精选[M].武汉：长江文艺出版社，2005：214-219.

人的发展、种族的发展、社会的发展的科学标准，在它的拷量下，传统的观念，特别是孝的观念、多子多福的观念暴露出其严重的缺点，成为新文化运动中必须要推翻的东西。但在另外一位优生学研究者潘光旦的眼中，这些传统却并非一无是处，反而具有非常重要的"优生"价值。为此，不免要引发起一场学术的争论了。

潘光旦1924年8月在美国纽约长岛冷泉港优生学记录馆做研究的时候写了一篇文章《中国之优生问题》，后来发表在《东方杂志》第21卷第22号（11月24日）上。文章在"西化东渐以前中国优生状况之已然"部分介绍了在西学东渐之前中国社会生育调控的状况，指出古代中国的人口受到自然选择和文化选择两种机制的影响。对于自然选择而言，潘光旦特别提出古代中国婴儿的死亡率高并非是一件坏事，因为"选择的死亡而为婴孩之死亡，则其选择之效用愈大；盖不特社会可减少一时之经济负担，而种族更可得比较永久之正本清源之利；死亡愈早，则其弱质向下推递之机会愈少也"。

对于文化选择而言，潘光旦特别提出"不孝有三，无后为大"这句话所代表的中国"反个人主义之家族主义"具有一定的优生价值。他说：

> "不孝有三，无后为大"之八字诫命使二千年来作人子者受尽委屈，事诚有之；然在种族方面，因此而得一源远流长之绝大保障，则亦为不可掩之事实。

潘光旦认为结婚之目的有三种："宗祀之传联，家长之侍奉，个人之幸福"。而"宗祀之要求最重要，自不待言；无后为三不孝之尤，而孝固'为人之本'也。家长之侍奉次之。个人之幸福居末，有时或竟不成为目的之一。此固常识，无须多赘。"

潘光旦继而对中国传统社会"门当户对"的择偶观念、科举的人才选拔制度等俱加以细致的分析，指出它们合乎优生的地方，就是对潘光旦自己也认为"弊多利少"的娶妾制，和正在国内被鲁迅等人猛烈抨击的妇女"贞烈"观念，潘光旦也能找出其优生的效用。他说：

> 贞女矢死靡佗与无子息之青年寡妇苦节不改嫁，或竟为反优生的。第就大体而论，节烈之揄扬鼓励殊不无实际的效用。节烈的理论根据为道德的，伦常的；然其实际之功用在图家庭之巩固与社会之治安，而其最后之得力处，尤在使子弟得一稳称的发育之地盘，使种族沾久长之

利益,谓其一无优生之效,容有未可〔1〕。

潘光旦同样认为中国人传统崇尚"多子多孙"的生育观念"只求其数量之加多,而忽其品质之化善"存在问题。但他以为西方社会所存在的那种精英知识阶层人口出生数量少,贫困阶层人口出生数量多的现象并未在中国出现。他说:

> 不论贵贱贫富智愚贤不肖,无不遵多男子宜子孙之古训,而尽量生殖;结果,一切阶级之人口支配不致发生轩轾,换言之,即未尝有近代欧美社会之现象,即儿女之数与生活程度成一反比例是。统计无可查,而此种观察之大致不谬,可断言也。进一步言,作者且疑向来中国之生殖率不特非反选择的,时或选择的,其媒介物则多妻也。有力多娶妻妾者不为皇室,即为富贵之家,而皇室及富贵之家之血统比一般人民为良善,则西方治优生统计者已证实之(戈尔登 Galton、霭理士 Ellis、乌资 Woods)〔2〕。

在介绍了中国传统文化中许多有利于优生的选择因素后,潘光旦在"西化东渐以后中国优生状况之将然"这一部分内容里对近期西方传入的几种文化因素,特别是新文化运动(潘称之为"新思潮运动")中传入的思想观念,及其对中国社会优生状况可能的影响进行了分析。这些观念包括环境论、个人主义与社会主义、德谟克拉西三种。

所谓环境论,即认为"改良环境一端即足以促社会之永久进化"的思想,其根源为进化论中的新拉马克主义。潘光旦以为,近来"不顾体气之医疗方法,不问天资之教育制度,不加限制之慈善事业"都是环境论者的主张所致,而这些,又都是违反优生之原理的。潘光旦发现:"自西方归来而未受生物学训练之中国社会学者大都信仰环境论〔3〕","习他科者一般之印象亦大率趋向是说","其他兢兢于学步而急切不择者,无论矣"。

---

〔1〕　潘光旦.西化东渐及中国之优生问题[C]//潘乃穆,潘乃和.潘光旦文集(第1卷).北京:北京大学出版社,1993:266—287.

〔2〕　这一点他后来在 1949 年出版的《优生原理》中进一步说明,认为中国人儿女之数亦未与教育程度成反比例,他称:"在中国,教育的机会不但不减少子女,并且足以增加子女,至少可以增加子女的人数。"这一点,在注释中显示来自格瑞芬(J. B. Griffing)所著《中国人中教育与子女多寡之关系》,见于美国《遗传杂志》1926 年第 17 卷第 9 期,第 331—336 页。

〔3〕　从笔者所阅读的材料看,著名心理学家郭任远可算是潘光旦所言的"环境论"在近代中国的代表人物,他深受美国行为主义心理学思想的影响,反对心理的遗传学说,代表作为 1929 年所著的《心理学与遗传》(商务印书馆出版)。

个人主义与社会主义,虽然这是两种相互对立的思想,潘光旦却认为它们"均与中国原有之家族单位主义背道而驰"。在他的眼中,个人主义:

> 其极端者以个人为神圣不可侵犯;其对于社会及种族之责任心薄弱;其行为举措虽可与一时之环境不发生纠葛,而社会终必蒙其危害,盖一己自由幸福之欲望既深,其不甘于家庭与子女之束缚乃自然之趋势;而社会之害,更有甚于绝种者乎?

优生学是以生物进化中的种群思想为理论基础的一种学科,所重者不为个体之生存与幸福,而在于种群之繁衍与扩展,所以个人主义与优生学存在冲突自是必然。在潘光旦眼中,注重集体利益的社会主义也与优生学存在冲突,因为社会主义认为"环境万能与人类均等",这样的一个"大前提"与优生学所强调的"人有差等之分",遗传在决定人类性状与行为中起重要作用这样一个前提显然是难以调和的[1]。

被译为"德谟克拉西"的民主思想在新文化运动被称为"德先生"而深受推崇,可是在潘光旦那里,它也是与优生学存在冲突的,"德谟克拉西可以批评之处,亦与社会主义同"。

潘光旦不仅从优生角度宣扬中国传统思想的好处,还从优生角度来批评新文化运动期间作为旗帜的个人自由主义、社会主义与民主思想,这不能不说是对当时新文化思潮的反动。其观点受到周建人等人的质疑和批评,自然是免不了的了。

潘光旦 1924 年 8 月写好《中国之优生问题》投寄给《东方杂志》的同时,还给周建人写了一封信,请他"写一个批评"。

20 世纪 20 年代的周氏三兄弟,都是对优生学非常感兴趣的,特别是周建人,1921 年到上海后,发表了大量关于优生、节育、性、恋爱、婚姻、妇女问题的文章,还编译和撰写了《性与遗传》、《进化论与善种学》等书籍。1924 年正在美国优生学记录馆从事优生学研究的潘光旦一定将他引为同道了,所以《中国之优生问题》成文之后,潘光旦即请周建人来做批评。

正在新文化运动中以遗传学、优生学等西方科学知识为武器来猛烈抨

---

[1] 奇怪的是,在近代西方优生学史中,皮尔逊、罗素、萧伯纳等优生学家或支持优生学观点的人还有不少都是社会主义制度的支持者或同情者。大略一种社会思想总是存在着被不同视角理解的可能性,潘光旦年轻时候所理解的社会主义,显然有一定的偏颇之处。

击旧传统、旧道德的周建人,看到潘光旦这篇居然以优生学来卫道的文章,自然不能沉默了。他的《读〈中国之优生问题〉》发表在《东方杂志》第 22 卷第 8 号上。

潘光旦认为"不孝有三无后为大"这种"反个人主义之家族主义"具有优生价值,周建人却从"今日对于民族前途应取的理想在质的优秀,不在盲目的量之增多"这一民族优生学的角度出发,认为"'不孝有三无后为大'这一理想不特无益于民族的将来,而且是有害的"。所以:

> 中国的不孝有三无后为大的话,到今日科学昌明的时代,决不值得来提倡,提倡的结果毫无利益,至多不过使人口盲目的增多而已。其次这教训还有两种弊害,一是增加无谓的压迫,一是给不良分子也非繁衍不可的激励,如由优生学的见地说,是反优生的。

为什么同样一句古训,潘光旦认为具有优生价值,周建人却以为是反优生的呢? 把他们的主要观点罗列出来,做一下比较,可以看出两方主要的差异所在。

讨 论 焦 点	潘 光 旦	周 建 人
不孝有三无后为大这一古训是否有优生价值?	这种传统的家族主义有利于优生。	它所代表的家族主义有害于优生。
中国婴儿高死亡率是否具有选择意义?	中国婴儿的高出生率与高死亡率相结合,具有选择价值。	婴儿高死亡率主要在于经济与环境原因,无选择意义。
不同社会阶层子女数量存在差别的选择效果是什么?	中国传统社会士大夫等精英阶层子孙多于普通人,具有选择意义。	社会中上等阶层的人,不一定是遗传素质上优良的,门第主义亦无优生价值。
个人自由主义是否有利于优生?	个人主义视生产为畏途,视婚姻为儿戏,自由恋爱无优生价值。	个人选择以对方的美丽、敏捷、强健、勇敢为标准,具有优生价值。

针对潘光旦对传统观念的辩护和对五四时期特别流行的个人主义与社会主义的担心与批评,周建人一一进行了辩驳。他最后的反问尤其有力:

> 中国的家族主义,门第主义,科举制度,甚而至于节烈贞操,既然都是合于优生学的,那么这样合于优生学的制度行了几千年,中国民族一定应该进步了,现在中国人的文明创造力怎样,和别国生存竞争的能力又怎样呢? 这大概无论何人都不敢说中国民族现在是最强盛的民族

罢,然则数千年来所行的合于优生学的制度效果在哪里呢?[1]

对于周建人的批评,潘光旦当时写了一封信表示感谢,直到3年之后,也就是1927年他把几篇文字都收入《人文生物学论丛》并在新月书店出版的时候,才又写了一篇"读《读〈中国之优生问题〉》"的文章"答周建人先生"。在这篇文章中,潘光旦强调他自己对于中国旧制度的态度,并非无条件的提倡,而是采取一种"谅"和"允"的态度,把它们对于优生的价值揭示出来。他说:

> 我对于旧制度——若"无后为大不孝"、"女子无才便是德"、"婚姻父母主裁"、"科举取士",等等——的根本态度,无非是一个谅字和一个允字。这几个制度,从种族卫生的立足点看去,似不无相当的价值;我那篇文章的目的之一,就在把这种价值,不拘多少,指点出来,请攻击他们的人笔下留情,决不是有意要不加条件地提倡他们。所以我一则曰,"塞翁失马,安知非福";再则曰,"亦不无功德可言";三则曰,"尚不无抵偿之影响"。

在文章具体的讨论内容中,潘光旦又举出更详细的数据说明婴儿死亡率的淘汰价值、阶级与智力具有相关性、天才与健康具有相关性,以回答周建人的批评,并指出周建人原文中所用非常多的"往往"、"许多"、"不一定"等语词的不精确之处。

1925年6月,潘光旦在读了周建人发表在《妇女杂志》第11卷第4号中的文章《恋爱选择与优生学》之后,结合自己在3月份参加纽约举行的第6次万国生育限制会议的情况,又写了一篇《生育限制与优生学》的文章,与周建人又一次进行了讨论。

在这篇文章中,潘光旦批评当前的生育限制运动,称"四五十年来的生育限制运动,大部分是顺着感情的而不合乎理性的。故其目下的成绩,自优生学方面看去,似乎弊窦多而实惠少"。他还重复其在《中国之优生问题》中的一个结论,即"优生学者并不反对生育限制本身,特其目下之宣传方法,及流行后在西方已然之结果之显然为反选择的,则百喙莫辩"[2]。

---

〔1〕 周建人.读《中国之优生问题》[J].东方杂志,22(8):15-22.
〔2〕 潘光旦.生育限制与优生学[C]//潘乃穆,潘乃和.潘光旦文集(第1卷).北京:北京大学出版社,1993,349-353.

　　自从 1922 年山格夫人访华之后,生育节制运动的宣传和推行在中国社会广泛地开展起来。新文化运动期间生育节制的提倡者包括胡适、张竞生、周建人等许多人,胡适在没生儿子之前提倡"无后主义[1]",张竞生大力提倡避孕知识及药具的使用[2],周建人则在担任《妇女杂志》编辑期间编辑发表了大量关于妇女问题的文章,他们都把生育节制看成是促进妇女解放非常重要的一个手段[3]。

　　因为潘光旦是一位优生学家,所以当代的一些学者就认为他必然也是早期节制生育运动的提倡者。如南京医科大学的张慰丰先生在《优生学发展述评》一文中称,潘光旦在"30 年代提倡节制生育、限制人口、禁止血缘相近的男女'内婚'和早婚,以及指出同姓和表亲结婚的害处"[4];冯永康先生在《中国遗传学史》中也称他:"不仅向国人介绍和宣传优生学的理论,还提出节制生育、限制人口,禁止血缘相近男女的'内婚'和早婚,以及同姓、表亲结婚的害处等观点。[5]"但从前述潘光旦的文字中我们可以看到,他的优生主张不是那么简单的[6]。

　　由于传统观念理解与解释的多维性,优生问题本身的复杂性,潘光旦和周建人两个人非常有限的讨论并没有把"不孝有三无后为大"是否具有优生价值这样一个问题说清楚。新文化运动之后,节制生育和限制人口这些重要的社会问题,则成为后来中国近代人口学和社会学重要的研究对象。总体而言,中国近代著名的人口学家,如陈长蘅、陈达、许仕廉、吴景超、吴泽霖、柯象峰、董时进、孙本文等都是主张生育节制的,不过每个人的见解,有激进和缓和之别,从他们的人口学论著中也可以发现,优生问题也都被这些

〔1〕　对于胡适之"我不要儿子,儿子自来了"的无后主义论调,潘光旦曾说:胡适之这样的人才不要儿子,那么谁才有资格要儿子?

〔2〕　张竞生是在中国提倡节育较早的人,他在《美的人生观》中不无委屈地说:我于三年前看见我国人猪狗似的繁育,为父母者仅知射精受孕,无教无养,以致孩子男成为盗,女变为娼。那时尝极力提倡生育限制法,大受社会的咒骂。不一年间美国山格夫人来华提倡同一的论调,前时骂我的报纸竟一变而为欢迎山格夫人的主张了。实则我的学理比山格夫人高深得多。但我被侮辱,伊享盛名,所以不同的缘故,因为伊是美国的女子,我是中国的男人(见《张竞生文集》,广州出版社,1998 年版,第 81 页)!

〔3〕　谢德铣.周建人评传[M].重庆:重庆出版社,1991:85-86.

〔4〕　张慰丰.优生学发展述评[J].南京医科大学学报(社会科学版),2001(3):57.

〔5〕　谈家桢,赵功民.中国遗传学史[M].上海:上海科技教育出版社,2002:39.

〔6〕　具体讨论内容可见笔者《潘光旦先生对生育节制等问题的看法》一文,载《中国优生与遗传杂志》2006 年第 12 期,第 130—132 页。

社会学家在研究中予以充分的关注。潘光旦和周建人在讨论中涉及的另外一些问题,如阶级与智力的相关性、婴儿死亡率与优生的关系等不要说在当时是非难辨,就是一直到今天仍然在遗传学和优生学存在广泛的争议。

当然,尽管存在着中国传统观念是否有利于优生的争论,潘光旦与周建人在对于优生学的提倡和重要性的强调方面还是一致的。他们都要求对中国当时的婚姻制度进行改革,都强调父母在生育问题上的责任,以避免产生遗传素质低劣的后代,这正是优生学传播最兴盛的 20 世纪 20、30 年代学者们最普遍的主张[1]。

4.2 妇女解放与优生学

在《中国之优生问题》中,潘光旦担心"西化东渐"之个人主义、社会主义,以及被称为"德谟克拉西"的民主思想会有碍于中国"有后主义"的优生传统。除此而外,新文化运动中还有一种思潮看来与"有后主义"的优生观也存在着明显的冲突,那就是妇女解放运动。

妇女解放运动又称女权主义运动,它所提倡的是男女平等、男女平权,从清末开始,康有为、谭嗣同等就极力鼓吹,更有秋瑾、吕碧城、张竹君、唐群英等身体力行[2],但这些早期少数知识分子对于中国长期以来"男尊女卑"传统的突围却只有象征意义,不足以使中国广大的妇女真正觉醒和从传统的束缚中解放出来。直到新文化运动开始后,在易卜生的戏剧、爱伦凯的学说影响下,在陈独秀的《新青年》、章锡琛的《妇女杂志》鼓吹下,在蔡元培等人男女同校实践的推动下,妇女解放运动才在近代中国轰轰烈烈地开展起来。

4.2.1 妇女解放与生育问题

中国近代妇女的解放问题目前已有非常多的学者进行研究,如昌美颐、

---

〔1〕 当然,到了 1948 年周建人写《优生学与种族歧视》一书而对优生学进行全面批判的时候,他对优生学的主张已完全变了。
〔2〕 张莲波.中国近代妇女解放思想历程[M].郑州:河南大学出版社,2006:172 - 210.

郑永福的《中国妇女运动(1840—1921)》[1],何黎萍的《民国前期的女权运动(19 世纪末至 20 世纪 30 年代初)》[2],陈文联的博士论文《五四时期妇女解放思潮研究》[3]等。这些研究揭示了中国近代妇女解放运动在多个层面的开展情况,并对妇女解放运动给予了积极的评价。如陈文联的博士论文《五四时期妇女解放思潮研究》把五四时期妇女解放思潮的主要内容总结为张扬女子独立人格、吁请男女平等教育、争取男女社交公开、探求女子经济独立、倡导婚姻变革、鼓吹家庭改制等六个方面,将其历史作用归纳为石破天惊的思想启蒙运动、追求人的近代化的进步思潮、传统妇女观的全面动摇与变革、妇女地位的全面改善与提高、无产阶级妇女运动和无产阶级革命事业之准备等五个方面。

确如学者所揭示的那样,中国近代的妇女解放运动对于中国近现代的社会转型具有重要的历史意义,也是对中国长期以来"男尊女卑"传统的重要批判和冲击。但妇女运动中所宣扬的一些主张或口号也有一些非理性的冲动的成分,特别是激进的女权主义者所提倡的独身主义、恋爱至上、逃避生育责任的主张,在当时的一些优生学家眼中,就是存在着很多严重的问题。

如前一章所言,妇女运动中的男女社交公开、男女同校、婚姻自主是有利于促进"恋爱结婚"的,这在周建人眼中正是容易形成所谓的"合乎善种学的婚姻",因而是有利于优生的。但是一些激进的女权主义者要求女性不仅像娜拉(易卜生《玩偶之家》的主人公)那样从家庭中"走"出来,而且还要求从生育的责任中解放出来,这当然是潘光旦等优生学家所极不愿接受的。总的来说,受到优生学家批评的女权主义主张主要有以下几个方面。

其一,追求绝对的男女平等,把男女平等理解为男女同一。

对男女平等的追求,根源在于传统社会中男女的不平等地位。即:

　　　　昔日之女子,职业,不与焉;教育,几不与焉;政治,绝对不与焉;举凡男子可以加入之社会活动,女子均不与或几不与焉。反之,家庭经

〔1〕 吕美颐,郑永福.中国妇女运动(1840—1921)[M].郑州:河南人民出版社,1990.
〔2〕 何黎萍.民国前期的女权运动(19 世纪末至 20 世纪 30 年代初)[D].北京:中国社会科学院,1996.
〔3〕 陈文联.五四时期妇女解放思潮研究[D].长沙:湖南师范大学.2002.

济,唯女子是问;性道德,唯女子是问;生男育女,传宗接代,唯女子是问;举凡役使隶属之事,男子所不屑为甚或不屑措意者,唯女子是问[1]。

有这样的不平等现象的存在,在追求个性解放的运动中,自然有女权主义者起身来争取男女平等之权益。但问题在于,怎么样才算得平等? 男女在社会和家庭中的分工是否有可能得到绝对的平等? 某些看上去是平等的现象是否暗含着真正的深刻的不平等,抑或对于女性自身及社会来说具有巨大的隐忧?

这些问题的回答,在潘光旦1931年所著的《妇女解放新论——介绍英人蒲士氏的学说》中都可以找到。蒲士(Meyrick Booth)在《妇女解放新论》一书中对于妇女解放运动所产生的各种问题一一加以分析,潘光旦介绍了此书的主要观点并作了评述。

女权主义者竭力要把女性从家庭的"奴役"中解放出来,而获得与男子一样的工作机会。蒲士却说:

一个女子,自朝至暮,为了一个不相干的男子,在一间又热又闷的办公室里工作——据说是"自由"的。另外一个女子,为了自己工作,为了自己心爱、自己挑上的男子工作,工作时间又并没有多大限制——据说便是一个"奴隶"。痴人说梦,一至于此[2]!

近代的新女子不但并不能不扶自直,从心理方面看去,并且恰恰相反。她依赖男子的程度,自昔已然,于今为烈。生活的男女两方面里,女性方面的受男性理想、观念、标准的包围征服,再没有像今日的这般厉害的[3]。

蒲士此说,不无偏颇之处,但也确击中了近代女权主义者的要害之处。近代妇女解放运动虽有重要的社会与历史意义,但它确实是跟着男性的步子亦步亦趋的。这样的"女权运动"被称为"男化运动"一点儿也不过分。相

---

[1] 潘光旦.平等驳议(1928)[C]//潘乃穆,潘乃和.潘光旦文集(第2卷).北京:北京大学出版社,1994:361.
[2] 有一位女士曾请潘光旦介绍工作,潘自忖:与其介绍一有薪水而短期者,毋宁介绍一无薪水而可终身行之者,于是把她介绍给一位同事做夫人。成礼之日,潘光旦说起这段姻缘,引起哄堂大笑(见《潘光旦文集》第11卷,第157页)。
[3] 潘光旦.妇女解放新论——介绍英人蒲士氏的学说[C]//潘乃穆,潘乃和.潘光旦文集(第2卷).北京:北京大学出版社,1994:422.

对而言,当今的女性主义视角却与之不同,女性主义在争取女性权益的时候更多关注女性本身的发展要求,对"男化运动"采取一种批评的态度[1]。

与男性相比,女性确实容易感受到生产的痛苦和养育子女的艰辛,为此,一些并不太激进的女权主义者要求和男子一起平等分担这种家庭生活的重担。对此,优生学家又有何话说呢?

潘光旦 1939 年在一篇《妇女与儿童》的文章中说:

> 妇女与儿童是两种有密切的有机关系的人,所谓有机关系,我们可以用三个字概括起来:生、养、教。生,显而易见是妇女的责任居多,在这一点上要讲男女平权,事实上是不可能的,除非真有一天,生物学可以发展到一个程度,实行所谓体外生殖,就是,像体素的培殖一般,让男女两性的生殖细胞,在玻璃管与玻璃缸的人工环境内,配合发育起来。生产时节的辛苦,也不是男子所可分减的。

潘光旦继而说道,"养,至少是初期的养,就自然的安排的说,当然也是妇女的一种辛劳"。教,虽说是"养不教,父之过",但"儿童最初八九年里生活的训练与习惯的养成,其实还是在母亲的手里"[2]。潘光旦认为,妇女在子女的养育中,辛劳和责任都较男子为重,他把这种状况看成为一种自然的现象。

潘光旦的《妇女与儿童》1939 年在《今日评论》杂志上发表之后,分别有张敬女士的《智识界妇女的自白》、林同济先生的《优生与民族》、陈佩兰女士的《妇女与儿童抑父母与儿童》在《今日评论》上发表,与之讨论。三篇文章侧重点各有不同,总的来说,还是批评潘光旦把生育的责任赋予妇女太多,忽视了女性在事业和学业上发展的要求。此后,潘光旦又写了一篇《关于妇女问题的讨论》作为回答。

这时候一些关于妇女问题的讨论,已经不像是妇女解放运动初期那样激进和激烈了,通过女权主义早期的斗争,妇女的权益至少在法律上得到了充分的保证。但在具体的家庭问题上,需要解决的问题还很多,且现代社会

---

[1] 女性主义与女权主义同作为 feminism 的汉译词,含意却颇有不同,朱晓敏认为,它们代表了妇女解放运动的不同阶段。见朱晓敏. 由"feminism"的中译引发的思考[M]//章梅芳,刘兵. 性别与科学读本. 上海:上海交通大学出版社,2008:29-32.

[2] 潘光旦. 妇女与儿童[C]// 潘乃穆,潘乃和. 潘光旦文集(第 5 卷). 北京:北京大学出版社,1997:148-149.

本身的弊病亦显露出来。直到现在，中国社会对于男性与女性在社会上的分工和安排仍然存在很严重的问题，女性既要在家庭中从事子女养育的重任，又要在社会上从事一份挣钱的工作。一方面在许多职业方面女性因为性别的原因受到歧视，另一方面社会和家庭同样对女性有工作和职业上的要求。

妇女解放运动的结果如此，得耶？ 失耶？ 真是很难说得清楚。

其二，宣传恋爱至上，甚至要求废除婚姻制度。

潘光旦在 1927 年所做家庭问题的问卷调查揭示了一个非常有趣的结果，在关于"婚姻之目的"这一项调查中，潘光旦设计了四个选项：良善子女之养育；父母之侍奉；浪漫生活与伴侣；性欲之满足。调查的总体结果是选"良善子女之养育"作为婚姻目的的人数最多，占第一位，其次是"浪漫生活与伴侣"，"父母之侍奉"，"性欲之满足"。但如果把被调查者的教育程度考虑进去，则可发现受教育的程度与调查结果有明显的相关性。对于把"浪漫生活与伴侣"作为婚姻目的这一选项而言，小学程度的人无一人把它作为第一选项；中学程度的人则有 26.1％的人把它作为第一选项，位居第三；而大学程度的人则有 47.9％的人把它作第一选项，位居第一。这说明了被调查者教育程度越高，越视"浪漫生活与伴侣"作为婚姻之目的。

潘光旦对此调查结果深为担心，他称之为"一绝不幸之事实"。在对结果的分析时，他特地以字下加点的着重号写出如下的句子：

> 教育之造诣愈深，则其人对于家庭制度应有之观念与信仰愈薄弱；换言之，今日之教育哲学与制度，实根本不利于家庭之存在……
>
> 奈何教育成就已达大学程度，或已大学毕业得有学位者，反视子女为婚姻之次要目的，真是大惑不解！ 我于以知近代之教育哲学与教育制度不特不利于家庭为一种社会组织之存在，抑且不利于种族之绵延也[1]！

潘光旦把这样的结果归罪于近代的教育哲学与教育制度，其实个人主义与妇女解放的思想也与之脱不了干系。近现代中国社会中被视为摩登的

---

[1] 潘光旦. 中国之家庭问题[C]//潘乃穆，潘乃和. 潘光旦文集(第 1 卷). 北京：北京大学出版社，1993：143 - 144.

女子往往也是受教育程度相对比较高的女子,而这些女子对于西方式浪漫
生活的向往和追求自然使她们在做问卷时做出如此选择,正如潘光旦所言,
"以婚姻为儿戏,视家庭责任为畏途",正是美国当时城市生活最普遍的
现象。

　　把"浪漫生活与伴侣"作为婚姻的目的,自然使青年人会产生恋爱至上
的思想。对于自由恋爱的歌颂和对传统包办婚姻的批评正是近代中国新文
化运动,也是妇女解放运动的最强音。爱情的力量有时候是很强大的,子女
的养育、种族之绵延固然重要,但除优生学家外,许多人在恋爱时未必会考
虑这些。

　　更为极端的妇女解放运动倡导者不仅强调恋爱至上,甚至于根据"婚姻
是恋爱的坟墓"这样的名言,宣布要根本废除家庭,废除婚姻制度。

　　持废婚论观点的多是一些有无政府主义倾向的新式知识分子,如存统、
李绰、陈德徵、易家钺、陈顾远等。他们认为,婚姻制度是社会进化的一大障
碍,不废除婚制,便"永远没有光明和乐的日子"[1]。他们还把婚姻看成是
"真爱情的发生"的一大障碍,认为无论旧式婚姻,还是新式婚姻,爱情的维
持都很困难。因此,"为了两性自由结合不受形式的限制,才能发生真爱
情",就必须"废止婚制"[2]。他们也把婚姻制度看成是个性自由与发展的
一大障碍,称"婚姻制度是不适合于'自由的人格'的,所以要反对他"[3]。

　　婚姻无疑会对人的自由产生束缚,甚至于也不利于人的自由恋爱,但它
却是维持人类自身繁衍和种族绵延的不可缺少的一种制度。废婚论如果真
的实行的话,那真是一种"种族自杀"了。再说,这种制度也是人类社会长期
以来发展的一种产物,岂是少数无政府主义者说废除就能废除得了的,废婚
之论在近代中国婚姻史的影响应当是非常有限的。

　　其三,追求晚婚、晚育,甚至于不婚、不育,认为事业的成功比婚姻或生
育的成功更重要。

　　由于中国传统社会女性普遍早婚,而早婚早早地把女性束缚于家庭之
中,既影响其学业与事业的进步,也影响其经济与人格的独立,故而对女性

〔1〕　哲民.废除婚姻问题的讨论[N].民国日报·觉悟,1920 - 5 - 11.
〔2〕　李绰.婚姻何以当废[N].民国日报·觉悟,1920 - 5 - 22.
〔3〕　存统.废除婚制问题[N].民国日报·觉悟,1920 - 5 - 25.

早婚现象的批判成为近代中国妇女解放运动的一大特色。陈长蘅、周建人等也从优生学的角度提出早婚不利于优生和优育。陈长蘅提出早婚之弊是："气血未壮为夫妇者，元气早破，身体必萎，为子女者，先天不强，后天难壮，父母儿女，两败俱伤，个人羸弱，种族不强。[1]"

早婚自是不利于优生和女性的解放，那么晚婚呢，它虽是有利于女性的解放，却未必有利于优生，也未必有利于女性生理、心理健康发育的需要。所以女权主义者晚婚的主张，也受到了潘光旦等人的批评，从男性与女性生理与心理的发育规律看，潘光旦还是提倡适度的早婚。

适度的早婚，而非早育，潘光旦的这种建议，主要是从性学的角度而言的。在年轻人性的问题上，潘光旦既反对"禁欲"，也反对"纵欲"，而提倡"节制欲念"。他说："绝对禁欲既为生理所不可能，放任又为生理与心理卫生所不容许，青年们唯有一面走节制的一条路，一面妥觅婚姻的机会。社会也应当提倡相当的早婚，使节制之期，不致迁延过久。[2]"

那么对于女性而言，到底什么样的年龄结婚适当呢？潘光旦的建议是：

> 迟婚固不相宜，早婚亦不宜无限制：我辈不妨定二十或二十前后两三年为女子最合宜之婚姻年龄。与其谓二十以上与二十五以上，不如谓二十上下，二十五上下，更较妥善(二十五上下，指男子适宜婚龄)[3]。

据 1929 年前后陈利兰对六所女校的调查，梁议生在燕京大学的调查，女子愿意在 20—25 岁左右结婚的最多，女学生主张 25 岁左右的尤多[4]。这里也可以看出，女子对迟婚的认同是受到了近代学校教育的影响。

不婚或独身的主张，在近代的妇女解放运动中，大抵是喊口号的多，而实行者少，或者说只是个人一时的冲动或不得已之言。侯杰、秦方曾以《大公报》几个著名的女编辑、记者为中心，考察了近代知识女性在事业与家庭中的"双重角色"。从研究结果来看，这些女性有的婚姻比较成功，有的则有过离婚的经历或终身独身，离婚与独身的原因都不是不愿过家庭生活，而是

〔1〕 陈长蘅.中国人口论[M].上海：商务印书馆，1928：166.
〔2〕 潘光旦.独身的路[C]//潘乃谷，张海涛.寻求中国人位育之道——潘光旦文选.北京：国际文化出版公司，1997：750.
〔3〕 潘光旦.中国之家庭问题[C].潘乃穆，潘乃和.潘光旦文集(第 1 卷)北京：北京大学出版社，1993：167.
〔4〕 邓红，刘海霞.觉醒：民国"新女性"婚姻家庭观之嬗变——以二十世纪二三十年代对城市女性的调查展开[J].河北大学学报(社科版)，2007(2)：88.

所适非偶或"年光荏苒所遇迄无惬意者,独立之志遂以坚决矣"〔1〕。

　　李宗武在《独身问题之研究》中说:女子之所以被男子征服,主要在于女子担负着生育的任务,而生育的原因就是结婚。要恢复女权,伸张女子的能力,非拒绝婚姻而独立生活不可。他称"人之所以得称'万物之灵'者,就是在能独身"〔2〕。针对这类看法,潘光旦 1937 年曾专门写过一篇《独身的路》对此分析和批评。一般而言,中国人对于性和婚姻的看法是很自然而近人情的,独身从来不被看作一件时髦的事。对于一些少数受过高等教育的女子宣称不婚是为了更好地为社会服务,潘光旦的回答是:

　　　　成家立业,生儿育女,也未尝不是为社会服务,并且是为未来的社会服务,责任更是远大。如以独身为前提,则当代多一女子服务,即斩绝将来可以为社会服务的一个整个的血统〔3〕。

　　因为追求事业的成功而不婚,这是受到优生学家普遍批评的,不过在中国近代史上也有几位杰出的女性,如林巧稚、杨崇瑞、刘云波等,她们虽一生未婚,却投身于中国近代的产科卫生事业,或培养了新一代的助产医生,或亲手接生了成千上万的儿童,有效降低了中国的新生儿死亡率,成为近代中国"圣母"式的人物〔4〕。她们在中国优生学的历史上,也自有其特殊的意义。

　　也有少数健康的女性,虽然结了婚,但却为若干原因而通过避孕的方法不要子女。对于这种态度,我们可以看一下语言学家王力 1943 年在小品文《儿女》中的批评,他说:

　　　　如果你喜欢结婚而又怕生儿子,就等于喜欢吃鱼而又怕口腥。如果你结了婚而还想法子使自己不生儿女,就是既不体上天好生之德,又有负国家顾复之恩,简直是人类的蟊贼了〔5〕。

---

〔1〕　侯杰,秦方. 近代知识女性的双重角色——以《大公报》著名女编辑、记者为中心的考察[J]. 广东社会科学,2005(1): 113-114.
〔2〕　张莲波. 中国近代妇女解放思想历程[M]. 郑州:河南大学出版社,2006:225.
〔3〕　潘乃谷,张海涛. 寻求中国人位育之道——潘光旦文选[M]. 北京:国际文化出版公司,1997:753.
〔4〕　优秀女性的独身让优生学者倍感可惜,但笔者以为这里也暴露了优生学的一个悖论:对于一个未找到可以与之匹配的优秀女性而言,独身"斩绝了一个优秀的血统",对于民族而言是一个损失;但勉强接受一个素质差劲者的求婚,却也违反了择偶择优的原则,在自己的子女中增加了不良的基因,为优生学的原则所不许。这时候,结不结婚,真是两难。
〔5〕　王力. 龙虫并雕斋琐语[M]. 北京:中国社会科学出版社,1982:76.

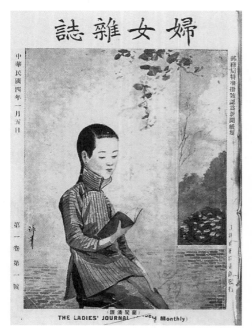

图 4.2　《妇女杂志》第 1 卷第 1 期

其四,批判"贤妻良母"的社会角色、要求儿童公育。

在维新运动和新文化运动初期,"贤妻良母"的女性形象还是很受欢迎和歌颂的。如梁启超等人所言的"新妇观"就是指"上可相夫,下可教子,近可宜家,远可善种"[1]。1915 年 1 月创刊的《妇女杂志》在创刊号发刊时也称:"乃知欧美列强,纵横于世界。非徒船坚炮利也,实出贤母良妻淑女之教,主持于内,为国民之后盾也"。这份杂志在 1918 年 1 月的一则广告中还声明"本杂志以提倡女学,辅助家政为宗旨,而教养儿童之法尤为注意,既足为一般贤母良妻之模范童蒙养正,又为研究教育者所必当参考之书"[2]。1919 年之后,主编《妇女杂志》的虽是提倡优生学的章锡琛和周建人,但杂志已不再把贤妻良母的形象作为宣传和提倡的对象,而是讨论更多的妇女职业问题、离婚问题、产儿限制问题、妇女解放问题,等等。

由于在传统社会,中国妇女一直被束缚于家庭之中,所以到了妇女解放运动时,人们迫切的一个要求便是把妇女从家庭中解放出来。矫枉不免过正,从人类的生育实践看,女性本是适应于家庭生活的,社会也正得益于女性的贤妻良母这一角色的贡献得以和谐和永续的发展。女权主义者对女性的这个形象进行批判,从优生学的角度看,后果不免也是很严重的。

中国传统社会家庭中女性之苦,一个很重要的方面就是多子之苦。读朱自清的散文《儿女》、《给亡妇》便会对此深有感触。要把已婚有子的妇女从家庭中解放出来,儿女的养育就是一个重要的社会问题,所以提倡妇女解

〔1〕　梁启超. 倡设女学堂启[M]//饮冰室合集. 上海:中华书局,1944:116.
〔2〕　大刷广新广告[J]. 妇女杂志,1918.4(1).

放运动者，往往支持儿童公育，希望通过幼稚园和学校，让社会承担更多的儿童养育工作。

儿童公育就是由国家或社会，即公共设立的机关来抚育教养儿童。在妇女解放运动中，儿童公育被沈兼士等人看成是"彻底的妇人问题解决法，处分新世界一切问题之锁钥"[1]。在《时事新报》副刊《学灯》和《新青年》上曾刊载了杨效春和恽代英关于儿童公育的讨论文章，后来沈雁冰、俞颂华、邵力子等人也参与了这场讨论。讨论的诸篇文章后来还被编成《中国妇女问题讨论集续集》在 1927 年出版，恽代英、沈雁冰、俞颂华都是赞成儿童公育的，杨效春则竭力反对，邵力子曾赞成儿童公育，但认为当时的社会并未到实行的时机[2]。

但是一些优生学家们却从儿童生理心理的发育规律上论证，儿童最好的启蒙老师应当就是他的母亲。不仅母乳是孩子最好的营养，就是母亲的抚育也是他人无法替代的。这样的要求自然也是与女权主义者的妇女解放思想存在冲突。

女权主义要求女性从家庭中解放出来，这对于长期以来感受到家庭束缚与压迫的妇女是很有吸引力的。但是女人天生对做一个贤妻良母别有一种依恋，所以处于这种传统与现代思想冲突中的妇女常有非常矛盾的心理[3]。在茅盾主编的《中国的一日》[4]中有全衡女士的一篇文章《女性的徬徨》，正可以反映这种矛盾的心理。

全衡女士记下在 1936 年 5 月 21 日发生的事，她的姐姐最近给她写信，总有这样的句子："孩子们是女人头上的一付最重的枷锁，它桎梏得我动弹不得"，"十年的奴隶生活过得够透了，我想飞"，"我要做个'堂堂的人'"……可是她发现当姐姐和姐夫一起来时，姐姐根本不提信上的话。当她问："姐姐，到底怎么样？"姐夫冷冷地加上一句："吹了个美丽的肥皂泡。"晚上去看卓别林的《摩登时代》，最后一个"走向光明的大道上"的镜头让她很激动地问姐姐："你看人家都在'光明的大道上'走着，只有你，连想想也随即用自己的手把

〔1〕　张莲波.中国近代妇女解放思想历程[M].郑州：河南大学出版社，2006：222.
〔2〕　梅生.中国妇女问题讨论集续集[C].上海：新文化书社，1927：7~71.
〔3〕　叶舟所编的《给姐妹们》中收录了当时女性关于思想、生活方面讨论的书信，其中亦反映出女性那时的困惑。见叶舟.给姐妹们[M].上海：光明书局，1946.
〔4〕　茅盾等人受到高尔基所征集编成的《世界的一日》所启发，发起了对"中国的一日"之征文活动，《中国之一日》记录了中国近代社会的各种状况，成为近代史研究的宝库。

眼睛掩上了。"姐姐闭上眼睛,好半天才低声地说着两个字:"矛盾!"〔1〕

4.2.2　潘光旦的新母教

中国近代的妇女解放运动,使男女获得了法律上的平等,推进了男女社交的公开,使女性获得了平等的受教育机会,促进了女性人格的独立,它的意义是非常重大的。但是其中也有一些激进的女权主义的主张,要求女性完全从家庭中走出来,投身于事业的成功,而摆脱生育的责任和义务,这一点在优生学家看来却也有莫大的隐忧。如何把女性的解放与优生的目的结合在一起,既可使女性得以在社会和家庭中得到充分的发展机会,又可使新一代的儿童充分得益于母亲的关怀和哺育呢? 潘光旦所提出来的"新母教"的主张可以说是一种建立在优生学理论基础之上的女性生育与教育观。

1942 年 4 月 4 日儿童节,潘光旦应昆明广播电台之邀,在广播中介绍他的"新母教"一题,继而在 5 月 3 日《云南日报》上全文发表这一广播稿〔2〕。他的"新母教"主张分为五个部分,即择教之教、择父之教、胎养之教、保育之教、品格之教。下面我们来对此主张进行具体的分析。

4.2.2.1　择教之教

所谓"择教之教",简单地说,就是提倡在女性的教育中增加母教的内容,即"教女子如何做母亲"。早在 1933 年时,潘光旦就结合对女权主义的批评,在《儿童教育》杂志上发表《父母教育与优生》一文,他说:

> 常见新式受高等教育的女子,在未嫁与未生产以前,是一位富有侵略性的女权论者,及到已嫁已生产之后,却一变而为一个很温良恭让的贤母良妻。这显然是她的女性和母性得所位育,得所安放的结果;但因为这种结果并不是预期的,而多少是"实逼处此"后的一种反应,所以迟早会感觉到事前毫无准备事后不能应付裕如的痛苦〔3〕。

而这一问题的症结在哪里呢? 潘光旦以为这是近现代教育的弊病,现行的教育只要求学生适应当时的社会,而不教给学生将来做人父母的准备,

〔1〕　全衡. 女性的徬徨[C]//茅盾. 中国的一日. 上海:生活书店,1936:345–346.

〔2〕　民国时期,3月8日为妇女节,4月4日为儿童节,5月8日为母亲节。潘光旦认为,把这三个节日排在一起,是"很合自然,很合逻辑的","决不偶然的,而有深长的民族意义存乎其间"。

〔3〕　潘光旦. 父母教育与优生[C]//潘乃穆,潘乃和. 潘光旦文集(第8卷). 北京:北京大学出版社,2000:492.

他说：

> 现在高中和高中以上的所谓教育，只教人如何做一番社会事业，说得小一点，只教人如何找一种职业，再小一点，只教人学一套吃饭本领，并没有教人如何做父母，更没有教女子如何做母亲。师范教育也是一样的不着边际，它只教人如何做别人家的儿女的老师，没有教人如何做母亲，做自己的子女的老师。

针对这种状况，潘光旦提出的主张是：

> 要求在高中和高中以上的学校里添设种种和新母教有关系的课程[1]。"学养子而后嫁"在从前是一句笑话，从新母教的立场看，却是一条原则，一种金科玉律。儿女的生、养、教是非于结婚以前有充分的学习不可的。这就是我所谓的"择教之教"。我们在高中和高中以上的青年，特别是女青年，要有这种坚决的要求，要选择她们所认为最有意义最有价值的教育，要认定做父母，特别是做母亲，应有充分的学识和态度上的准备[2]。

潘光旦的这种女性教育主张，是他一贯的意见，在抗战以前就经常在女青年会或妇女协会邀请的会议上演讲。在抗战以后也是只要碰到三八妇女节和儿童节就会撰文对现行教育中不注意女性教育特殊性的状况进行批判。那么那个时代的女性，特别是青年学生，是否赞同他的这种特殊的"女性主义"教育观呢？从当时记者对潘光旦的采访和一些回忆录的记载看，潘光旦的这种主张是会经常挨骂的，特别是他常辨析的"不孝有三无后为大"、"女子无才便是德"这些话，很让一帮"摩登的妇女们"不满意，因此群起而攻之。有趣的是，虽是经常挨骂，他却又经常受女青年会或妇女协会的邀请去讲这些东西，会上虽唇枪舌剑，辩论不休，但双方却都是受用这种讨论的。潘光旦的意见是："骂尽管她们骂，说还是得说，终归她们总会信服的，只要说得有道理。[3]"

---

[1] 英国有学者辛克莱曾提倡设立"结婚的学校"，同样强调对年轻男女进行婚姻、性、生育等方面的教育。见(英)辛克莱．婚姻与社会[M]．雯若女士，译．上海：天马书店，1934：85 - 86.

[2] 潘光旦．新母教[M]//潘乃谷、张海涛．寻求中国人位育之道——潘光旦文选．北京：国际文化出版公司，1997：756 - 757.

[3] 见《清华暑期周刊》记者．教授印象记：潘光旦[J]．清华暑期周刊，1935(10)．鲁孚．教育界人物志：潘光旦教授[N]．北平晨报，1936 - 12 - 13/16．张凤新．怀念潘师光旦先生，回忆"家庭问题"概况[C]//潘乃穆，等．中和位育——潘光旦百年诞辰纪念，北京：中国人民大学出版社，1999：148 - 149.

　　女性的教育即女学从清末开始就有人提倡和实行,许多人把振兴女学看成是解决中国近代诸多问题的重要手段。据统计,到1909年,全国已有女学堂308所,学生14 054人,到了1916年,受初等、中等教育的女子共有172 724人(四川、贵州、广西三省除外)[1]。这样繁荣的"女学"的课程到底有什么特殊性呢? 在新文化运动之前的女学课程中有诸多家政之类的学问,但在新文化运动之后,特别是在男女同校之后,这类课程则大多被废止了。为女性所开设的课程不再有特殊性,女性与男性一样在学校里接受为未来职业与事业的发展所需而提供的知识和学问,一直到现在,还基本上保持这种局面。生男育女的学问是否需要在学校期间就进行专业的指导呢? 这种学问与职业对知识和技术的需要相比,哪一个更重要呢? 笔者从事专业的生物学专业教学工作多年,常接受父母关于儿童养育及教育方面的咨询,对当下父母在儿童教与养方面知识的缺乏,以及这种缺乏导致的儿童心理发展的严重后果深有体会。在这一点上,潘光旦所提出来的"择教之教"确实是值得我们反思的。

　　潘光旦的同时代人,也有不少对妇女教育发过议论的,其中正确而合理的意见很多,但也有一些似是而非的意见,常容易起到误导的效果。如1931年的《申报》上有一篇《爱国女校欢迎新校董记》,记述校董褚民宜在爱国女校的演讲。这个褚民宜说中国虽有四亿人口而不识字者太多,原因就是"女学不发达,子女在家庭中无识字之机会"。他以玫瑰与乱草来比喻人种优劣之分,称:"先天佳者犹种子良,后天佳者犹植地肥,二者俱佳,始有美花。若父母无知识无教育已是种子不良,既生子女,又不教育,直成一种乱草而已。四万万同胞,有三万万是乱草,中国如何不糟[2]?"

　　褚民宜称"先天佳者犹种子良,后天佳者犹植地肥"虽是不错,但把"父母无知识无教育"看成是"种子不良"则混同了先天与后天的差别,是大有谬误了。在陈鹤琴所做的学生婚姻调查中,当调查已婚的学生对其妻子有哪些不满意的地方时,139名被调查者中竟有86人选了"缺乏知识"这一项,以61.87%的比例位居第一,而选择"性情不投"、"身体薄弱"、"貌丑"等作为对

〔1〕　王晓丹.近代中国社会转型与女性婚恋观的变迁[J].牡丹江大学学报,2007(2):34.
〔2〕　俞剑华.爱国女校欢迎新校董记[N].申报,1931-4-3.

妻子不满意原因的却只分别占到 7.91%、2.15% 和 1.43%[1]。由此可知当时的青年人娶妻确实是非常重视对方的文化水平的。在目前所见到的中国近代最早的一份刊登在 1902 年《大公报》上的征婚广告中,征婚者"南清志士"对征婚对象列出三个条件,其中第一条"天足",第三条"聘娶仪式悉照文明通例,尽除中国旧有之陋俗"都没什么奇怪的,第二条却是要求对方"通晓中西学术门径"[2]。更为离谱的是殷子衡 1920 年出版的《中华婚姻鉴》在"结婚资格"中竟然把"不能写普通书信"这一条与"患传染病者"、"疯癫者、残废者"一起规定为"无结婚资格"[3]。

为了求妇女的解放而重视女子的教育是没有问题的,但如果因为女子没有受过现代学校的教育就贬低她的能力和水平,继而在婚姻和择偶中排斥她,那就是大错特错了。潘光旦的"择教之教"不是简单地提倡让女性接受现代知识教育,而是强调在教育中要有性别的区分,针对男学生有适应于男性未来发展的男性教育,针对女学生要有适应于女性未来发展的女性教育。在针对女性的教育中,尤其要有一些为她们未来做母亲而需要的知识。

潘光旦的这种针对女性的"择教之教",可以说是一种建立在优生学基础之上的女性主义教育观。这种观点是对近代女权主义运动中要求男女教育完全平等的激进观点的一种反动,也是对当时教育中不注意女性教育特殊性的强烈批评。他不是反对近代的女子接受教育,而是强调应当有适应于女性个性和性别特点的女子教育。他批评现行的女子教育是"男性教育的推广,是抄袭了男子教育的老文章,就女子本身说,是无性的(sexless),是精神上受了'幽闭'"。

这种特殊的女性主义教育观特别注重一种"母道的"教育。一个女子走不走"为母之道"固然由她,但"一套比较完整的教育却不能没有这一部分的准备"。潘光旦发现当时的"母道教育"存在着一种"矛盾而可笑的局面",那就是"懂得母道的少数女子不走上母道,而实际上走上母道的不懂得母道教育,即不是不学而用,就是学而不用[4]"。

―――――――――

〔1〕 陈鹤琴. 学生婚姻之研究[M]//东方杂志社. 婚姻与家庭. 上海:商务印书馆,1923:43-44.
〔2〕 张文青. 中国最早的征婚广告[J]. 湖南文史,2003(2):47-48.
〔3〕 殷子衡. 中华婚姻鉴[M]. 武昌:武昌进化书社,1920:23.
〔4〕 潘光旦. 妇女节·儿童·母亲[J]. 世纪评论,1948,3(12).

"不学而用"就是大多数做母亲的在事前未接受过如何做母亲的专业教育,因而容易在择偶、受孕、生养与儿童的抚育方面发生一些问题,影响后代的健康发育与发展。"学而不用"指的却是少数从事教师或医学职业的优秀女性因为投身于事业,失却了结婚生子的机会,故而所学得的专业的"母道"知识却不能用于自己的儿女身上。"不学而用"是受到潘光旦极力批评的,"学而不用"在近代中国虽是少数,但从民族优生的角度考虑,却也使他倍感遗憾和可惜。

4.2.2.2　择父之教

所谓"择父之教",按潘光旦的话就是"在婚前替子女选择一个良好的父亲,替子女在生前选择一部分的良好的血统或遗传,替子女在生后供给一部分的良好的榜样与家庭导师"。简言之,就是以优生学的原则去择偶。子女的出生与养育虽是婚后的事,但生下来再去教育已是晚了,最重要的还是在结婚前就为自己选择一个不错的丈夫,为子女找一个优秀的父亲。潘光旦的逻辑是:

> 要有好的母教,先得有好的家庭生活,要有好的家庭生育,先得有好的夫妇。《中庸》上说:"天地之道,造端乎夫妇",真是一点也不错的。所以一个女子在结婚前要选择一个家世清白、身体健康、品貌端正、智能优秀、情绪稳称、意志坚定的男子做配偶。惟有两个身心品性都比较健全的人所组织的家庭才会成为一个健全的家庭,也惟有这种家庭环境中才能实行新母教。如果一个"巧妇不能为无米之炊",如果一个"巧妻常伴拙夫眠",是人世间最可伤心的事[1]。

前面谈到,潘光旦一直坚持把"良善子女之养育"看作是婚姻最首要的目的,从女性的角度来说,以儿童为本位来考虑,自然为未来的子女选择一个好父亲是非常重要的了。在胡宣明所译达文波特的《婚姻哲嗣学》中亦曾说道:

> 儿女受父母性质之遗传,如从筐中取彩豆,亦视其所得如何耳。林克氏曾采蓝鸟故事,编成剧本,极有意趣,意谓吾人于未生之前,尝居某

---

〔1〕　潘乃谷,张海涛.寻求中国人位育之道——潘光旦文选[M].北京:国际文化出版公司,1997:757.

处,以自选其未来之父母,而待催生。又贺姆斯语儿童云:汝当各自慎选其祖父母也。此二说者,同为滑稽寓言,自无待辩,然足使吾人了然于天然遗传之理焉[1]。

择偶这一环节的重要性在近代优生学中是得到充分重视的,这一点在上一章我们已经讨论到。为什么要在婚姻和家庭生活中注重配偶的选择,这在现当代的动物行为学和社会生物学中通过性选择理论可以得到很好的说明。动物行为学的研究揭示出雌性动物的择偶标准通常有以下几个方面:一是选择性功能正常者作配偶;二是选择具有优质基因的雄性个体做配偶。按照费舍尔(Fisher)的性选择理论,如果一个雌性动物选择一个对它有吸引力的雄性动物做配偶,那么它们繁殖出来的雄性后代,一般来说也将是具有吸引力的,因为父本具有吸引力的特征可以遗传给下一代。此后,这样的子代会获得更多的繁殖机会,而自己所提供的那一半基因也会因为搭上了这样一艘不错的船只而永远航行下去。三是选择占有优质领域和资源的雄性个体作配偶;四是选择具有遗传互补性的异性个体做配偶[2]。人类也是一种动物,从一般的情形上来看,女性的理性的择偶标准也是这样。

对择偶标准这样的常识进行生物学的说明本不是必需的,不过与物理学、化学这样更为标准的自然科学相比较,优生学的逻辑确实是非常接近常识的。当然优生学家的逻辑也不是无懈可击的,例如优生学家常常劝告青年女性择偶要注重遗传素质的优良,而不应以财富和地位作为标准。但从性选择理论上来看,一个女性嫁给一个有钱人或地位高的人不是希望生养的子女有更好的繁衍与发展机会,从而使自己的基因得到更长久的传播吗?从这一点上看,世俗女性对财富和地位的爱慕也是符合广义的优生法则的。

潘光旦对于"择父之教"的提倡是针对女性择偶而言的,他所真正关注的是下一代子女优生的利益。1935 年他在《北平晨报·人口副刊》发表《儿童年和儿童的第一种权利》一文。潘光旦说,妇女解放思想家爱伦·凯(Ellen Key,1849—1926)恋爱自由的学说和她对儿童的关心是大家熟悉的,她所著的《儿童的世纪》一书在中国非常受欢迎,但是爱伦·凯所关注的

---

[1]　达文波特.婚姻哲嗣学[M].胡宣明,杭海,译.上海:商务印书馆,1919:17.
[2]　尚玉昌.行为生态学[M].北京:北京大学出版社,1998:72-78.

儿童的权利是什么呢？这一点在中国却没有受到足够的注意。潘光旦介绍说：

> 原来爱氏一书（《儿童的世纪》）的第一章便叫做：《儿童对于父母的选择》。儿童权利固多，但最基本的权利是要挑择它们的父母，决不能让不三不四、不伦不类的人，因为一时冲动的关系，来取得父母的资格，俨然以父母自居而恬不知耻；决不能容许他们把自己那种不三不四、不伦不类的遗传品格递给它们[1]。

1944 年潘光旦在《时事新报》中又发表《优生与儿童福利》，解释儿童如何有权选择自己的父母，潘光旦说：

> 父母的选择，不用说，是一种委任的选择。儿童生在父母既婚之后，当然无缘作自主的选择，不过做父母的可以想象到前途儿童的幸福，而彼此作审慎的互选。能以子女的福利作主要参考的婚姻选择，就实际的效果而言，就是儿童委任的父母选择了[2]。

4.2.2.3　胎养之教

潘光旦所说的儿童福利的第二条便是"胎期保养"的权利，对于女性而言，就是所谓的"胎养之教"。

近代优生学家大多认为，一个人的遗传素质在精卵结合的成胎之时便已决定，故而"胎养"本不在狭义的优生学研究范畴。但胚胎的发育需要一个安全而有营养的环境，胎期几个月时间的发育与后代未来的健康与否有莫大的关系，所以优生学亦不能不关注于此。现代更为广义的优生学则已把它纳入优生学的研究范围，成为"环境优生学"的一个重要部分。

"胎养之教"却非"胎教"。在第二章我们讨论过，中国古代传统既有建立在"外相内感说"基础之上的多少有些迷信的胎教，也有建立在中医胚胎发育理论基础之上的"胎养"。潘光旦所说的"胎养之教"指的便是后者，他说：

> 胎教之教，丝毫没有科学的根据。不过胎养之教并没有过去，胎养之教，有很大的科学的根据。胎儿所需要于母亲的，一是保护，二是营

---

〔1〕　潘光旦.儿童年和儿童的第一种权利[N].北平晨报·人口副刊,1935-8-4.
〔2〕　潘光旦.优生与儿童福利[N].时事新报,1944-9-24.

养,保护不周密,营养不适当,都可以影响胎儿的健全发育。如果孕妇有不良好的习惯,不规则的生活常态,不和谐的家人关系,以至于饮食起居没有节制,喜怒哀乐的表现没有分寸,则势必影响到胎儿的安全和营养,一旦出世,多少要成为以前所谓"先天不足"的人(其实是"后天失调",是后天初期的失调)[1]。

胚胎在母体内发育不好,很容易导致生出一般人所谓的"先天不足"的婴儿。但一般人讨论儿童发育所言的"先天"、"后天",都是从出生时算起的。潘光旦从遗传学与优生学的角度分析,以为这种区分是不科学的。"先天"与"后天"的区分应当以精卵结合的成胎之时作为分界线,"先天"所指的只是儿童受之于父母的遗传素质,即魏斯曼所言的"种质"。"后天"指的应是对于胚胎或婴儿发育产生影响的环境和营养条件。"胎养"虽是在腹中,在优生学家的眼中,却已算是"后天"之列。

先天的遗传与后天的环境对于个人的发育发展孰轻孰重,这在近现代是个聚讼纷纭的大问题。不仅遗传学家讨论这个问题,心理学家、教育学家、社会学家也都很关心这个问题。在前苏联的三四十年代、中国的五十年代,为了所谓的摩尔根遗传学与米丘林遗传学之争,许多遗传学家或有生命危险,或有牢

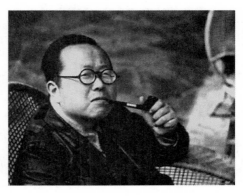

图 4.3　潘光旦像

狱之灾。潘光旦在美国哥伦比亚大学读生物学硕士的时候,听过摩尔根的课程,受过西方遗传学的专业训练,可算是摩尔根的中国弟子之一[2]。在遗传与环境之争中他一直是坚持达尔文自然选择进化论,反对拉马克用进废退式进化论;坚持摩尔根以基因为物质基础的现代遗传学,反对李森科所宣扬的以获得性遗传为基础的米丘林遗传学。在讨论到"胎教"科学性问题

〔1〕 潘乃谷,张海海.寻求中国人位育之道——潘光旦文选[M].北京:国际文化出版公司,1997:758.
〔2〕 摩尔根的中国弟子还有李汝祺、陈英士、陈桢、谈家桢、卢惠霖等,他们都成为中国近现代著名的遗传学家。摩尔根曾夸赞潘光旦的英文口语好,称"隔室不知其为华人"。

的时候,潘光旦都是用摩尔根的遗传学原理来分析的。

从古到今,一直都有提倡"胎教"者。但"胎教"所起的实际效果,都是"胎养"的作用,即为胎儿的发育提供一个良好的发育环境。至于古人所言的"见兔唇缺,食姜多指",近现代孕妇听音乐培养胎儿的音乐天才、看帅男图片以使她能生子之类的"胎教"则一律受到了潘光旦和其他优生学家的批评。

潘光旦为什么要多次批评这种"胎教"之说呢?一是因为它与现代遗传学的解释不合,纯粹出于臆想或迷信(潘光旦称之为"愚信")。二是担心它与真正优生的目的冲突。他说:

> 从优生的立场看,胎教不但无益,而且有害。假如有一个很有志力的女子,和一个志力薄弱的或遗传不甚清白的男子相遇,要是这女子明白遗传的原理,她和他虽可以有相当的交情,却轻易不肯走上婚姻的路。但若她只信胎教而不懂遗传,那就很危险了。她可以说,此人我不妨和他结婚、他的本人我虽不能加以感化纠正,我们的子女我至少可用胎教的方法而使之一归于正! 这种女子和这种婚姻,在西洋笃信宗教的社会里确乎有,但动机虽好,结果却是很可悲的,其可悲的程度要在中国守贞与守节的女子之上[1]。

中国近代动物学家陈兼善1925年曾在商务印书馆出版《胎教》一书,所持的观点与潘光旦相同,即赞成胎养,而批评社会上普遍流行的迷信的胎教之说。

在当代优生学的研究中,"胎教"仍然是优生学实践中广泛讨论的概念,如在2001年刘高金等编著的《现代优生学》一书中,胎教被定义为:"胎教是对出生前孩子的教育,具体地说它是指母亲通过自身的调节来对胎儿的身心提供良好的影响或直接对胎儿的发育施加有益的影响。"其具体内容包括三个方面:一是"优身受孕",即"指健康的父母在最佳年龄段,在最佳的身心状态下使精子和卵子结合成受精卵";二是"优境养胎",即"为胎儿创造一个完好的生活环境,使胎儿受到更好的调养调教;"三是"胎儿教育",它又分为直接教育和间接教育。直接教育是指"直接作用于胎儿,使胎儿受到良好影

---

〔1〕 潘光旦.论本性难移与胎教[J].华年·优生副刊,1936,5(9).

响,如给胎儿听音乐。间接教育是指通过对母亲的作用来影响胎儿,如孕期保健操,通过母亲做操来达到母胎同受锻炼的目的"[1]。

从上述现代优生学所讨论的胎教看,它所实际上涉及的内容仍是胎养和胎教两方面,且以胎养为主。原来潘光旦所反对的以"外相内感说"为基础的"胎教"基本上已被当代的优生学所放弃了,现在所讨论的真正意义上的胎教,如听音乐、做孕期保健操等具有一定的生理学和发育生物学基础,可能对胎儿的神经细胞的发育产生一定的有益影响,这是潘光旦当时所未能想到的。

4.2.2.4　保育之教与品格之教

"保育之教"讨论的是学前期儿童的抚养,"品格之教"讨论的是儿童入学至成年的品格教育问题。这两者本来都不是优生学研究的范畴,不过优生、优育、优教三者常是联系在一起的,潘光旦讨论的"新母教"既不能略过它,我们在这里也一并介绍,说明优生学家所关注的并不只是优生问题。

在这两方面潘光旦提出的原则很简单,就是"自养和自教"。所谓"自养"就是提倡母乳喂养,既不用代乳品,也不用奶妈。

不用代乳品,那是因为"就营养的品质而论,天下没有一样东西敌得过自己的母亲的奶。从避免传染病的机会来说,奶头上的喂养比奶瓶上的喂养也不知要高明得多少倍"。不用奶妈,那是因为"奶妈的奶大概不会比自己的好,说不定其中还带着传染病的种子,再则奶妈的知识程度和生活习惯大概也不会比自己母亲的好,婴儿虽小,无形中总不免有几分模仿。我们常听人说,吃谁的奶就像谁,这一层和奶妈的选择有关系,和吃乳时候的模仿也有关系,是不能不防的[2]"。

"牛奶是牛吃的,人奶才是人吃的",母乳喂养是现在妇产科专家竭力倡导的。其实在近代中国,关心这一点人也不在少。在 20 世纪 20 年代,有不少女性,特别是女学生流行束胸。鲁迅说过他曾为此有过"杞天之忧","以为将来中国的学生出身的女性,恐怕要失去哺乳的能力,家家须雇乳娘"。

〔1〕　刘高金,张佩珠. 现代优生学[M]. 北京:中国人口出版社,2001:402-403.
〔2〕　潘光旦. 新母教[M]//潘乃谷、张海涛. 寻求中国人位育之道——潘光旦文选. 北京:国际文化出版公司,1997:758-759. 在毒奶粉事件发生的当代中国,潘光旦此言当获得更多人的共鸣。

广州督军樊增祥曾下令禁止女学生束胸,"违者罚洋五十元",报纸上称之为"天乳运动"[1]。

到 1941 年,又有一位素称"笑匠"的徐卓呆撰文《大奶奶主义》对当时女子"解放"胸部的时尚表示赞赏。他赞成此举,考虑的是民族利益,因为对于束胸的女子而言,"将来小孩子生出来,在不健康的乳房中,吸些不健康的乳汁,自然小孩子身体衰弱。这一个问题,竟可以影响到全民族的兴亡"[2]。

所谓"自教"就是"保姆也最好不请"、"最好不要把儿童送进托儿所",依靠母亲对于子女的爱来实施家庭教育。潘光旦说:

> 经验与学理告诉我们,天下没有事物可以替代母亲的爱;也可以说一百个专家的知识与技能抵不过一个母亲的温爱,为儿童的福利着想,爱的重要性显而易见的要比一些保育的技能的重要性为大,如果二者不可得兼,假如我是儿童,我就愿甘舍专家保育的技能,而取母亲的温爱。不过二者并不是根本不可得兼,要教未曾结婚生子的专家发生亲切的母爱,事理上固然有些难能,而教每一个母亲获取适量的专家知识与技能都是绝对做得到的事。我认为替儿童福利工作设想,这是当前与长久的将来的第一要务[3]。

在强调自养与自教之外,潘光旦还提出母教的三个注意点。一是榜样的原则;二是距离的原则;三是性的教育。对于性的教育,潘光旦一直坚持"最适当的性教育的教师是父母,最适当的指示的环境是家庭"。而从优生的角度看,性教育的重要性是最不容忽视的,他说:

> 两性的教育,在全部的儿童教育里,目前最不受人理会,而其重要性却又不在任何部分之下,从小处说,个人毕生的幸福和它有关,从大处说,整个民族的运命便拿它做基础。谁能负起这一部分的责任来,谁就是民族复兴的最大的功臣,除了健全的父母而外,谁也不够资格[4]。

潘光旦新母教的五个方面主要是针对女性或母亲而言的,所着眼的是下一代的健康和充分的发展。那么这种对于后代非常重要的新母教如何得

---

[1] 鲁迅. 梦醒了的人生[M]. 长沙:湖南文艺出版社,2002:191.
[2] 徐卓呆. 大奶奶主义[J]. 乐观,1941(1):17-19.
[3] 潘光旦. 优生与儿童福利[N]. 时事新报,1944-9-24.
[4] 潘光旦. 新母教[M]//潘乃谷,张海涛. 寻求中国人位育之道——潘光旦文选. 北京:国际文化出版公司,1997:762.

以实施呢？潘光旦又提出了三个条件，分别针对女性自己、政府和父亲提出了要求。

对于女性而言，潘光旦要求做母亲的自己认识到，"母亲的职业、母教的责任，是社会上最高的职业、最大的责任。假定男子是创造文化产生财富的人，那女子就是创造创造文化的人的人，和产生产生财富的人的人。"

对于政府和负民族教育之责任的人而言，就是要求："男女教育，在高中与高中以上，应当大致的分化，而不应当完全混同。女子教育大体上不从男子教育分化出来，女子便永远得不到做母亲的准备，提不起结婚成家、生男育女的意志和兴趣。"

对于做父亲的而言，潘光旦要他们认识到："结婚成家，不止是他和妻子的终身大事，而也是他的子女的终身大事，而从民族的休戚关系看，更是民族的终天大事。因为如果子女的遗传和教育有欠缺，一时受累的不过是一家一代，而长期受累的是整个的社会、整个的国家，以至于未来世代的民族。"

潘光旦还要求男子认识到，在整个人类种族的绵延与演进中他的作用和角色。他说：

> 在民族演化的机构里，在女子的最深沉的本能的认识里，他，做男子的，做父亲的，拆穿了说，不过是一个工具，恋爱、婚姻、与家庭是运用这工具的一些方法，而产生、养育、与教导健全的子女才是真正的目的。他如果知情达理的话，他应当从旁做一个良好的工具，而不应当以目的自居，而妄自尊大[1]。

潘光旦这样说，怎么会挨女权主义者的骂呢？

在近代中国，各种各样的思想解放与社会运动风起云涌，影响着人们的思想和行为。特别是新文化运动吹起的追求科学、民主、自由的风气，妇女解放运动掀起的鼓励妇女争取男女平等、走出家庭束缚的主张深刻地改变了人们的传统思想和婚育观念。这个时候，潘光旦、周建人等优生学家提出来的优生主张，既有与新思想一致的方面，也有与新思想冲突的方面。一致

---

[1] 潘光旦. 新母教[M]//潘乃谷，张海涛. 寻求中国人位育之道——潘光旦文选. 北京：国际文化出版公司，1997：762 - 763.

的地方,如尊重女性的社会地位、崇尚结婚与离婚的自由、倡导科学的性教育、提倡适当的生育节制等,对新文化运动和妇女解放运动起了推波助澜的作用。冲突的地方,如优生学家倡导的理性的婚姻、强调男女性别的差异、突出妇女在家庭和子女养育中的重要性等,在一定程度上对新文化运动和女权运动带来的负面性影响起一种补充和纠正的作用。

自然,对于优生学家所主张的遗传素质大于环境影响、子女养育重于个人幸福、种族前途胜于个人自由的意见,不同的人可以有不同的看法,在这些方面想取得一致是不可能的,也是没有必要的。

第 5 章
中国国情下的优生学科学性问题

从前面两章的内容里,我们了解到,在中国近代婚育观念的变革中,优生学起了重要的影响作用。这种影响既体现在当时出现的《中华婚姻鉴》、《结婚新论》等多种婚姻指导书籍中,也体现在鲁迅、朱自清、白采等人的文学作品中;既体现在 1930 年制定的《民法亲属篇·婚姻章》和 1942 年制定的《晋冀鲁豫边区婚姻暂行条例》等法律法规中,也体现在许多人的择偶、婚姻与生育实践中;既体现在对于一些传统婚姻陋俗和亲权思想的革新过程中,也体现在对于一些传统生育观念的维护和对于当时一些女权主义者激进主张的纠正中。

优生学虽然在近代中国得到了广泛的传播,也对中国近代社会的各个层面产生了上述重要影响,但由于特殊的历史与政治原因,伴随着优生运动在国际上整体的衰退,中国近代优生学在 20 世纪 40 年代末也开始走向沉寂,并继而成为学术与政治批判的对象。直到 70 年代末,在中国大陆才有卢惠霖、吴旻、阮芳赋等一些学者掀起破冰之举,顶着巨大的压力进行优生学的重建工作。

优生学的重建工作体现了新的历史背景下中国在努力控制人口数量的同时,存在着提高人口素质的迫切需要,优生学在当前已成为婚姻指导和医学实践的一部分。但是优生学在中国当代的发展面临着非常大的压力。这种压力主要来自国外,一些学者因为优生学在近代西方"令人伤痛"的种族歧视的历史中"不光彩的角色"而反对任何性质的优生学,也有一些学者从现代西方的一些生命伦理学原理出发对中国计划生育和优生优育的政策提出强烈的批评。这些批评有的是正确而合理的,有的却是出于误解或敌意。如一些人所预测的,通过遗传工程的方法生产的人类会在2026年的中国出现也是没有事实依据的〔1〕。中国优生学的发展有其特殊性,正如前文所介绍的那样,尽管西方国家很多优生的主张和政策为中国近代优生学的提倡者所支持,但近代的中国政府却从未有能力来推行这些政策。优生学在中国近代社会中主要的存在形态是通过知识分子的宣传和普及为人们的婚姻与生育实践提供一种可能性的选择方向,这种选择并未成为强制性的要求。更为重要的是,中国当代重建的优生学与近代的优生学相比较,在主导思想和研究范式上已经有了明显的区别,以近代优生学的某些过时主张来批评中国当代的优生学实践,也是不应该的。在本章中笔者拟对中国近当代优生学的区别,以及优生学的科学性问题进行讨论,以回应国内外一些学者对于中国当代优生学的批评。

5.1 中国新旧优生学的区别及其社会建构〔2〕

恩格斯曾在《家族、私产和国家的起源》一书中将人类自身的生产与物质资料的生产并列,这说明了人类对自身生殖与繁衍的重视。人类的繁衍,所需关注的主要是两个方面,一是数量,二是质量。所谓质量,就是希望优生。优生是人类社会永恒的一种理想和希望,存在于人类的生殖实践中,优者选优的择偶原则甚至在动物世界里都普遍存在,动物与人类的性选择便是自然的优生。"窈窕淑女,君子好逑"那是根植于人类心理深处的一种本能,并不需要谁去教导和训示。

公元前八世纪古希腊荷马的史诗《伊利亚特》就很关心英雄的出身与血统问题,公元前七百年前的诗人赫西峨德,也对于配偶选择、结婚年龄,以及

---

〔1〕 Eric G. Swedin. Designing Babies:A Eugenics Race with China? [J]. Futurist,2006,40(3):18 - 21.

〔2〕 本节主要内容以《新旧优生学的区别及其社会建构》为题发表于《淮阴师范学院学报》(社会科学版),2008年第2期,第172—178页。

如何决定生男生女等问题提出了优生学的劝告[1]。著名的哲学家柏拉图（公元前 427—前 347 年）则在《理想国》中提出了更为具体的一整套优生学设想，既有"最好的男人必须与最好的女人尽多结合在一起"的积极的培育未来优良城邦护卫者的方法，也有"最坏的下一代不予养育"的消极的优生方法[2]。与其他古代民族所具有的自然的优生方法相比，柏拉图的设想更具有乌托邦的理想色彩，并为近代西方很多的优生学提倡者所继承。

5.1.1　阮芳赋优生史三阶段论述评

当代著名优生学家阮芳赋在对优生学史进行分期时，把它分为三个阶段：前科学阶段、半科学阶段和科学阶段。他说：

> 优生学的前科学阶段，包括人类诞生的远古以来，漫长的优生实践和优生思想，表明优生的必然性和重要性。优生学的半科学阶段，从 1883 年"优生学"作为学科的提出到 20 世纪 40 年代，其中既有科学成分，也有伪科学成分，鱼目混珠，良莠杂陈。正是其中的伪科学成分使优生学和优生运动在某些国家和地区，在某些方面陷入歧途，带来了惨重而巨大的恶劣影响，至今使许多人望而生畏、生厌。同时，正是其中的科学成分使优生学仍然充满生命力，不断发展，从而进入到 50 年代以后的科学阶段，对提高人口素质将起到有力的作用[3]。

从上文中我们可以看出，这三阶段论中，前科学阶段指的是 1883 年以前人类的优生实践与优生思想，半科学阶段指的是从 1883 年高尔顿正式提出优生学的概念到 20 世纪 40 年代近代优生学的衰退，科学阶段指的是 20 世纪 50 年代之后到现在。

对阮先生的这种分期三阶段论笔者没有太大异议，事实上许多人在讨论或回顾优生学发展历史的时候，所陈述的逻辑顺序也大略与之相近。1883 年之前尚无所谓的"优生学"，但是生殖行为与后代抚育行为是人类源自动物的一种本能，自然选择与性选择在里面自然起着一种天然的"优生"

---

[1]　（德）亨斯·斯多倍.遗传学史——从史前期到孟德尔定律的重新发现[M].上海：上海科学技术出版社，1981：15 - 16.
[2]　柏拉图.理想国[M].郭斌和、张竹明，译，北京：商务印书馆，2002：193 - 194.
[3]　阮芳赋.优生学史：一种新的三阶段论[J].优生与遗传，1983(1)：5 - 12.

作用。人类有了文化之后,这种选择的机制也在不同的文化中体现出来,形成不同的生育制度,这些生育制度具有优生的意义和效果是一点也不奇怪的。古代的一些学者或医生在考察和思考人类生殖行为的过程中,也曾提出各种或正确或错误的"优生"方法,毕竟繁殖一代健康、聪明、可爱的儿女是所有为人父母者的理想。这些生育制度和优生方法在存在和提出时并未以"科学"为标榜,故以"前科学阶级"来定位它是比较适合的。但把后两个阶段的优生学发展历史以"半科学阶段和科学阶段"来相区分,笔者却不敢苟同,其原因有三。

第一,优生学在不同的国家和地区经历了不同的发展过程,这后两个阶段的划分不具有代表性。虽然从 1883 年到 20 世纪 40 年代"二战"结束,国际上优生学经历了一个相似的发展过程,但"二战"结束后,各个国家的情况便不同了。例如日本和南美的一些国家优生学没有中断,一直发展到今天;美国和欧洲的大部分国家在"二战"后作为 eugenics 的优生学已没有人再提,相关的研究虽在人类遗传学等领域内开展,但优生学作为一个学科已经消亡,何来一个优生学的科学阶段呢? 在中国,"二战"后优生学发展中断,在 50 年代到 70 年代这段时间优生学大受批判,到了 20 世纪 80 年代才被重建起来,自然也没有一个"科学阶级"。鉴于这种情况,优生学的发展历史应当根据每个国家或地区的情况来分别对待,不宜笼统区分。

第二,阮先生认为优生学在其"半科学阶段""既有科学成分,也有伪科学成分",是其中的伪科学成分使优生学"在某些方面陷入歧途,带来了惨重而巨大的恶劣影响",是其中的科学成分"使优生学仍然充满生命力,不断发展"。他提出把 50 年代以来的优生学称之为优生学发展史上的"科学阶段"有两个方面的根据:一是它"清除了种族主义伪科学";二是这种"新优生学"建立在现代遗传学的发展基础上,从而"在理论和实践上有划时代的突破"。

把优生学在 20 世纪 30、40 年代以后衰落的命运全部归罪于优生学中的"种族主义伪科学"成分,这一归纳太过简单,把影响优生学发展的许多历史和政治因素都排除在外了。按照这种"科学"发展的逻辑,优生学在三四十年代被揭露了"伪科学"成分以后,没有了"伪科学"的干扰,它应当发展到一个更高更好的层次,何以反而经历一种普遍的衰落?"新优生学"建立在现代遗传学的发展基础上,在"在理论和实践上有划时代的突破",可为什么在西方的大多数国家,不仅旧的优生学没有人敢再提,就是新的优生学也是步履维艰,争议不断呢?

常有人把种族主义与优生学的真伪联系在一起,事实上种族主义与种族歧视是人类固有的偏见之一,它与科学的真伪是没有必然联系的。既可能有种族主义的伪科学,也可能有种族主义的真科学。优生学在近代与它搅和在一起,是它后来受到反对和痛恨的一大原因,这与其真伪是没有多大关系的。

确然,近代的优生学有许多伪科学、非科学乃至错误的成分,这是任何一个学科发展过程中都会存在的现象。就是在当代的优生学及其相关的作品中,也有许多伪科学、非科学和错误的成分,有待学科的进一步发展去淘汰。科学的真伪区分本来就是一件难事,对学科历史上的某一类知识和观点以今天的科学标准去作真伪的评价则更难。例如对于"胎教"这种说法,当年潘光旦先生从当时的遗传学理论去分析,以为是凭空之谈,没有科学的根据而加以反对[1]。但是到了今天,按照当代的遗传学和发育生物学来看,"胎教"之说倒也有一定的科学道理。那么胎教当年到底是科学还是伪科学呢?

讨论这些问题必然会涉及对于"科学"这一概念的理解问题。在中国的语境中,"科学"有时候是形容词"正确"的代名词,有时候指的是在研究中使用所谓的"科学的研究方法"。以此而论,胎教虽然今天看上去有"正确"的科学成分,但当年它并非是用"科学的研究方法"而得,对它的解释也是传统的似是而非的"外相内感说"。这样的"胎教"当年以"科学"为名,倒是一种真正的伪科学,并不因今天的正确而失其伪处。

第三,也是最重要的一点是,以"半科学阶段"与"科学阶段"这样的概念来概括优生学在这两个历史时期的发展,只看到了"科学"这一因子在优生学中的渗透情况,而没有揭示出这一学科在不同时期发展的许多重要特点。即以中国优生学发展历史而言,近代的优生学与当代重建起的"优生科学"在是否"科学"方面固有差异,但在研究的主导思想与研究范式方面的差异

可能更重要一些。

5.1.2　新旧优生学主导思想之区别

如果不用阮先生的"半科学阶段"与"科学阶段"来划分中国优生学发展的两个时期,我们可以用李崇高在《中国优生科学》中的"旧优生学"或"新优生学",或者简单地以近代优生学与当代优生学来区分。前者指的是 20 世纪初到 1949 年由西方传入中国,并在中国社会广泛传播的优生学(eugenics),后者指的是 20 世纪 80 年代初到现在由吴旻、卢惠霖等人提议,阮芳赋、李崇高等人参与发起而重建的优生学(the study of healthy birth)。

那么这两个阶段的优生学是否有明显的继承性呢? 为了让国际上的人类遗传学同行们理解中国的优生学科,我们经常需要说明现在的优生学不同于近代的优生学,那么它们之间的最重要的区别到底是什么呢? 笔者以为,除阮芳赋的"科学"标准可以作为一种比较的维度外,两者之间更重要的区别在于它们的主导思想与研究范式有明显的不同。

5.1.2.1　近代中国的旧优生学:精英主义与民族主义主导的优生学

笔者曾在《优生学与中国近代精英主义婚姻伦理观——从〈善恶家族〉一书之婚姻故事说起》一文中通过对高达德(H. H. Goddard)的《善恶家族》一书在中国的翻译与传播历史的分析,论证了"优生学及其相关进化伦理学的引入,促进了一种精英主义婚姻伦理观念的产生[1]"。我们从优生学的提倡者、宣传者以及相关优生作品内容分析上都可以看到,中国近代的优生学及优生宣传运动,是一种典型的精英主义优生学。

优生学的翻译者、研究者、宣传者不用说都是当时的知识分子,这些优生作品的阅读对象也主要是知识分子。潘光旦等近代优生学家首先从遗传学及遗传多样性出发,说明人是存在着上品、中品及下品的差异的,又从遗传与环境对个人发育与发展的影响比较上强调遗传的重要性。他从中国当时对于人才的迫切需要出发,提倡知识分子等"社会价值高"的人应当多生育,处于社会底层的"社会价值低"的人应当少生育,有严重遗传性疾患者及

---

〔1〕　蒋功成.优生学与中国近代精英主义婚姻伦理观——从《善恶家族》一书之婚姻故事说起[J].
　　　中国科技史杂志,2007(1):75.

低能者应当不生育。他还对传统婚姻的"门当户对"表示支持,建议婚姻择偶的首要标准是"家世清白"。这些观点的精英主义色彩是一目了然的,日本学者坂元弘子就提出潘光旦的优生学是一种阶级主义与血统论的意识形态的混合[1]。这种优生学的倾向当时就受到了左翼知识分子的反对与批判,鲁迅就多次在其作品中对潘光旦以及新月社的同道者提出尖锐的讽刺[2]。周建人早期尽管在优生的观点上与潘光旦存在争论,但还是优生学的积极提倡者,可是到了 1946 年后开始转向,在《论优生学与种族歧视》中从阶级斗争的观点出发对优生学进行严厉的批评[3]。从这一点上看,潘光旦在解放后被划为右派是必然的结果,在无产阶级取得政权后,这种精英主义的优生学受到批评一点儿也不值得奇怪。所以说优生学在中国 20 世纪 50 年代以后的衰落跟种族主义关系不大,却与阶级斗争的历史有着必然的联系。

民族主义思想对中国近代优生学的影响也是非常明显的。鉴于 20 世纪初期中国的危亡形势,不少学者开出救国的各种良方,如教育救国、实业救国、军事救国、文学救国,等等。潘光旦等人却一概以为这些都是治标而不治本的方法,真正重要的是提高中国人口的素质,而这提高的方法便是优生学。

民族主义的优生学首先对中国人的民族性及其形成原因进行研究,进而提出改进民族性的方法和途径。1929 年到 1931 年潘光旦与胡适等人在上海组织"平社",对"中国的现状"和"我们怎样解决中国的问题"等问题进行研究,写出论文来一起讨论。胡适提出"打倒五大仇敌:贫穷、疾病、愚昧、贪污、扰乱"的口号,潘光旦则在一系列民族优生学研究的基础之上,对中国人民族性中的"私、愚、贫、病、乱"的形成原因作历史的分析,并由此而提出"民族卫生"与"民族健康"这两个非常重要的概念[4]。

潘光旦治优生学,所关注的重点对象不是个人,也不是国家,而是民族,

[1] Hiroko Sakamoto. The Cult of "Love and Eugenics" in May Fourth Movement Discourse[M]. Translated by Rebecca Jennison. Durham: Duke University Press, 2004: 364.
[2] 鲁迅虽然也是早期优生学的支持者之一,但后来在《"硬译"与"文学的阶级性"》等文章中都对潘光旦及其优生学主张加以讥讽,在小说《理水》中更是以"拿拄杖的学者"对潘光旦及其家谱学研究加以尖刻的讽刺,据韩石山在《少不读鲁迅,老不读胡适》一书中的分析,这似乎和鲁迅跟徐志摩等《新月》同人间当时的一些冲突有一定的关系。
[3] 周建人. 论优生学与种族歧视[M]. 上海:新知书店,1948:73-74.
[4] 潘乃谷,张海涛. 寻求中国人位育之道:潘光旦文选[M]. 北京:国际文化出版公司,1997:403-420.

他的许多研究集中于民族优生学这个方向。这一类的作品有《人文选择与中华民族》(1930年)、《日本德意志民族性之比较研究》(1930年)、《民族的根本问题》(1936年)、《犹太民族与选择》(1936年)、《西班牙内乱的民族背景》(1937年)、《美国民族的兴起》(1937年)、《民族特性与民族卫生》(1937年)、《中国之民族问题》、《中国民族自救中的人口问题》(1940年)、《再论卫生与民族健康》(1943年)、《评〈民族素质之改造〉》(1943年)、《优生与抗战》(1944年)、《优生原理》(1949年出版,其中辑入了1935年发表的《基督教与西洋民族健康》、《儒教与中国民族》等一系列有关宗教与优生的专栏文章),等等。这些研究体现了他将优生的历史研究和现实问题相结合的方法,一方面通过对犹太、美国、西班牙、古罗马及中华民族等中外民族与国家的历史研究而探寻各个民族所以兴盛、所以衰亡的道理,尝试运用人口移徙、民族混同、文化传统的影响等优生学原理进行解释民族发展和民族特性的形成,分析不同的文化势力之所以有利于优生和反优生的原因。另一方面他还结合中国当时的实际情况,提出民族卫生或民族健康的具体方法。

潘光旦以为,中国人特性中所体现出的"私、愚、贫、病、乱"的民族病态是长期在自然环境和社会环境作用下一种不适当的文化淘汰和文化选择的结果。而要民族振兴,民族卫生是最重要的出路。民族卫生的路径,他提出六点:一、在自然环境方面,救荒是目前最急迫的一条路。这种救荒不是救济,而是改革荒年与荒年的成因,在于造渠工程和造林运动。二、在经济生活方面,是求国家生产能力的提高和分配的利便与公允。要做到这一点,大规模的改良农业是第一步,适度的工商业化是第二步。三、在社会生活方面,是都市化的控制和家庭制度的整顿。他以为都市化不利于婚姻、居家与子民的养育,正起着一种反优生的作用。四、在家庭制度方面,他提倡一种折中的家制,即保留大家庭的根干,而去其枝叶,家庭的组织兼收并蓄老、壮、幼三辈。五、在政治生活方面,主张思想、言论、与学术的自由,以及国家仍须厉行一种科举举士的制度。六、在教育设施方面,他提出教育的人文化与种族意识化,还有教育应适合性的分化[1]。

---

[1] 潘乃谷,张海涛.寻求中国人位育之道:潘光旦文选[M].北京:国际文化出版公司,1997:403-420.

在近代中国出版的多种大学、中学生物学教材中都有优生学这一章节[1]，许多像谈家桢这样的遗传学家当年就是因为受优生学及其可能的社会作用的影响而开始其遗传学学习和研究生涯的[2]。各种优生学作品的绪论也无不道及这门学科对民族振兴的意义和作用。如胡步蟾在所著《优生学与人类遗传学》中给优生学的定义就是"优生学是谋民族素质改善的科学"，而"民族素质不可不为个人素质的总和，但优生学的目的，重在民族，而非在于个人"[3]。丁福保在《结婚与优生学》中也称"优生学与优境学相辅而行，乃能将民族素质改善，使民族素质向上"[4]。

民族主义对近代中国的各个学科的发展都有全面的影响，但它对优生学的影响最为直接。在优生学传入之前，严复翻译的《天演论》已经使一种社会达尔文主义的思想在中国社会普遍传播开来，"东亚病夫"等歧视性的民族性称呼在使中国人深感屈辱和不平的时候，也对改变和提高民族素质产生了强烈的希望。优生学及相关遗传学理论的传入，提出了人种改良的方法和途径。可惜的只是这一路径太过缓慢和艰难，不能适应于当时中国那种特别迫切与紧张的需要，所以更多的人相信实业救国、教育救国与政治救国，潘光旦、张君俊[5]等人着眼于优生学的改造民族素质的主张曲高和寡，不被理睬和注意也是很正常的事了。

5.1.2.2　当代中国的新优生学：大众化的、实用主义的优生学

当优生学在中国 20 世纪 80 年代初被重建起来之后，与近代相比，社会已经发生了巨大的变化，尽管在优生学的讨论中，认为计划生育导致中国人口"逆淘汰"的精英主义观点[6]与强调提高中华民族人口素质的民族主义观点仍然存在，但从优生的理论与实践看，当代的优生学更体现出一种大众化的、实用主义的特点。

---

[1]　如陈桢所编之《普通生物学》、《高中生物学》，陈义所编之《普通生物学》，吴元涤所编之《高等生物学》，郑勉所编之《高中生物学》等。
[2]　赵功民.智者魅力学界楷模——遗传学家谈家桢[J].自然辩证法通讯，1998(6)：61.
[3]　胡步蟾.优生学与人类遗传学[M].南京：正中书局，1936：2-3.
[4]　丁福保.结婚与优生学[M].上海：医学书局，1940：4.
[5]　张君俊 1943 年著有《民族素质之改造》一书，提出提高民族素质的多种主张，除赞同消极优生学的方法外，特别强调从提高营养水平出发对民族素质的改造。
[6]　当代有学者提出城乡之间计划生育政策执行效果的不同导致了农村，特别是边远贫困地区农村的人口增长高于城市，这导致了人口素质的逆淘汰。但也有学者及官方反对这种说法，认为中国人口素质趋于下降的说法没有科学依据，计划生育对农村人口出生率下降的影响要远远大于城市。

由于计划生育是我国的一项基本国策,而计划生育的基本方针就是:"控制人口数量,提高人口质量",即所谓"少生、优生"。因此伴随着计划生育政策的普遍宣传和实施,少生、优生在中国已经是一项得到群众普遍理解和支持的行为了,与近代那种只由少数知识分子提倡和宣传的情况大大不同。李崇高在总结中国优生科学发展现状的时候说:

全国计划生育部门在执行控制人口数量的同时,就自然伴随提高人口素质的任务。少生与优生是一个目的的两个方面,是辩证的关系。少而不优就会夭折,优而不少就很难实现。因此在千千万万个计划生育宣传站、宣教中心、技术指导站;在千千万万个妇幼保健站、妇婴保健中心,优生科学的技术、方法、措施、成果得到广泛深入的普及,那里成了医学遗传学科普宣传中心。无数的婚育学校、讲习班或固定或临时都编制了一系列的教材或通俗读物。从婚前检查到遗传咨询门诊,全国各地将有千千万万的专业队伍,日夜不停地在服务于群众。

在对中国优生科学发展的几点期望中,李崇高提出要:

大力宣传优生科学的科学性、综合性、群众性、实用性。要在政府领导部门和专业学术部门,宣传这"四性",其目的:一是说明与国际上旧优生学相区别,说明科学发展到今天,优生科学不单在中国、在发展中国家,而且在发达国家也极为重要;二是要宣传优生科学目前科学技术发展的水平和应用前景;三是要与国际多方面的学科接轨[1]。

1981年11月4日全国优生学科普讨论会上倡议书中的第一句话就是:"谁不希望自己的孩子健康、聪明? 谁不想避免生出一个痴呆、畸形儿。"以这样的一种朴素简单的口号来进行优生的普及与宣传,是一种典型的实用主义优生观。确然,在人类遗传学研究已经取得了重大成就的今天,人们不需要在优生学理论上进行多少的争论了,优生学的相关要求也已经在《婚姻法》和《妇幼保健法》等相关法规中得到体现,在人们对优生的要求和希望已经达到普遍共识的情况下,人们需要的是实用有效的优生技术。

2002年刘庚常等对山东省19—35岁的育龄人口进行了一次优生知识

---

〔1〕 吴刚,伦玉兰.中国优生科学[M].北京:科学技术文献出版社,2000:13-17.

与态度的问卷调查[1]。调查结果显示,在 3 184 份有效问卷中,对"优生含义"回答的正确率达 89.5%,"近亲结婚含义"和"近亲结婚危害"回答的正确率分别达 98.6%和 98.0%,有 73.3%的被调查者表示"迫切需要了解这方面的知识",有 69.5%的被调查者称"经常听计生部门宣传的优生知识"。这都说明了中国当代的优生学知识受到了大众的普遍欢迎,并且有专门的政府和医学机构从事优生教育工作,不再如近代那样,只是少数知识分子在唱独角戏了。

一些国外学者在考察中国的人口、生育与优生问题时,注意到"中国政府非常关心人口素质,特别是在近亲结婚特别严重的山区,人口统计的调查证实了专家们的担心,这些偏远的乡村地区,包括一些少数民族地区,为了物质和精神方面的文明建设,需要一种特定的社会工程。但对于这些边远地区的大多数人而言,他们选择合适的结婚配偶却并不会考虑素质问题[2]"。为了解决这些问题,中国政府在边远地区和少数民族地区进行的优生教育,所希望达到的目的是减少近亲结婚的危害,减少家庭中出生性缺陷的产生。这里不再考虑区别性生育率等精英主义的问题,民族主义的情结也不复存在,人们所关心的已不再是中国人口与国外人口相比较的竞争力,而是基于一种对于大众生活的幸福质量的考虑。

5.1.3　新旧优生学研究范式之区别

中国近代与当代优生学的区别,不仅仅体现在它们的主导思想上,从两个不同时期优生学的定义、研究内容以及研究群体的人员组成上我们还可以分析出来,新旧优生学的研究范式亦有重要的区别。

5.1.3.1　社会生物学范式的旧优生学

潘光旦当年给优生学这样一个定义:"优生学为学科之一,其所务在研究人类品性之遗传与文化选择之利弊以求比较良善之蕃殖方法,而谋人类之进步。"在对定义解释时他把当年优生学所研究的内容分为三部分:"其一为人类一切品性之遗传问题;其二为文化选择或社会选择的利弊问题;其三

[1] 刘庚常,等. 山东省 19—35 岁育龄人口优生知识与态度调查[J]. 南方人口,2002(4): 16 - 20.
[2] Gary Sigley. "Peasants into Chinamen": Population, Reproduction and Eugenics in Contemporary China[J]. Asian Studies Review. Vol. 22. No. 8. September. 1998: 310.

是研求如何推行一种比较良善之蕃殖方法。[1]"

　　这第一部分无疑属于基础的人类遗传学部分,当年人类的许多遗传性疾病及其机理还未完全揭示出来,许多人类的品性如智力、气质类型在多大程度上是遗传的也还存在着普遍的争论,特别是孟德尔的遗传学在当时还需要与拉马克的获得性遗传相竞争,所以中国当时一些遗传学家并没有积极地到社会上去推行优生运动,而是老老实实地在实验室里去进行基本的遗传学实验。在这一方面,陈桢对金鱼的遗传与演化研究、李汝祺的果蝇遗传研究、陈子英的果蝇原基发育研究、谈家桢的亚洲异色瓢虫镶嵌显性遗传研究等都取得了较好的成就,但他们研究的对象都不是直接针对人类遗传而进行的。直接与人类遗传研究相关的,有卢惠霖的胚胎学与医学遗传学研究,徐道觉对中国人卷舌性状的遗传与调查研究等,但在民国时期他们所开展的工作有限,进展也不大[2]。

　　但在中国近代的学者中也有人独辟蹊径,从中国古代的文史资料特别是家谱入手来对伶人的表演才能、画家的世系流传、名门望族的世泽传衍来进行一种特殊的人类遗传学研究。其中的代表人物是丁文江和潘光旦,特别是潘光旦,在这方面取得了引人注目的成绩[3]。

　　中国家谱和方志的编撰历史源远流长,它不仅是一种历史学的文献,亦可以看着是一种人类生物学的文献。在潘光旦之前,丁文江就曾认识到这一点并于1919年作《哲嗣学与谱牒》一文,但丁文江只是在文章中论及谱牒与优生学的关系而未作具体实证之研究。在1923年以优生学观点来写作《历史人物与地理的关系》一文时,丁文江的研究涉及的历史跨度很长而又做了较粗疏的文献统计工作[4]。在用家系遗传的方法作《明清两代嘉兴之望族》研究时,潘光旦则把研究的时间、地点和统计对象都做了严格的限定,并试图打通自己原来对家谱学与人才学的独立研究而沟通之。他不仅收集家谱和方志中的名门望族资料,更从行状、墓志、乡会试的硃卷中寻找资料来补充。他第一步把《嘉兴府志》以内所有的与人物有关的资料搜罗于一

〔1〕 潘乃穆,潘乃和.潘光旦文集(第1卷)[C].北京:北京大学出版社,1993:254-256.
〔2〕 赵功民.谈家桢与遗传学[M].广西科技出版社,1996:36-43.
〔3〕 蒋功成.潘光旦优生学研究述评[J].自然辩证法通讯,2007(2):76-81.
〔4〕 丁文江.丁文江学术文化随笔[M].北京:中国青年出版社,2004:67-109.

处,然后把许多人物按照其血缘关系归并为血缘系统,再把不同血系之间的婚姻关系连缀为一个血缘网,这样建立的一个血缘网中收集了九十多个血系。在对这个血缘网进行分析时,他主要注意四个方面,一是由来,二是世数及人数,三是婚姻关系,四是关于盛衰兴亡的论证。在论证盛衰兴亡的原因时,他批评了传统的风水和因缘果报之说,而以移徙、婚姻及夭寿来解释。潘光旦发现,在九十几个血系中,至少有 44 个已知是从外地移入的,而移民之易形成世家大族,这正是他在《民族特性与民族卫生》等书中一直强调的观点,即移民具有重要的人才选择功能。潘光旦发现,嘉兴的每个血系的世泽流衍平均到 8.3 世之久,而非古人所说的"君子之泽,五世而斩"。在这些血系中,潘先生发现了 560 根红线,标志着 280 次婚姻关系,这也正说明了:"婚姻能讲类聚之理,能严选择之法,望族的形成,以至于望族的血缘网的形成,便是极自然的结果。所聚与所选的,从大处看去是人,从小处看去,还不是许多遗传与环境的造成的优良品性么[1]?"

潘光旦的这类研究,提供了一个把自然科学与社会科学汇通于一处的重要范式。他所做的,既是一种特殊的遗传学研究,是以历史文献中的人类心理行为特征等记载为材料而进行的一种遗传规律的探讨,同时也是一种社会学、谱牒学的研究。社会学家对潘光旦的这种研究方法和思路给予了很高的评价,阎明在《一门学科和一个时代——社会学在中国》一书中评价说:"这种以家谱研究人才问题的方法,即以社会科学方法研究历史,或以历史资料论证社会科学假设,是潘光旦在中国开创历史社会学研究领域的有益尝试。[2]"

潘光旦把优生学研究的第二个方面总结为"文化选择与社会选择的利弊问题"。优生学的理论基础是遗传学与进化论,人类的进化既受自然选择的影响,也受社会及文化选择的作用,优生学的研究不能不考察各种文化及社会因素对人类婚姻及生育制度形成的影响作用,只有这样才能揭示中国社会人才消长的规律。1928 年华汝成在其编撰的《优生学ABC》序言中这样说:"优生学是把遗传做基础,但是实际上境遇方面,制度、教育、宗教,等等

〔1〕 潘乃穆,潘乃和.潘光旦文集(第 3 卷)[C].北京:北京大学出版社,1995:262-398.
〔2〕 阎明.一门学科与一个时代——社会学在中国[M].北京:清华大学出版社,2004:176.

外力,对于遗传质的发展,确有相关支配的力量,所以合理完善的优生学说,应遗传和境遇兼顾并重。[1] ”

遗传因子与文化因子对于人类行为的影响孰轻孰重？对于这个问题,在 1928 年时潘光旦与孙本文曾有过一段争论,孙本文更强调文化因素的独立性,并对潘光旦强调以生物因素来解释文化变迁的说法提出批评[2]。但不管怎么说,两个人都不否认不同的生育文化,既可能是选择的结果,也可能成为选择的手段。在这方面,如何对文化的影响进行考察和评价,优生学责任重大。1937 年杨诗兴著《优生问题》,称:

> 文化既兴,人类由自然生活进而为社会生活,于是自然对人之选择不复严,向之愚弱必归淘汰者,今因社会文化势力之姑息,得以生存,得以配偶,得以生殖,大家庭制、遗产制皆其例也。藉此二制之庇护,子弟之不才不肖者,亦得苟延残生,并得婚配,以蕃殖其劣种,此种情形下之配偶与生产,演化论者名之为反选择的配偶,与反选择的生产。凡受反选择文化之患者,其人种之品质必日趋低落。如何遏止反选择文化之滋长,如何助长顺选择文化之推进,使人种日趋健强、明智与优良者,则优生问题是也[3]。

在人类品性的遗传与社会选择研究的基础上,近代优生学的第三个方面便是"研求如何推行一种比较良善之蕃殖方法。"这一点遗传学家和医学都可以给出非常好的建议,但其是否能够在社会普遍得以推行又受到各种社会环境因素的影响。在近代中国,随着女权主义与自由主义思想的传入,追求婚姻自主和独身主义的思想也在年轻的知识分子中流行开来,于是人们对婚姻问题、家庭问题进行了广泛而热烈的讨论。在这种讨论中由于优生学家的参与,优生学的话语也被普遍地使用。如周建人所言的"合乎善种学的婚姻便是恋爱结婚"的论断[4];刘雄所言的鼓励"男女同校及奖励优良者结婚"的主张[5];张君俊所提议的政府通过对个人进行身体检查和心理

〔1〕 华汝成. 优生学ABC[M]. 上海：世界书局,1929.
〔2〕 孙本文. 文化与社会[M]. 上海：东南书店,1928：28 – 31.
〔3〕 杨诗兴. 优生问题[M]. 上海：商务印书馆,1937：2.
〔4〕 梅生. 中国妇女问题讨论集(下)第 4 册[C]. 上海：新文化书社,1923：199.
〔5〕 刘雄. 遗传与优生[M]. 上海：商务印书馆,1926：78.

测验,合格者才发给"可婚证"的提议[1];陈长蘅所自拟的鼓励晚婚和不许"癫狂痴呆及有神经病者"结婚的婚姻法条目[2];等等,虽然各式各样,但出发点都是一样,都体现了人们希望用优生学的原则和要求来规范婚姻制度,以达到繁育健康下一代的目的。

潘光旦把自己所从事的优生学目标定位在"以生物为体,以社会为用,采遗传选择之手段,以达人文进步之目的",这反映了优生学研究的综合性取向。这种取向生物学家虽不大关注,但却与社会学、人类学、民族学的研究走上了相近的道路。婚姻、生育本身是人类的一种生物学生殖行为,研究这种生殖行为的既有生物学家,也有人类学家、社会学家,人类学家与社会学家对人类生殖行为的观察和研究应当既有生物学的意义,也有社会学的意义。20世纪70年代爱德华·威尔逊(Edward O. Wilson)等人通过对蚂蚁、黑猩猩等社会型动物的研究提出了一些可用来解释人类社会行为的理论,这种理论被称为社会生物学理论。那么优生学家、社会学家直接对人类这种动物的婚姻、生育行为的研究当也是一种社会生物学研究。他们研究人类不同种族、阶层婚姻的隔离,以及战争及移徙等因素对人才消长的影响,并用进化论与遗传学的基本理论来解释,这种研究范式就是一种不折不扣的社会生物学范式。

包括阮芳赋在内的许多中国当代优生学家在对近代优生学提出批评的时候,为了强调近代优生学的"半科学"特点,经常提到近代从事优生学的学者中除了优生学家、遗传学家、医生之外常有社会学家、心理学家、教育学家等人参与其中,而当代的优生学工作者则主要是遗传学家和医生。卢惠霖指出:"我们对优生学的看法与早期优生学者的观点很不相同。早期优生学者很少是遗传学者,据统计,在比较知名的144名美国早期优生学者当中,除8名具有遗传学或生物学知识外,其他则是教育家、科学家、医师、记者、律师、牧师和学者,对当时水平的遗传学理论一知半解,往往把社会现象和生物学现象混为一谈。[3]"

中国近代的优生学提倡者有生物学家、社会学家、科普作家、心理学家、

[1] 张君俊.民族素质之改造[M].上海:商务印书馆,1943:151.
[2] 陈长蘅.中国人口论[M].上海:商务印书馆,1928:135-146.
[3] 吴刚,伦玉兰.中国优生科学[M].北京:科学技术文献出版社,2000:13-17.

中学教师等多种类型的人物。潘光旦在1924年就曾组织了一个松散的优生学会,参加者主要是一些文化学者和社会学者[1]。这可以理解为近代中国的优生学确有阮芳赋所言的"半科学"特点,同时也说明了它所具有的综合的社会生物学性质。近代优生学中最核心的内容是婚姻与生育,婚姻和生育既是人类的一种生物学行为,也是一种社会学行为,在这方面代表"科学势力"的遗传学家有发言权,"半科学"的社会学家与人类学家也应当有发言权。

如果我们去读一下近代中国一些著名社会学家的作品,如陈达、吴景超、许仕廉等,就会发现,这些社会学家的作品中鲜有不提及中国的人口问题和优生问题的,也鲜有不重视社会的生物学基础的。而当代的社会学家中,关注优生学与生物学的则要少得多,郑也夫在《阅读生物学札记》中呼唤社会学家来"阅读生物学",但响应者寥寥[2]。

5.1.3.2　医学遗传学范式的新优生学

自20世纪80年代初优生学在中国重建后,相关的学者对优生学的学科性质及学科体系展开了广泛的讨论。1981年11月全国优生学科普会上李崇高提出优生学的一个定义:

> 优生学是在社会、经济、文化、道德的支持下,采用医学遗传学的科学方法,提高各民族的人口质量,提高每个人的德、智、体、美的素质,减少和消灭有害遗传基因的扩散,减少和控制各种遗传病和各种先天畸形疾病的出生,进而逐步做到人类有目的地控制和发展自己[3]。

这个定义强调优生学一是需要社会、经济、文化等多方面的支持,二是优生主要采取医学遗传学的方法,三是优生的措施以预防优生学为主。1982年阮芳赋在《优生学的学科性质与学科体系》中就提出优生学是一个综合的学科,它应包括基础优生学、临床优生学、社会优生学与环境优生学四个部分[4],这一体系后来受到了优生学界的一致赞同。基础优生学主要是研究哪些因素会导致"劣生",其作用原理如何,如何防止以达到优生的目

〔1〕 Yuehtsen Juliette Chung. Struggle for National Survival: Chinese Eugenics in a Transnational Context, 1896 – 1945[D]. Chicago: The University of Chicago, 1999: 101.
〔2〕 郑也夫. 阅读生物学札记[M]. 北京:中国青年出版社,2004:204.
〔3〕 吴刚,伦玉兰. 中国优生科学[M]. 北京:科学技术文献出版社,2000:13 – 17.
〔4〕 阮芳赋. 优生学的学科性质与学科体系[J]. 优生与遗传,1982(1):22 – 23.

的,它包括人类遗传学、医学遗传学、畸胎学、毒理学等学科。临床优生学是对优生医疗措施的研究,包括遗传咨询、产前诊断、选择流产、婚前检查、孕期保健、分娩监护、围产期保健、新生儿保健等内容。其中遗传咨询、产前诊断、选择流产被西方学者称为"新优生学"[1],成为当代优生学的核心和代表性技术。社会优生学包括优生教育、优生宣传、优生立法的推动,优生政策的贯彻等内容,主要是研究优生学如何被社会所接受和实施。环境优生学相当于传统的"优境学"(euthenics),主要研究环境中有哪些影响优生的不利因素,如何防止其对人类的生殖细胞、母体、胎儿造成伤害。

可以看到,当代优生学与近代优生学相比较,虽然都还强调优生的社会因素,但建立在人类遗传学基础上的生殖医学已经成为这个综合的优生学的核心了。阮芳赋 1981 年编著的《优生新知》,2000 年吴刚、伦玉兰主编的《中国优生科学》,2002 年杨保胜、贺艳敏主编的《遗传与优生学》等优生学书籍在出版信息上都被列为医学类书籍。中国当代唯一的一份优生学杂志《中国优生与遗传杂志》现属卫生部主管,上面发表的文章多以临床医学研究的成果为主。当代提倡和研究优生学的几个代表人物吴旻、卢惠霖、阮芳赋、李崇高等都出身于医学或人类遗传学专业,当代优生的技术、方法、措施主要是落实在医学的临床实践中。这些都说明了当代在中国重建起来的优生学主要体现为人类遗传学与生殖医学,以医学遗传学作为其主要的范式,它与近代以社会生物学为基本范式的优生学已经体现出非常重要的区别了。

李崇高认为:"今天的优生学远不是 50 年前的优生学,而是建筑在新的遗传学、医学和各种现代科学基础上的综合性的科学。所谓广义的优生学,今天应该提出一种新的概念即'优生科学'的概念。"那么什么是"优生科学"呢? 他说:

> 优生科学是一门综合性科学,现阶段应在社会、经济、环境、文化、伦理的支持下,应以预防性优生学为重点,以生物学、医学、环境学与遗传学为基础,采取遗传咨询、植入前或产前诊断、选择性植入或选择性流产的方法,减少或杜绝某些遗传性疾病或先天性缺陷儿的出生,并积

---

[1]　阮芳赋. 优生学史: 一种新的三阶段论[J]. 优生与遗传,1983(1): 5-12.

极关注孕期、围产期和新生儿期的保健以及婴幼儿的早期教育,以达到提高出生人口素质的目的。还要为积极优生探索方法和积累资料,为将来人类控制和改进自身创造条件[1]。

从这个"优生科学"的定义看,它强调的重点"预防性优生学"主要是一种医学的优生学。这与当年潘光旦等人所强调的以婚姻选择和民族健康为重点的旧优生学是非常不一样的[2]。

5.1.4　新旧优生学的社会建构

同一个优生学科,为什么在不同的历史时期,其指导思想和研究范式会有如此的不同呢?要回答这个问题,现代的科学知识社会学(SSK)提供了一个很好的解释思路。

科学知识社会学的纲领有强弱之分,强纲领的基本主张认为,包括自然科学知识和社会科学知识在内的所有各种人类知识,都是处于一定的社会建构过程之中的信念;所有这些信念都是相对的、受社会因素决定的,是处于一定的社会情境之中的人们磋商的结果[3]。SSK 的强纲领以往在解释作为一类社会制度的科学,研究其制度规范结构时获得大家较多的同意,但在解释一些自然科学知识的具体内容的建构时遇到了一定的困难,因而弱纲领的主张倾向于认为自然科学的具体知识内容不属于它的研究对象。

优生学的特殊性在此处显现出来,作为一门应用性的学科,虽然作为其基础的遗传学常常在 SSK 强纲领的解释范畴之外,但其本身无论从体制规范,还是从具体知识内容上都反映了社会建构的特点。在不同的历史时期和环境条件下,它有不同的指导思想、不同的研究范式,这刚好提供了一个很好的社会建构的模板。

从前面的比较分析我们可以看到,新旧优生学知识的社会建构是通过不同的研究群体、不同的主导学科、不同的社会需要来完成的。近代中国优生学的倡导者主要是社会学家和精英分子,所以有提倡知识分子多生育、限制"社

---

〔1〕 吴刚,伦玉兰. 中国优生科学[M]. 北京:科学技术文献出版社,2000:13 - 17.
〔2〕 新旧优生学遵循的原理都是选择论,不过旧优生学强调的是婚姻选择,而新优生学强调的是生育选择,选择的位点是不同的。
〔3〕 林聚任. 从话语分析到反思性——科学知识社会学发展的一个新趋向[J]. 自然辩证法通讯,2007(2):57.

会价值低"者出生率的精英主义旧优生观;当代中国优生学的研究者多是医生和计划生育工作者,所以预防出生性缺陷才成为新优生学研究中最重要的课题目标。旧优生学把进化论与遗传学作为其理论基础,所以优生学家把婚姻中的配偶选择看作是优生中最重要的一步;新优生学的基础是人类遗传学,所以遗传咨询、产前诊断、选择性流产是最主要的优生措施。近代中国最重要的问题是民族生存,所以才有民族主义的提倡民族素质改造和民族健康的优生学或"人种改良学";当代人们关心较多的是家庭幸福和后代健康,所以才有更为关注生殖健康和婴幼儿保健的新的大众化、实用主义的优生学。

受到近代欧洲种族主义优生学"伤害性记忆"影响下的许多西方学者往往对当代一些国家包括中国的相关优生政策和优生技术提出批评,担心它重蹈近代种族主义的覆辙[1]。也有学者把近代的优生学归之于"伪科学"而一棍子打倒,这种担心与批评看起来有一定的道理,却是经不起推敲的。恰如著名的人类学家列维-斯特劳斯(Claude Lévi-Strauss,1908—2009)所言,种族主义是"世界上最具有共识的东西",根本不需要参照这个方面的某个事实,任何文化都逃脱不了这种想法[2]。取消优生学根本解决不了种族主义的问题,与其对优生学这一学科口诛笔伐,倒不如对建构了优生学的这些不同特点和倾向性的社会和文化进行细致而深刻的分析。

明白了这一点,我们就可以进一步理解优生学在不同时代、不同的地区、不同文化环境下的发展及其区别。由于优生学本身是一种社会建构的产物,它代表一定群体的利益、反映特定社会的生育价值取向就是完全正常的事情。当代美国人有美国的人类遗传学作为婚姻和生育的指导,中国结合国情即人口发展的需要当然可以有中国人自己的优生法规和优生科学。

5.2　中国近代优生学发展的特殊性

上一节笔者比较了中国近代优生学与当代优生学在研究主导思想和研

---

[1]　(美)菲利普·R·赖利. 林肯的 DNA 以及遗传学上的其他冒险[M]. 钟扬,等,译. 上海:上海科技教育出版社,2005:351-352.
[2]　(法)列维-斯特劳斯. 种族与历史,种族与文化[M]. 于秀英,译. 北京:中国人民大学出版社,2006:18.

究范式上的区别,从而了解到不同时期优生学在中国发展的特点。那么与同时代西方优生学的发展历史相比较,中国近代优生学的研究及其在社会中的传播又体现出什么样的特点呢? 台湾学者钟月岑1999年在美国芝加哥大学所做的博士论文《为了民族生存而努力:跨国语境下的中国优生学1896—1945》对日本与中国近代优生学发展历史进行了详细的比较,这篇论文也注意到了中国近代优生学发展的诸多特点。如中国优生学家对德国纳粹种族歧视政策的批判和对生育节制运动有保留的支持等[1]。结合前文对中国近代优生学传播情况的介绍,以及与西方国家近代优生学发展历史的比较,笔者以为中国近代优生学发展具有以下几个值得注意的特性。

5.2.1　中国近代的优生学不具有浓厚的种族主义色彩

优生学受到批评的一个重要原因就是它与种族主义之间扯不清的关系。当代一些学者的研究揭示出英国著名的优生学家皮尔逊就是一个典型的种族主义者[2],德国的优生学会或人种卫生学会在纳粹德国的种族大屠杀中曾充当了极不光彩的角色[3],美国歧视性的移民法案也是基于种族主义优生学的立场[4]。这些历史的事实使得大家都认为优生学难辞其咎。

基于种族主义的歧视和排挤是令人痛恨的,在种族主义运动中一些西方优生学家的表现也值得我们深刻地反思。但种族主义或种族歧视一定与优生学相关吗? 优生学又是否必然会导致种族主义呢? 这也是值得我们深思的问题。

列维-斯特劳斯等人类学家的研究充分说明,种族歧视和种族中心主义是人类固有的偏见之一[5]。法国政治学家吉尔·德拉诺瓦(Gil Delannoi)在分析种族主义问题时,也指出其在不同历史时期和环境下的体现及其所酿成的人类灾难事件有其复杂的政治与经济原因[6],把它归罪于优生学是

〔1〕 Yuehtsen Juliette Chung. Struggle for National Survival:Chinese Eugenics in a Transnational Context,1896 - 1945[D]. Chicago:The University of Chicago,1999:110,254.
〔2〕 李醒民. 皮尔逊的优生学理论与实践[J]. 自然辩证法通讯,2001(3):58 - 63.
〔3〕 (美)外斯,贝雷茨. 危险的合作——威廉皇帝学会人类学研究所人类遗传学与政治之间的联系(1927—1945)[J]. 科学文化评论,2004,1(6):47 - 55.
〔4〕 梁伟. 美国优生学者是"纳粹"的启蒙老师[N]. 世界新闻报,2004 - 2 - 19.
〔5〕 (法)列维-斯特劳斯. 种族与历史,种族与文化[M]. 于秀英,译. 中国人民大学出版社,2006:18.
〔6〕 (法)吉尔·德拉诺瓦. 民族与民族主义[M]. 郑文彬,等,译. 北京:三联书店,2005:131 - 135.

不公平的。在 1883 年高尔顿建立优生学这一学科之前,各种形式的种族主义和对一些弱小民族的歧视就普遍地存在于欧洲和美国,康有为《大同书》中典型的白人优越论的立场也显然来自前高尔顿时代的欧美报刊和书籍。优生学和遗传学在建立之后曾作为种族歧视的解释工具不错,但它们绝不是导致种族主义的原因。在当代西方优生学普遍走向衰落之后,种族主义的思想也并未因此而销声匿迹。据 2006 年法国人权组织的一项调查,1/3 的法国人自认为是"种族主义者",2005 年法国跟种族主义有关案件的定罪率比上年激增 43%。专家分析,导致这一结果的原因是"法经济不景气,失业率攀升,一部分人把这归咎于源源不断涌入的移民"[1]。这充分说明了近代优生学与种族主义泛滥的关系只能是一种历史的偶遇,而非存在着因果的联系。

同样一个概念不同人可以用来说明不同的主张,西方种族中心主义者用优生学来证明自己的优越性,中国的优生学家潘光旦却用基于优生学的种族理论来批判种族主义与希特勒种族歧视政策的谬误。

1925 年 11 月,潘光旦在《大江季刊》上发表《近代种族主义史略》一文,对流行于欧美的各种种族主义思想进行了逐一的分析。他首先指出:"凡一般高级动物皆有种族相猜避之心理,其在人类,则种族间倾轧嫉妒之心理,殆与文化史相终始。"他分析指出,代表欧洲种族主义不同阶段的亚利安主义(aryanism)、条顿主义(teutonism)、诺迭主义(nordicism)流行皆有此种心理的依据。而种族主义在美国的兴起则与美国的移民问题、战争问题、黑人与白人的社会矛盾等有莫大的关系。他认为正确的种族学说虽不否认种族之间存在生理、心理的差异,但绝不对种族的优劣作笼统的判断[2]。1939 年 5 月,潘光旦又发表《演化论与当代的几个问题》一文,批评希特勒与纳粹的排犹政策是建立在错误的种族概念之上。他认为无论是日耳曼人还是犹太人都不成为分类的种族,任何一方都是许多种族混合而成,而且从历史上来说,日耳曼人和犹太人之间,自身又发生过不少的混同作用。他说:

　　　　纳粹党把这主客的两类人看做两个种族,是第一个错;在二者之

〔1〕　冯武勇.调查显示:1/3 法国人自认为"种族主义者"[N].新华每日电讯,2006 - 3 - 23.
〔2〕　潘光旦.近代种族主义史略[C]//潘乃穆,潘乃和.潘光旦文集(第 1 卷).北京:北京大学出版社,1993:367 - 389.

者,作笼统的优劣判断,是第二个错;根据这判断而实行一种武断与抹杀的政策,是第三个错。而这三个错误全都从不了解或曲解了种族的概念而来[1]。

从中国优生学家潘光旦对种族主义思想的批判我们看到,优生学的研究并不必然导致种族主义。

尽管在中国近代讨论优生学的诸多论著中,我们不难找到赞同或提倡种族主义的文字,但其从来没有占过主流的地位[2]。优生学家并不讳言中国历史上有过类似种族中心主义的"大民族主义",但这种"大民族主义"却不是提倡的对象,而是检讨与批评的对象。1951 年,潘光旦还在《文汇报》上发表《检讨一下我们历史上的大民族主义》一文,提醒政府在制定民族政策和处理民族事务时注意这个问题[3]。所以我们完全可以说,以潘光旦为代表的中国近代的优生学家是不抱有种族歧视的偏见的。1948 年曾对优生学非常热衷的周建人转而撰《优生学与种族歧视》对优生学进行批评,在这部政治性很强的作品里,他所列举的种族歧视的例子俱是美国的例子。他从阶级斗争的角度来分析优生学传到中国的影响,认为优生学在中国的传播一是复活了封建的门第观念,二是养成了对帝国主义国家的自卑心理[4]。从这里我们依然可以看出,中国近代的优生学是基本上是与种族歧视、种族中心主义无涉的。

5.2.2   近代中国政府并未有能力推行相关的优生政策

提高本民族的人口素质和竞争力的希望驱使近代很多的国家推行各种符合"优生"要求的人口政策。以"优生"为名义的种族清洗和绝育政策在德国和美国大行其道,"二战"之后,这些生育政策及相关的优生措施受到普遍的批评,逐渐通过立法的手段被废除和放弃。对于一些未获得知情同意而被强制施行绝育手术的人们而言,优生学(eugenics)一词成了他们心头最为

---

[1]   潘光旦. 演化论与几个当代的问题[C] //潘乃穆,潘乃和. 潘光旦集(第 5 卷). 北京:北京大学出版社,1997:38 - 39.
[2]   这方面 1940 年代初"战国策学派"的陈铨、陶云逵可做代表,他们的观点当时就受到学界的强烈批评。
[3]   潘乃穆,潘乃和. 潘光旦文集(第 10 卷)[C]. 北京:北京大学出版社,2000:480 - 493.
[4]   周建人. 优生学与种族歧视[M]. 上海:新知书店,1948:68.

深刻的"令人伤痛的"记忆,有一些人后来甚至通过诉讼的手段,控诉政府剥夺了他们的公民权利[1]。

但在近代中国,优生学主要停留在知识传播的阶段。从国外翻译过来的多种优生学和遗传学作品,国内一些优生学研究者和宣传者所编写的优生学科普作品,中学和大学所使用的生物学和遗传学教材,人口学、心理学、社会学等相关学科的书籍,各类社会上流行的婚育指导书,以及佛教和基督教等宗教的部分训导书中都存在着对于优生学进行宣传和讨论的内容。

尽管优生学的思想在中国近代社会中得到了较为广泛的传播,诸如限制"有不治之恶疾者、有重大不治之精神病者"结婚资格的优生学要求也进入民国政府所颁布的《民法亲属篇·婚姻章》(1930 年)中,在民国政府相关部门组织制定的《集团结婚办法》(1942 年)、《北泉礼仪录》(1943 年)等法规和文件中也提出了婚前检查的要求。但在近代中国那个四分五裂、战乱频繁的年代里,这些法规大多只是一纸空文,并未见到有真正实行的机会。当然,即使这些基于优生学的法规能够得到实施,它也只是向结婚者提出了一些温和的建议和要求,并没有类似于美国一些州所颁布的那些对于精神病和低能患者实行强制性绝育手术的内容。

另外,从潘光旦、陈长蘅等优生学家在近代中国的地位来看,他们虽然在学术研究方面有广泛的社会影响,但与政府的关系却并不亲密,也就是说,他们并未作为优生学的研究者而获得重要的话语权。在 1940 年成立的国民政府社会部有一个下设的人口政策研究委员会,陈长蘅、陈达、孙本人、潘光旦等人俱是其中的成员,但是他们所提出的关于人口政策的一些建议如"关于社会立法,应增加或修改关于婚姻以及弱智与精神病的法律"[2]并未得到政府积极的回应。

当然,政府没有能力推行相关的优生政策,并不代表拟推行的这些婚姻与生育政策和中国近代学者的优生学主张没有值得置疑的成分。尽管中国近代的优生学不具有种族主义的偏见,但不代表他们没有其他方面的偏见。在潘光旦早期的优生学作品中,就明确地把知识分子阶层看成是"社会价值

〔1〕 (美)菲利普·R·赖利. 林肯的 DNA 以及遗传学上的其他冒险[M]. 钟扬,等,译. 上海:上海科技教育出版社,2005:344-345.
〔2〕 陈达. 浪迹十年[M]. 台北:文海出版社,1981:443.

高"的人群,把贫穷、低能的人看成是"社会价值低"的人群。这种片面强调
智力在所谓的"社会价值"评价中重要作用的做法笔者以为并不恰当,这种
精英主义的阶级偏见还是应当受到质疑和批评的。

5.2.3　优生学在中国的发展受到中国传统婚育及家庭文化的显著影响

中国古代具有非常悠久的婚姻与生育文化传统,这些生育文化在与近
代西方的优生学相接触时两者发生复杂的相互作用关系。一方面优生学的
科学知识揭示了传统生育文化中的许多陋俗,人们试图通过科学的普及与
教育来促进近代中国人婚姻与生育观念的变革。另一方面优生学也给予了
传统生育制度中那些合理的成分以一种科学的解释,使它继续为人们所遵
循。当然,人们在传统文化中发现的"优生"原则和方法同样也对近代的优
生学提供了一种必要的支持,使它们更易为持传统观念的人们所接受。就
在这样的相互诠释过程中,中国传统文化对于优生学的影响体现出来,形成
了中国优生学的一些本土文化的特色。

这种特色在潘光旦这位中国近代优生学家的代表人物身上得到了充分
的体现。潘光旦在1922年留学美国的时候,随身带了一套《十三经注疏》阅
读。他在冷泉港的优生学馆跟美国著名的优生学家达文波特学习优生学的
时候,达文波特和其他的研究者常向他请教中国的问题,试图在中国传统生
育文化中找到"优生"的例证。如优生学馆的一位研究者就曾问潘光旦:"传
闻中国实行优生婚姻已数百年,果耶?"潘光旦问他所谓的"优生婚姻"指的
是什么? 这位研究者说:"婚姻之选择,权既属于父母,则其谨严审慎,自较
一时为血气与情感所蒙蔽之个人选择为进一步。[1]"看来中国传统极受诟
病的"父母包办婚姻"却受到了西方优生学家的赏识。潘光旦在1924年写作
《西化东渐及中国之优生问题》的时候,不仅论证传统的"无后为大不孝"、
"女子无才是德"、"婚姻父母主裁"、"科举取士"具有优生的价值,称它们"亦
不无功德可言"、"尚不无抵偿之影响"。就是娶妾制度和对于妇女"节烈贞
操"的要求,在他看来,从优生学的角度考虑也不是完全没有可取之处的。

尽管不同的优生学研究者对于中国主要的优生问题是什么存在着不少

---

〔1〕 潘乃穆,潘乃和.潘光旦文集(第1卷)[C].北京:北京大学出版社,1993:274.

的争议,但从潘光旦这位近代研究和宣传优生学最有影响的人物身上,我们可以总结出近代优生学所受到中国传统文化影响的几个方面特点:

其一,对于婚姻生活的鼓励。中国古代的政治理想之一为"内无怨女、外无旷夫",也就是每个人都应当有正常的婚姻与家庭生活。这与西方优生学所提倡的消极优生,即限制低能、痴狂、先天性残疾等遗传性疾患者的婚姻与生育是相冲突的。与黄素封、林洁娘等人对这些消极优生学方法持积极的态度不同的是,潘光旦虽不回避对于消极优生学的支持,但他的优生主张更多地用于积极优生学方面,即鼓励大多数正常、健康的人进入婚姻生活中,以留下他们的后代。他特别反对知识分子以事业为借口晚婚或独身,以为这是一种不近情理的行为,也是对社会和民族不负责任的行为[1]。

其二,对于生育行为,即后代繁衍重要性的强调。虽然在 20 世纪 20、30 年代,节制生育得到知识分子的普遍认同,但潘光旦担心个人主义与自由主义的不婚或节育主张会对中国的人口发展产生不良的影响,他从"不孝有三,无后为大"的古训出发,强调每一个健康的男女公民都有繁衍下一代的义务。潘光旦注意到中国的祠堂和宗谱中充满了"源远流长"、"根深叶茂"、"继往开来"、"光前裕后"这一类标语,以为这是中国传统"重本"、"务本"的人文思想的体现。他说:"这一方面的人文思想,在西洋是很不发达的。近日始有一派的思想稍稍的谈论到它,就是讲求淑种之道的优生学。[2]"潘光旦还通过对民族优生学的研究得出结论,中华民族之所以没有像希腊和罗马那样在历史中趋于衰亡,其中一个重要的原因之一就在于中国文化中对于子孙繁衍的重视。

其三,强调家庭在优生的过程中所起的重要作用。中国传统社会是一个以家庭为中心的社会,在新文化运动中,传统的大家庭制受到了批判,并且在现代化的进程中趋于解体[3],小家庭制受到了年轻人的欢迎。潘光旦等人从优生学的角度通过对两种家庭制度的分析指出,大家庭制和小家庭

[1] 潘光旦.谈婚姻的动机[C]//潘乃穆,潘乃和.潘光旦文集(第 9 卷).北京:北京大学出版社,2000:483-490.
[2] 潘光旦.中国人文思想的骨干[M]//潘乃谷,张海涛.寻求中国人位育之道——潘光旦文选.北京:国际文化出版公司,1997:481.
[3] 对于中国传统的社会是否以"大家庭"为主,在人类学和社会学界一直存在争议(见李亦园所著《人类的视野》,上海文艺出版社,1996 年版,第 227—230 页),但希望依靠家庭来实现老有所养,幼有所育的目标却一直是中国传统社会的理想。

制各有利弊,前者有利于幼者的养护但不利于个性的发展,后者有利于独立精神的培养但不利于儿童的早期养育。为此他赞成一种容纳了老、中、幼三者的折中家庭制[1],这种家庭制度保留大家庭的根干,而去其枝叶的支蔓与芜杂,年幼子女由父母教养,年迈父母由子女侍奉,规模不大但老有所养,幼有所育。潘光旦提倡在家庭中实行母乳喂养,反对儿童公育,提倡母亲在儿童的早期教育中发挥重要作用。这些观点体现了他作为一个优生学家和社会学家的专业思想,也体现了他家庭观念中对于传统文化的认同。

对于传统文化与优生学等近代学科的关系,S. E. Stevens 在她的论文《民国女性特征建构:卫生、教育和文学争论中的妇女身体》(*Making Female Sexuality in Republican China: Woman's Bodies in the Discourse of Hygiene, Education and Literature*)中做了一个很好的比喻。她称中国传统文化中关于性别、性和身体的观念为"旧酒",近代西方传入的进化论、优生学和民族主义思想为"新瓶"。新瓶装旧酒,优生学中的许多概念看起来是全新的东西,其实里面所蕴含的仍然是传统的旧观念[2]。由此我们也可以很好地体会一下传统思想对于中国近代优生学的影响。

5.2.4　优生观点总体上的近情、中和与客观

尽管有一些早期的宣传者在社会上大声疾呼,要求推行像美国那样严厉的优生运动,也对优生学在改良人种方面的前景抱乐观的态度。但中国近代真正对优生学的学科性质有所研究的学者如潘光旦、陈桢、陈达等人虽对优生学持赞同的态度,但其观点总体上却是近情、中和与客观的。

1924 年潘光旦作为学生在美国优生学馆写作《优生概论》时就指出,优生学不可能像一些一知半解的人所宣传的那样,是解决社会与人口问题的"万应锭"和"如意丹"。为什么它不能成为"万应良药"呢? 一是因为当时"优生学识尚属幼稚","就研究一方面而论,此学实尚在材料搜集时期,整理功夫既不足,则前途具体之结论如何,其可因归纳而得之法则又何若,更有

[1] 潘乃穆,潘乃和.潘光旦文集(第 8 卷)[C].北京:北京大学出版社,2000:330 - 331.
[2] S. E. Stevens. Making Female Sexuality in Republican China: Woman's Bodies in the Discourse of Hygiene, Education and Literature[D]. Bloomington:Indiana University,2001: 20.

不可臆断者矣"。二是"精质进步之意义有限",也就是说遗传物质的演进是相对的而不是绝对的,人类遗传物质的变化有突变和重组两种来源(潘光旦称之为突变品性与变异品性),在这两方面人类所能调控的程度是非常有限的[1]。

1933年编著中学《生物学》教科书的遗传学家陈桢,在教材中介绍优生学时,同样也对优生学在实践上的困难有清楚的认识:

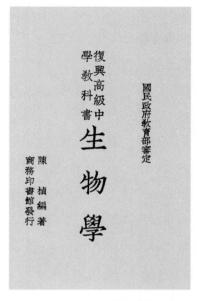

> 在理论上优生学是很完备的,在实行上却有很多的困难,第一层困难是性质有显隐的分别,我们不能从外表的优劣,知道遗传的优劣,又不能用研究别种生物的方法来研究人类的遗传。所以某人的遗传性,究竟是不是很好的,或者很坏的,除非细心研究他的家族历史,是不能确实知道的。第二层困难是我们不能用改良别种生物的方法,来改良人类的遗传性。对于瓜果鸡犬,我们

图5.1　陈桢的《生物学》

可以随意选择优良的性质,让它遗传到后代,可以随意淘汰恶劣的性质,不让它有传播的机会。但是在人类,谁能照改良瓜果鸡犬的方法,执行选优除劣的工作? 虽然有许多困难,生物学家都相信,如若人类将来要有永久的,比现在更大的进步,改良人类遗传性的工作,早迟总是要积极地实行起来的[2]。

在20世纪30年代,中国有一批社会学家从事对中国人口的研究,如许仕廉、柯象峰、言心哲、陈达、李景汉、吴景超等。他们在所出版的人口学著作里都讨论到优生问题。与20年代宣传优生学的作家和报纸记者不同,这些社会学家大多从国外留学归来,对于作为优生学基础的遗传学、进化论比较熟悉,许多人又亲自在国内做过实际的人口调查工作。所以他们在作品

〔1〕　潘光旦.优生概论[M].北京:北京大学出版社,2010:16.
〔2〕　陈桢.生物学[M].上海:商务印书馆,1934:339-340.

中,既表达了对人口品质普遍的关注和对优生学的认同,同时他们提出了比较实在而可行的节育和优生的措施。如柯象峰在 1934 年出版的《现代人口问题》一书第七章《人口品质》中就重点讨论优生问题,章后有"优良品质有无绝对标准? 试申论之"之类的习题引导读者进行思考[1]。陈达在 1934 年出版的《人口问题》一书中介绍当时北平杨崇瑞所主持的妇婴保健会所做的节育指导工作。保健会规定"有志节育者必须为已婚而对于下列痛苦与困难至少业已感受其一者:(一)经济压迫,(二)身体欠健,(三)遗传欠缺"[2]。这说明当时与优生结合在一起的节育工作是建立在知情同意的基础之上的。

1937 年潘光旦出版了《民族特性与民族卫生》一书,书中选译了美国明恩溥(A. H. Smith)所著《中国人的特性》部分内容,并结合了自己对中国民族特点的研究提出了改良民族特性即民族卫生的几条途径:"中国民族的许多劣根性既因缘于荒年的反选择的影响,所以要改革民族的特性,非先改革荒年与荒年的成因不可,例如在自然环境方面,注意造渠、浚河、造林等工作;在经济生活方面,提高生产能力与力求分配的公允;在社会生活方面,注意都市化的控制与家庭制度的整顿……"

这些促进民族优生的措施看起来都不像是一个优生学家的建议,因为他没有建议政府去针对不同人群实施某种特殊的生育政策。为此潘光旦解释说:"上文的几条主张完全侧重旧派优生学者所称的积极优生,即中上流品的增殖,而于消极优生,即低能、癫狂、羊痫……一类恶劣流品的减少,则只字未提,这并不是说中国民族中,这一类的分子很少,可以无须顾虑。那决不是,不过说就近代迫切的形势而论,积极方面更应受关心国是者的注意罢了。[3]"

潘光旦的这些主张,与他一直所强调的"位育"论的思想是一致的。《中庸》里有"至中和,天地位,万物育焉"这样一句话,潘光旦从中摘出"位育"两个字创造了一个新概念,用来翻译英文的"adaptation"或"adjustment",代替

[1] 柯象峰. 现代人口问题[M]. 南京: 正中书局,1934: 385 - 386.
[2] 陈达. 人口问题[M]. 上海: 商务印书馆,1934: 280.
[3] 潘乃谷,张海涛. 寻求中国人位育之道——潘光旦文选[M]. 北京: 国际文化出版公司,1997: 404 - 420.

人们常用的"适应"或"顺应"这样过于"消极"的名词。他说："位育是演化论里最重要的一个概念,也是中国旧有思想里很重要的一部分。""位者,安其所也;育者,遂其生也,安所遂生,就是位育。""民族的根本问题,具体言之,是一个人口的位育问题。""人口问题的解决系乎量的控制与质的控制,量的控制,一面固恃经济环境的改进,一面尤赖生育的适当的节制……质的控制,其关键端在选择,那就是优生学说的任务。量和质两方面都有了办法,民族生活里秩序的维持与进步的取得,即民族的安所遂生,都是必然的结果。[1]"

潘光旦既是一位优生学家,也是一位社会学家,在中国近代,参与优生问题讨论的社会学家很多,这成为后来一些人批评优生学为"伪科学"的理由。但优生既是一个生物学问题也是一个社会学问题,也许社会学家对遗传学与进化论的理解没有生物学家那么透彻,但他们的主张总体上而言却是更为近情、客观与中和的。

5.3　中国当代优生学所受到的批判及其分析

由于特殊的历史原因,优生学这一门学科在当代西方几乎已无人问津[2],但在日本和拉美的一些国家,优生学的发展却一直未曾中断。中国当代的优生学在 20 世纪 80 年代初重建之后,也取得了一些重要的进展。尽管如上述所言,中国当代重建起来的优生学已与近代的优生学有了很大的区别,优生学在中国的发展本身也有其特殊性,但优生学在中国的重建仍然受到了西方一些学者的强烈批评。

5.3.1　西方学者对中国当代优生政策的批评

西方学者对中国当代优生学的批评最主要集中在 1995 年颁布的《母婴保健法》上。

---

[1]　潘乃谷,张海涛.寻求中国人位育之道——潘光旦文选[M].北京:国际文化出版公司,1997:2-3.
[2]　许多生物学家现在在"人类遗传学"或"医学遗传学"一类的学科中从事实际上优生学的研究工作。

从 20 世纪 80 年代起,伴随着计划生育工作和优生学的重建,伴随着人们对中国人口素质问题严峻性的日益重视,有些人开始提出制定一部"优生法"的建议。如王岩在《我国优生立法的建议》中提出,"控制人口数量,提高人口素质"是我国的基本国策,但对于如何提高人口素质,还未引起社会的普遍关注。他提到日本在 1940 年就出台《国家优生法》,1948 年重新修订颁布为《优生保护法》,韩国 1973 年颁布了《南朝鲜保健法》,中国台湾 1984 年颁布了《优生保健法》,这些法律的颁布都对所在国家和地区人口素质的提高起了重要作用。而当时中国的人口素质状况令人担忧,据统计(1991 年):"全国五类残疾人约有 5 164 万人,其中先天致残者 1 000 余万人,占全国人口的 9.8‰。在 1 017 万智力残疾人中先天残疾占半数以上;814 万 14 岁以下的残疾儿童中,先天性残疾儿童有 417 万,占残疾儿童总数的 51.3%。"鉴于这种情况,他希望通过优生立法来"增强全民族的优生意识,完善各级优生组织网络,规范国家对优生的指导行为"。

王岩还在"优生立法的可行性"中讨论了优生学的国内实施条件和优生立法的国际因素。他认为:"近年来,西方社会就我国实行的计划生育政策和个别地区采取控制劣生的做法在人权问题上对我国大肆攻击,并威胁要以此对中国进行经济制裁……通过优生立法,既可把国内的优生工作纳入法制轨道,规范国家指导优生的行为,同时也可向国际社会说明我国优生的内容,以消除误解,减少不必要的经济损失。[1]"

王岩对优生立法的国际影响考虑得显然过于乐观了。事实上在 1986 年哈珀等五位英国的遗传学家到中国访问的时候,他们就提醒中国的同行优生立法的风险。哈珀等人对中国正在结合计划生育搞优生学表示理解,他们清楚中国人所说的优生学的主要内容包括在遗传咨询、遗传筛查和临床遗传学之中。中国的临床学家和遗传学家与其英国的同行们一样,清楚优生学的目的不是"去消灭有遗传缺陷者",而是"保证那些即将诞生的婴儿尽可能是正常的"。但中国与西方的遗传学家一个争议的焦点就是是否需要一部"优生法"。他们相信,"采用其他方法可以更有效地达到优生法想达到的主要目标"。他们提到,把人口控制的政策与优生法联系起来,"将肯定会

〔1〕 王岩. 我国优生立法的建议[J]. 政治与法律,1991(2):41 - 43.

冒和西方遗传学界疏远的风险,因为科学家和临床医生中广泛存在着不愿与这种发展有牵连的倾向"[1]。

考虑可能遇到的麻烦,中国 1994 年制定完成、1995 年 6 月 1 日颁布实施的相关法律被命名为《中华人民共和国母婴保健法》。尽管这样,法律的出台还是在西方引起了广泛的批评。许多人仍然把它叫做优生法(eugenic law),并把它同德国和美国历史上臭名昭著的相关法律相提并论。1996 年中共中央对外宣传办公室明确要求不用 eugenics 一词来翻译和介绍中国当代的优生学工作[2],healthybirth,reproductive birth,Well-bear and well-rear 等名词被专家们建议用来作为优生学的外译词,但这并未能规避来自西方的批评意见。

《母婴保健法》中有什么样的内容让西方人不满呢? 在 1996 年里约热内卢举行的第九届国际人类遗传学大会(9th International Congress of Human Genetics)上,著名的遗传学家莫顿(Newton Morton)带头敦促遗传学家们一起要求中国政府废除 1995 年实施的《中华人民共和国母婴保健法》,他称该法律的第十条和第十六条都存在着对于人权和生育权的侵害。

法律第十条有这样规定:

经婚前医学检查,对诊断患医学上认为不宜生育的严重遗传性疾病,医师应当向男女双方说明情况,提出医学意见;经男女双方同意,采取长效避孕措施或者施行结扎手术后不生育的,可以结婚。但《中华人民共和国婚姻法》规定禁止结婚的除外。

在第十六条规定:

医师发现或者怀疑患严重遗传性疾病的育龄夫妇,应当提出医学建议。育龄夫妇应当根据医师的医学意见采取相应的措施。

对于莫顿的提议,美国人类遗传学会(ASHG)的反应是不愿专门审查一个特定的国家,只是委派一个委员会起草一份关于优生学和生育自由的综合政策声明。这份声明强烈反对任何干预生育自主权的政府行为[3]。

---

〔1〕 Harper,Harris R. Medical Genetics in China:A Western View[J]. Journal of Medical Genetics,1986,23:385-388.
〔2〕 安锡培.关于"优生优育"英译名的问题[J].科技术语研究,2000(2).
〔3〕 (美)菲利普·R·赖利:林肯的 DNA 以及遗传学上的其他冒险[M].钟扬,等,译,上海:上海科技教育出版社,2005:351-352.

5.3.2　中国学者对西方批评意见的回应

针对来自西方的批评意见,中国学者的反应大略有三种:辩护、沟通和应和。

1999 年,中国著名的生命伦理学家邱仁宗撰文为《母婴保健法》辩护,称它不是基于优生学(eugenics)的法律。The Unesco Courier 杂志的编辑把这篇文章与著名汉学家冯客的批评文章组织在一起,以"Is China's Law Eugenic?"为题发表[1]。

邱仁宗称西方学者对中国《母婴保健法》的批评有些是正确的,但也有一些是缘于语言和文化障碍上的误解。法律中提及的"优生"是 healthy births 而非 eugenic。邱仁宗的辩护主要集中在两个方面,一是中国的《母婴保健法》与 eugenics[2] 有明显的区别。他说:

> 《母婴保健法》是 eugenics 吗? 我想,一个政策被称之为 eugenics 有两个方面必须具备,一是它不经过个人的同意,二是基于种族主义。这两点中国的法律都没有。医生可能给两个人指出结婚的危害或者绝育的建议,最后的决定权仍在这些成年的当事人。当孕期检查发现遗传病时,医生也只是提出中断妊娠的建议,而不是命令。
>
> 认识到法律出台的动机是为了降低出生性缺陷率而不是为了种族主义,这是非常关键的。需要注意的是,中国没有种族主义的传统。中国人是西方殖民主义和日本帝国主义的受害者,他们可能犯过错误,但从未宣称高人一等,他们的军事行动也从未被种族主义所利用。中国的民族政策也没有种族主义的成分,汉民族虽占大多数,但从未宣称比少数民族高等。

在第二个方面,邱仁宗强调中西方文化传统的不同导致了不同的生命伦理观念。针对西方人对于中国政府容许堕胎的批评,他说:

> 中国的遗传学政策受到传统儒家思想的影响,在中国人心目中堕胎是道德的,而且为社会所接受,在中国胎儿不被看成是人;另外先天

---

[1] 　Qiu Renzong, Frank Dikötter. Is China's Law Eugenic? [J]. The Unesco Courier. Sep. 1999: 30 - 31.

[2] 　这里请读者注意到一个术语的问题,中国学者强调中国当代的优生学不是近代的 eugenics,但我们在翻译 eugenics 的时候却只能翻译为"优生学",为避免误解,只好用原词不译。

性畸形儿的出生被看成是父母或祖先犯罪的标志,这样生下来的孩子被称为怪胎,是很少能够为社会所接受的。

针对邱仁宗为中国《母婴保健法》的辩护,冯客一一进行了反驳。他说尽管汉语"优生"被要求译成 healthy births,但 eugenic 的希腊词根是"good in birth",两词在欧洲语言中是同源的。在 20 世纪 20 年代大量西方的 eugenics 被翻译到中国的时候都是用"优生学"一词,近代西方开展的优生学运动也是被中国当时的知识分子所普遍欢迎的,甚至于还有一些人公开赞同纳粹的种族政策,优生学在 1949 年以后被批判的时候,提倡种族歧视也是它的一条罪证,如何说中国没有种族主义呢?

邱仁宗对中国《母婴保健法》的辩护总体上是正确的,但把话说得太满了些,以至于被冯客抓住了把柄。冯客的反驳尽管也有一定的道理,但他反驳的对象却错了。邱先生说的是当代中国优生学的情况,冯客举的却是近代中国优生学的情形。如笔者前文所述,中国近代优生学与当代优生学在指导思想和研究范式上都是存在着明显区别的。另外,冯客说中国近代有人赞同种族主义,这不错,说优生学曾被作为种族主义而被批判,也没错。但这种赞同的思想是否占主导地位呢? 中国是否有基于种族主义的优生运动呢? 优生学被作为种族主义而被批判的时候,所举的例子是中国的还是西方的呢? 对此冯客却没有做必要的说明。

对待西方批评意见的第二种回应是沟通。这方面的工作主要是遗传学家们所做的。第十八届国际遗传学大会在中国召开之前,由于对中国《母婴保健法》的个别条款和中国某个省(甘肃)曾制定严重智力低下者强制性绝育条款的不满,一些遗传学家向中国提出抗议,还有人威胁要中断与中国研究者的合作,并要求改变会议地点或申请抵制会议的召开[1]。但由于谈家桢等中外遗传学家的努力,1998 年第十八届国际遗传学大会如期在中国召开。在会前,*Nature* 杂志就预言这次会议将成为中西方遗传学家对优生学问题进行讨论和沟通的最好机会[2]。会议上中国的遗传学们向国外的同行们介绍了中国的计划生育政策及中国当代优生学的发展情况,双方关于

〔1〕 邱仁宗. 人类基因组研究与遗传学的历史教训[J]. 医学与哲学,2000(9):3.
〔2〕 Opportunity for Depth in Chinese Eugenics Debate[J]. Nature, 1998, 392(6672):102.

"遗传学的伦理、法律和社会含义"及"优生学的科学与伦理"的讨论非常热烈。会议最后通过八点共识：

1）众多的国家持有许多共同的伦理原则，这些伦理原则基于有利和不伤害的意愿。这些原则的应用可有许多不同的方式。

2）新的遗传学技术应该用来提供给个人可靠的信息，在此基础上作出个人生育选择，而不应该被用作强制性公共政策的工具。

3）知情选择应该是有关生育决定的一切遗传咨询和意见的基础。

4）遗传咨询应该有利于夫妇和他们的家庭：它对有害性等位基因在人群中的发生率影响极小。

5）"Eugenics"这个术语以如此繁多的不同方式被使用，使其已不再适于在科学文献中使用。

6）在制订关于健康的遗传方面的政策时，应该在各个层次进行国际和学科间的交流。

7）关注人类健康的遗传方面的决策者有责任征求正确的科学意见。

8）遗传学家有责任对医生、决策者和一般公众进行遗传学及其对健康的重要性的教育[1]。

第三种对待西方学者批评意见的简单态度是应和。西方学者对中国优生学的批评意见是多方面的，也是有多种类型的，有的批评意见有道理，有的却是基于误解或敌意。对这些意见不加分析地人云亦云，这种态度就是应和。在国内面向公众的许多报刊上，这类的文章也确实不少。

优生学尽管在历史上沾染了不少污垢，但它在不同国家、不同历史时期发展的状况是不一样的，许多西方人类遗传学家虽然不提优生学或 eugenics 一词，但他们所做的工作却完全属于优生学的范畴。建议科学文献中不再用 eugenics 一词可以理解，但完全否定优生学的做法还是值得商榷的。

对优生学的否定一般都基于两个方面，一是从生命伦理学角度出发，称优生学为一种有害于人权和生命权的坏科学；二是从优生学的学科性质出发，称优生学为一种披着科学外衣的伪科学。

〔1〕 邱仁宗.生殖健康与伦理学[M].北京：中国协和医科大学出版社,2006：284-285.

5.3.3　优生与生命伦理学

以为优生学是一种"坏科学"的观点基于一种生命伦理学的立场。近些年,伴随着中国医学科学技术的发展,大量西方学者对于生命伦理问题关注的作品也被译入中国。同时随着中西方科学共同体在生物学与医学领域的合作,西方生命伦理学的一些具体要求也开始对中国学者的研究构成重要的影响。这种学术研究的"国际接轨"无疑是非常重要的,但在这种交流与接轨中亦有许多值得注意的事项,美国著名的生命伦理学家恩格尔哈特(H. T. Engelhardt)在其《生命伦理学基础》一书的中文版序言中提醒我们:

> 随着科技的进步,中国的生物医学研究也在迅速赢得世界地位,具有世界先进水平的医院也在中国建立,挑战也随之而来。这种挑战不仅需要制定适宜的保健政策,而且在于必须确立这些政策的道德基础。这是一项文化事业,需要中国人批判性地重新评价从西方进口的生命伦理学。

自从 20 世纪 70 年代生命伦理学建立以来,它本身也经历了一个持续的发展过程。当代的伦理学已经承认,在保证实现诸如行善、自主、不伤害和公正等基本的生命伦理原则[1]基础上,不同的文化背景和环境条件,不同的时代与现实情况,人们会提出具有一定差异的伦理要求。对于生命伦理学,恩格尔哈特这样分析:

> 生命伦理学首先出现在美国,它不可避免地打上了 20 世纪后期西方文化价值的烙印。它的承诺之一乃是一种以个人权利为基础的平等主义的政策。它在很大程度上支持了一种把经济代价转嫁给下一代人的医疗财经政策。这种政策不但在道德上无法得到维护,而且已在西欧及北美国家造成了严重后果。随着人口的老龄化,工作人群相对减少,西方国家已无法维持不断增长的老年退休人群日益昂贵的医疗保健需要[2]。

从这里可以看出,许多人对优生学的批评所根据的生命伦理学原则是有其历史局限性的,这种生命伦理学原则是在罗尔斯(John Bordley Rawls,

---

〔1〕　沈铭贤.生命伦理学:科学与人文的携手[J].中国大学教学,2004(4):61.
〔2〕　(美)恩格尔哈特.生命伦理学基础[M].范瑞平,译.北京:北京大学出版社,2006.

1921—2002)《正义论》的影响之下发展起来的,而现在这种"经济上不可能、道德上不合理的平等主义保健权利观"已经受到了当代伦理学界的质疑。

罗尔斯伦理学的立场是个人主义与平等主义。优生学是与个人主义唱反调的,因为优生学强调子女与民族的未来是优生伦理作用的对象;优生学是与平等主义格格不入的,优生学所依托的遗传学与进化论特别强调人类在遗传基础上存在着一定的差异,这种差异自然会体现出生存与繁殖上机会的不平等。平等是一种理想,不平等却是一种事实。这种不平等既体现在个人与个人之间,也体现在群体与群体之间,所以每个民族或国家关心自己整体国民素质的提高也是必然的。这里面必然会涉及个人与群体之间、一个国家不同社会阶层之间利益的冲突,要协调或解决这种冲突必须要根据一定的伦理原则达成大家都能接受的协议,这样才能达到一种真正的社会和谐。

随着中西方在生命科学领域内交流与合作的进一步深入,生命伦理学进入我们关注的视野是非常必要的。可是优生学是民族的优生学,伦理学也都受到每一个国家、民族文化传统的影响而有其特殊性。前文在讨论到高达德《善恶家族》一书及其所引起的婚姻故事的时候,我们了解到这本优生学作品在中国就曾被人作为一本"善书"而阅读。鲁迅写作《我们如何做父亲?》,朱自清写作《父母的责任》,他们所强调的身心健全的男女才有为人父母的资格,这些意见都反映了那个时代社会所认同的伦理道德。这些道德也是随着时代而不断变化的,法国学者贝尼舒曾描述在法国这种道德态度的转变。他说:

> 在 20 世纪 60 年代末,妇女们洋洋自得地宣告:"在我想要的时候才生孩子!"继之而来的避孕的权利。后来,到了 20 世纪 70 年代初,我们又听到另一个口号:"只有我想要,才生孩子!"稍后,我们承认了妇女的堕胎权。今天,又有若干新的要求正在逐步出现:"生一个我想的那样的孩子。"[1]

虽然贝尼舒对这种基于生殖医学进步的生育伦理观念持批评的态度,但他的描述正说明了不同时代会有不同的伦理规范。同样不同的国家、不

---

[1] （法）格雷戈里·贝尼舒. 遗传商的降临[J]. 水金,译. 国外社会科学,2006(3): 119.

同民族会有不同的生命伦理道德标准,这种伦理是与他们的文化传统、他们的生活方式相一致的,对他们的社会不了解的外人最好不要随便地批评。例如在生育问题上,中国不同民族的态度也是不一样的,在近代中国,汉族人鼓励多子多孙,视溺婴为不道德,可是费孝通所调查的瑶人,每对夫妇却只准生两个孩子,若再生子时"便请别人用绳勒死,或不给奶让小孩饿死[1]"。这样做看起来残忍,可是瑶人田地有限,又不准买卖,粮食生产只能够有限的人口消费,人口一旦增多,物质不足供给,就会"起争端,招祸乱矣[2]",没有这样的传统就不足以维持民族的生存。在对待优生学的问题上,我们在遵守科学共同体科学规范的同时,也要具体分析这种科学规范是否具有代表性,是否具有包容性。

对优生学与医学的生命伦理学评价涉及不同的生命道德观,在人类历史上曾存在三种主要的生命道德观。一种是生命神圣论,它起源于神灵医学模式时期,认为生命是神圣的,在任何情况下,保存和延长生命都是神圣的;还有一种是生命价值论,它强调更多的是生命对于他人和社会的贡献;第三种是生命质量论,它是以生命质量来确定生命存在的必要性,更多地考虑人的整体素质和需求是否达到一个人的基本标准而成为一个人。邹寿长在其所做的博士论文中指出,生命质量论是对生命控制技术(包括优生学)进行伦理思考的最科学的基本理论。

什么是生命质量呢? 世界卫生组织(WHO)1991 年对生命质量(Quality of Life,QOL)的定义是:"处在不同的文化背景和价值体系中的个体对那些与他们的生活目标、期望、标准以及所关心的事情有关的生活状态的体验,它包括个体的生理、心理、社会功能及物质状态四个方面。[3]"由此定义我们可以看到,不同的文化与历史环境中,人们对生命伦理的理解具有民族性和多样性是很正常的,也得到了科学共同体的理解和承认。这很值得那些以西方单一的、过时的伦理学教条来批评中国现当代优生学的学者们思考。

---

〔1〕　费孝通.桂行通讯(1935)[M]//费孝通.费孝通文集(第 1 卷).北京:群言出版社,1999:328.
〔2〕　张天路.民族人口学[M].北京:中国人口出版社,1998:108.
〔3〕　邹寿长.优雅的生——人类辅助生殖技术的伦理学思考[D].长沙:湖南师范大学,2003:13 - 15.

5.3.4 对优生学学科性质的客观认识

除了"坏科学"之外,优生学还经常被人批评为"伪科学"。2000 年《书屋》杂志第 7 期上刊登了余凤高的《遗传:优生和种族灭绝》一文,这篇文章被"批评伪科学的斗士"方舟子看到以后,以为这是一篇替高尔顿及其优生学翻案的文章,于是在 2000 年 10 月 19 日的《中华读书报》上发表《高尔顿:伪优生学的鼻祖》一文加以批驳。

方舟子首先介绍了西方医学界与中国遗传学界、医学界对优生学看法的差异,他指出:

> 在他们(西方医学界)的心目中,优生学指的是借口提高全民身心素质,鼓励"上等人"大量繁殖,减少乃至禁止"下等人"繁殖的伪科学。中国学术界还在继续使用这个已在国际学术界被唾弃的术语,也难怪会造成误会[1]。

方舟子批评高尔顿的优生学为伪科学的主要依据有三,第一当年高尔顿提出优生学时所依据的融合子遗传学说是错误的,第二高尔顿的研究不严密,第三高尔顿是种族主义者。

也许方舟子所说的三点理由都存在[2],但一个学说存在错误或研究不精确就一定是伪科学吗? 一位学者是种族主义者,他所建立或从事的学科就一定是伪科学吗? 如果把站在错误立场上,提出了错误学说的人都称戴上一只伪科学的帽子,那么科学史上,"伪科学"必然比"真科学"多得多了,科学史也不妨叫做"伪科学史"更适合。事实上研究者是否有种族主义倾向与优生学的真伪是无关的,既可能有种族主义的伪科学,也可能有种族主义的真科学。

优生学被认为是一种"伪科学"或"坏科学"主要是因为历史的关系,它在诞生之初有许多错误和不成熟的地方,这些错误不幸又与近代人类历史中令人伤痛的记忆掺杂在一起,这样对它评价起来就会有许多非理性的成分,其间的是非关系很难完全说得清楚。另外优生学对人类生育干涉的提

---

〔1〕 方舟子.高尔顿:伪优生学的鼻祖[N].中华读书报,2000‐10‐19.
〔2〕 对方舟子的批评意见,笔者曾在《伪科学,坏科学? ——优生学所受到批判及其分析》一文中进行具体的分析,文载《科学技术与辩证法》2007 年第 5 期,第 83—88 页,《科学技术哲学》2008 年第 3 期复印转载。

倡以及生育技术的发展涉及生命伦理学中非常有争议的内容,如是否允许堕胎、是否允许先天性高度残疾的婴儿自然死亡、是否赞成有遗传病患者结婚生育,等等,对这些问题见仁见智,每个学者都可能有自己的倾向性的意见。对这些问题我们鼓励不同的观点之间进行争论是有意义的,但笼统地说优生学是真是伪、是坏是好总归有其偏颇之处。以 SSK 的观点看,科学知识是社会建构出来的,它在价值取向上不可能是中立的,总会代表一些社会群体的利益。考虑到在人与人之间存在着生殖上的竞争,那么优生学必然地成为这种竞争的话语或工具。它对一个群体而言是必要的促进后代健康发展的灵丹妙药,对另一个群体或其代言人来说也许就是洪水猛兽了。

　　笔者这样说并不是要否认优生学在传播和应用中存在着很多的错误之处,许多人在没有理解这门学科的要义之前就夸大和歪曲这门学科的科学性及其社会功能,这也的确体现出其滥用或盗用优生学这一概念的"伪"处,笔者在前面几章里已多处对中国近代优生学传播中一些可笑的说法进行分析。所以说尽管高尔顿创立的优生学不一定是"伪科学",但并不能保证这世界上没有以优生学为名义的伪科学。真正的优生学家所恨的倒不一定是优生学的批评者和反对者,而正是假优生学之名的伪科学者,正是他们最终对优生学这一学科造成了毁灭性的伤害。这些伪优生学有哪些表现呢?当年美国生物学家与心理学家韦更(A. E. Wiggam)有感于优生学被人曲解太多,于 1924 年作《科学新十诫》一书,力言何不为优生学。他称优生学:

　　　　并非自由恋爱;并非性的教育;并非公众卫生;并非试验婚姻;并非禁娼运动;并非胎教;并非体育运动;并非政策强制的婚姻;并不主张顽弱分子之屠戮;并不欲蓄殖超人;并不欲生产天才以供社会不时之需;并不欲取消恋爱中浪漫的部分;并不主张用繁育禽兽之法育人;并不违反自来关于性道德、婚姻、恋爱、家庭及生男育女之一切合情合理的观念[1]。

　　这些不为优生学而以优生学为名的,才是真正的伪优生学,其中可列为伪科学之列的,亦复不少。

　　优生学不一定是伪科学,那么它是不是"科学"呢? 这是许多人曾向笔

---

〔1〕 潘乃穆,潘乃和.潘光旦文集(第 1 卷)[C].北京:北京大学出版社,1993:259.

者提出过的问题。

　　高尔顿以及美国优生学的重要推行者达文波特等人当年在给优生学下定义的时候总是称其为一种科学,但是达文波特的学生、中国优生学家潘光旦在给优生学下定义的时候,却称它为一门"学科"。他说:"优生学为学科之一,其所务在研究人类品性之遗传与文化选择之利弊以求比较良善之蕃殖方法,而谋人类之进步。"为什么称之为学科而不是科学呢? 潘光旦这样说:

　　　　优生学发端未久,其研究成绩尚不多觏,其应否立即加入科学之林,尚是疑问。西方严格之科学家,亦有作此言者(例如 A. Hrdlicka,1915)。优生学之性质,甚可与医学相比论;自其理论方面观之,二者皆科学也;自其实施方面观之,皆不失为一种应用艺术。然则科学一名词殊嫌偏狭[1]。

　　潘先生之言,不失为一种中和而客观的看法。他把当年优生学所研究的内容分为三部分:"其一为人类一切品性之遗传问题;其二为文化选择或社会选择的利弊问题;其三是研求如何推行一种比较良善之蕃殖方法?"这里的第一部分相当于现在的人类遗传学,可算是属于自然科学的研究范畴,而第二、第三则属于社会学、历史学,以及政治学的研究范畴了。在 1912 年伦敦所举行的第一届国际优生学大会上,会议论文就分为生物学与优生学、社会学与优生学、医学与优生学等几个类型交流[2]。所以说优生学实在是一种生物学与社会科学相结合的交叉综合学科,也是一种应用性学科,潘光旦当年所称的"人文生物学"即此也。当代生命伦理学家沈铭贤先生在《医学的人文定位》一文中曾谈到,把医学仅仅定位为一种"科技"是存在问题的,医学不仅是一种科技,而且是一种文化[3]。其实优生学的性质亦与此相似,优生学不仅仅是一种基于遗传学和进化论的生育策略和生育技术,它还是一种特殊的生育文化。近年阮芳赋将优生学分为基础优生学、社会优

〔1〕 潘乃穆,潘乃和.潘光旦文集(第 1 卷)[C].北京:北京大学出版社,1993:254 - 256.
〔2〕 M. G. Problems in Eugenics. Papers Communicated to the First International Eugenics Congress Held at the University of London[J]. Journal of the Royal Statistical Society,Vol. 76,No. 1,1912:126.
〔3〕 沈铭贤.论医学的文化定位[J].医学与哲学,1995,16(5):225 - 226.

生学、临床优生学、环境优生学四个部分[1]，得到了中国优生学界的一致认可。随着医学与人类遗传学的发达，优生具有进入临床诊断与治疗的可能，所以有临床优生学；随着环境污染的加大，不良的环境因子对人类生殖的影响亦加剧，所以有环境优生学的必要。而这也正说明了优生学从近代发展到现当代，虽经历一段沉寂，但在 20 世纪 80 年代在中国重建之后，正走上了一条与时俱进的道路。从前的种族优生，不再有人在当代的优生读本中提及，但中华民族人口素质的提高，仍成为计划生育政策中的重点内容。这是国情的需要，也是得到中国科学界与广大公民充分理解的国家基本政策。

因为需要保持"政治上正确"，许多科学家在对优生学这样的学科评价中保持沉默。因为稍不小心，被媒体抓住把柄，就会有被西方的科学共同体排斥在外的危险，这种态度我们是可以理解的。笔者现在所希望的是，我们的科学共同体一方面应当要求科学家在科学活动中遵循伦理的基本要求，不要在科学活动中违反科学的一般准则。另一方面我们也要对各种从历史上发展而来的学科持一种宽容的态度，既要看到它过去的错误和不足，也要客观全面地对它进行评价，并从文化多样性、国情多样性的角度上理解人们对这种学科的需要。

历史学家论史，常强调"同情之了解，了解之同情"的原则，对于优生学的历史进行研究和评价，这种态度也是应具有的吧。

---

[1]　阮芳赋. 优生学的性质与学科体系[J]. 医学与哲学，1982(7)：14.

结　语

在近代西学东渐的过程中,达尔文进化论的传入是一件大事,它在当时促进了中国近代知识分子的思想变革,产生了重要的社会影响。以至于今天研究中国近代革命史、思想史、社会史、科学史的学者都不可能绕过它而不谈。但作为达尔文进化论学科基础的遗传学,以及建立在遗传学与进化论基础之上的优生学的传入,却没有得到中国近代史研究者的足够关注,它们的社会影响和历史意义,也被大大的忽略了。

笔者在本书中对近代优生学在中国传播的过程进行了初步的考察,并就优生学的传播对于中国知识分子的婚姻、恋爱、生育观念的影响进行了分析。研究揭示出,优生学的传入最早可从严复1898年翻译的《天演论》和章炳麟1902年修订的《訄书》算起,在1916年过耀根翻译的《人类进化之研究》中,可以见到对英国优生学和伦敦大学优生学实验室较为简略的介绍。1919年陈寿凡、胡宣明等人翻译的《人种改良学》和《婚姻哲嗣学》在中国的出版则代表了优生学知识在近代中国的全面而系统传播的开始。从此优生学的知识和观念首先在中国知识分子中得到了广泛的响应。不仅许多杂志上刊载了介绍和讨论优生学的文章,出版社出版了许多优生方面的书籍,在中学和大学的生物学与遗传学教材中也普遍含有优生学方面的内容。优生学在近代中国的传播过程与新文化运动、妇女解放运动、生育节制运动、民族解放运动等交杂在一起,构成了近代中国非常特殊的一股思想潮流,对近代中国人的婚姻与生育观念变革产生了深刻的影响。

从《善恶家族》这样一本译入的优生学作品及其相关的婚姻故事中我们

可以了解到当时人们对"低能"这样一种与智力相关的性状遗传性的认识，并了解到不仅近代中国翻译和著述的优生学作品普遍具有一种婚姻指导的作用，当时出版的诸多婚育指导书籍中也普遍包含优生学的知识。在1930年制定的《民法亲属篇·婚姻章》和1942年制定的《晋冀鲁豫边区婚姻暂行条例》中我们也可以看到优生学的影响。优生学在知识分子间的广泛传播促进了一种精英主义择偶伦理观的形成和一种以遗传性优劣为择偶"科学"标准的新的"内婚"制度形成。

　　白采1924年写作的长诗《羸疾者的爱》，是体现优生学思想的一部代表性文学作品，通过对诗中的内容进行分析，我们了解到当时人们对"肺结核"这样一种疾病遗传性的认识，并揭示了优生学对知识分子恋爱观念的影响。遗传学、进化论的知识与尼采的超人哲学一起促成了白采牺牲主义恋爱观的形成。这种恋爱观是"为了爱而不爱"，即遗传病的疾患者最好不要结婚，以免让这种疾患遗传到子孙，使所爱的人及其种族背负上遗传病的重负。中国近代新文化运动的开展促进了人性的解放，自由恋爱、婚姻自主成为当时的一种潮流。新文化运动中婚恋自主、社交公开和男女同校这些婚姻改良的措施有利于男女择偶的自由与选择，因而有利于优生，但恋爱至上、独身主义等女权主义主张却因为不利于优生而受到优生学家的批评。在周建人等优生学家的眼中，优生学是衡量婚姻是否合乎恋爱自主的标准，即所谓"合乎善种学的婚姻便是恋爱结婚"。

　　通过对鲁迅的《我们如何做父亲？》和朱自清的《父母的责任》等相关文学作品的分析，我们研究了优生学对中国传统生育观念和亲权思想的影响。优生学的传播促进了一种"幼者本位"亲权观的建立，这种"幼者本位"的观念认为婚姻最重要的目的在于健康子女的养育，只有心身健全的人才有做父母的资格。在新文化运动中，"不孝有三，无后为大"、"婚姻须经父母裁定"等传统的婚育思想受到周建人等人的批判，以为与优生的观念相冲突。但在潘光旦眼中，这些传统的有后主义、门第主义思想却不无相当的优生价值，倒是新文化运动中环境论、个人主义和社会主义与民主思想的流行，或片面地追求个人自由，或忽略人的个性差异，反而与优生的原理不合。

　　这种争论也体现在对中国近代的妇女解放运动的评价上，妇女解放运动批评传统的"男尊女卑"思想、追求男女平等、倡导婚姻和家庭制度变革的重要意义为优生学家们所肯定。但是激进女权主义者把男女平等等同于男女同一，鼓励妇女走出家庭，摆脱生育的责任等主张却与优生学的目的不合，因而受到潘光旦等优生学家的批评，由此而引发了许多争论。潘光旦在《新母教》等作品中，从优生学的原理出发，提出了男女教育要有性别的分化、要注重择偶、胎养、母乳喂养和家庭性教育等具有独特女性主义视角的"新母教"观点。这些观点及其所引发的争论都说明了优生学的思想在近代中国社会引起了非常大的反响。

优生学在中国的广泛传播时期恰与新文化运动的活跃时期相对应，优生学所强调的以科学知识和方法指导人们的婚育实践，强调婚姻的意义在于健康后代的养育等主张，是与新文化运动中对科学方法与科学态度的强调，鼓励男女社交公开、男女同校、幼者本位等思想是一致的。从这一点上来看，优生学及其所涉及的优生与生育节制运动可以说是新文化运动的一部分。但是在中国近代优生学研究及其传播过程中，潘光旦等人对于择偶当求"家世清白"、"门当户对"的主张，对于"不孝有三，无后为大"的新解释，要求女子生活的重心应放在家庭和儿童而不是事业上的"新母教"思想等却是与新文化运动中所出现的追求极端的个人自由与幸福、恋爱至上、无后主义、鼓励妇女走出家庭的主张是存在着明显冲突的。从这一点上来说，尽管中国近代优生学本身存在着较为片面的精英主义、子孙主义、民族主义的缺点，但它对于新文化运动中一些激进的主张确有一定的矫正作用。优生学的一些正确的意见，正可以帮助我们对于新文化运动的反思。

近代优生学在中国的传播在 1900 年左右始有端倪，在 20 世纪 20 年代伴随着新文化运动、生育节制运动和妇女解放运动达到高潮，在 20 世纪 30 年代进入稳定的学术研究与传播时期，在抗日战争及其后逐渐走向衰退。在 1949 以后，优生学在中国大陆只是作为学术与政治批判的对象而存在公众视野中。

自从 1980 年代初中国当代的新优生学在大陆"重建"后，优生学迅速发展成为一门具有完整学科体系的综合性"优生科学"。与中国近代的"旧优生学"相比较，中国现当代的"新优生学"具有一些新的特点。近代的旧优生学体现出精英主义和民族主义的倾向，当代的新优生学则体现出大众化和实用主义的特点。旧优生学的研究具有较明显的社会生物学范式，新优生学则具有较明显的医学遗传学范式。新旧优生学的这些不同都是不同的社会与历史环境"建构"而成的。

新旧优生学知识的社会建构是通过不同的研究群体、不同的主导学科、不同的社会需要来完成的。近代中国优生学的倡导者主要是社会学家和精英分子，所以有提倡知识分子多生育、限制"社会价值低"者出生率的精英主义旧优生观；当代中国优生学的研究者多是医生和计划生育工作者，所以预防出生性缺陷才成为新优生学研究中最重要的课题目标。旧优生学把进化论与遗传学作为其理论基础，所以优生学家把婚姻中的配偶选择看作是优生中最重要的一步；新优生学的基础是人类遗传学，所以遗传咨询、产前诊断、选择性流产是最主要的优生措施。近代中国最重要的问题是民族生存，所以才有民族主义的提倡民族素质改造和民族健康的优生学或"人种改良学"；当代人们关心较多的是家庭幸福和后代健康，所以才有更为关注生殖健康和婴幼儿保健的新的大众化、实用主义的优生学。

与西方国家所推行的优生运动相比较，近代中国优生学的发展有着自己的特点。它尽管受民族主义思想的指导，但总体上与种族主义关系不大；中国政府当时也未有能力在社会上推行优生运动；中国优生学家的观点总体上是近情、客观而中和的，并受到中国传统婚姻、生育、家庭观念的深刻影响。

中国当代优生学的重建及相关法律的制定受到来自西方的批评，这些批评有的是正确而中肯的，有的却是出于误解和敌意。一些人把近代西方优生学所犯的错误和近代中国优生学的问题不加区分地加诸中国当代的优生学。为了消除这种误解，中国当代的遗传学家与西方同行们进行了充分的沟通，并且在遗传学及其技术如何运用于人类方面达成了共识。在对优生学和遗传学进行道德评价时，我们所依据的伦理准则不能只以欧美早期的生命伦理学原则为基础。

优生学的学科性质，与医学相似，它以自然科学的理论作为基础，而其应用方面，则涉及非常复杂的社会、文化与政治制度。它是一种以人类繁衍现象为研究对象的综合性学科，这种综合，是自然科学与社会科学综合的典型案例。优生学在近代的发展过程中，有过许多的错误，有的错误，是不同发展时期的认识问题；有的错误，是不同优生学研究者观点倾向性的问题。在科学史上，以一门学科知识的正确与错误为标准来评价它是"科学"还是"伪科学"是没有什么意义的。

参 考 文 献

一、专著

1. （英）蔼理士. 性心理学[M]. 潘光旦, 译. 北京：商务印书馆, 1999.

2. （美）艾伦. 20世纪的生命科学史[M]. 田洺, 译. 上海：复旦大学出版社, 2000.

3. 白采. 绝俗楼我辈语[M]. 上海：开明书店, 1927.

4. 白采. 羸疾者的爱[M]. 上海：中华书局, 1925.

5. 柏拉图. 理想国[M]. 郭斌和, 张竹明, 译. 北京：商务印书馆, 2002.

6. 鲍格度. 社会学概论[M]. 瞿世英, 译. 上海：商务印书馆, 1925.

7. 曹树基. 中国人口史（第5卷）[M]. 上海：复旦大学出版社, 2001.

8. 陈长蘅. 中国人口论[M]. 上海：商务印书馆, 1928.

9. 陈长蘅, 周建人. 进化论与善种学[M]. 上海：商务印书馆, 1923.

10. 陈达. 浪迹十年[M]. 台北：文海出版社, 1981.

11. 陈达. 人口问题[M]. 上海：商务印书馆, 1934.

12. 陈东原. 中国妇女生活史[M]. 上海：商务印书馆, 1937.

13. 陈顾远. 中国婚姻史[M]. 上海：商务印书馆, 1936.

14. 陈兼善. 遗传学浅说[M]. 上海：中华书局, 1926.

15. 陈理. 潘光旦先生百年诞辰纪念文集[C]. 北京：中央民族大学出版社, 2000.

16. 陈鹏. 中国婚姻史稿[M]. 北京：中华书局, 2005.

17. 陈寿凡. 人种改良学[M]. 上海：商务印书馆, 1928.

18. 陈望道. 陈望道文集（第1卷）[C]. 上海：上海人民出版社, 1979.

19. 陈桢. 生物学[M]. 上海：商务印书馆, 1934.

20. 陈仲公. 人种改良[M]. 南京：正中书局, 1935.

21. 陈竺.医学遗传学[M].北京：人民卫生出版社,2001.

22. （宋）陈自明.妇人大全良方[M].北京：人民卫生出版社,1992.

23. 储敖生.华夏婚书婚俗[M].天津：百花文艺出版社,2002.

24. （英）L.达尔文.优种学浅说[M].卢于道,译.上海：商务印书馆,1937.

25. （美）达文波特.婚姻哲嗣学[M].胡宣明,杭海,译.上海：商务印书馆,1919.

26. 丁福保.结婚与优生学[M].上海：医学书局,1940.

27. 东方杂志社.家庭与婚姻[C].上海：商务印书馆,1923.

28. 杜亚泉.动物学大辞典[Z].上海：商务印书馆,1922.

29. 恩格尔哈特.生命伦理学基础[M].范瑞平,译.北京：北京大学出版社,2006.

30. （美）菲利普·R·赖利.林肯的DNA以及遗传学上的其他冒险[M].钟扬,等,译.上海：上海科技教育出版社,2005.

31. 费孝通.费孝通文集（第1卷）[M].北京：群言出版社,1999.

32. 费孝通.乡土中国　生育制度[M].北京：北京大学出版社,1998.

33. 傅沛藩,等.万密斋医学全书[M].北京：中国中医药出版社,1999.

34. 高达德.低能遗传之研究——善恶家族[M].黄素封,林洁娘,译.上海：开明书局,1935.

35. 郜元宝.尼采在中国[M].上海：三联书店,2001.

36. 葛剑雄.中国人口史（第1卷）[M].上海：复旦大学出版社,2001.

37. 郭任远.心理学与遗传[M].上海：商务印书馆,1929.

38. 过耀根.人类进化之研究[M].上海：商务印书馆,1926.

39. 何文彬,谭一公.素问[M].北京：中国医药科技出版社,1998.

40. （英）赫胥黎.天演论[M].严复,译.北京：商务印书馆,1981.

41. 洪晓斌.丁文江学术文化随笔[M].中国青年出版社,2000.

42. 胡步蟾.优生学与人类遗传学[M].南京：正中书局,1947.

43. 胡适.胡适作品精选[M].武汉：长江文艺出版社,2005.

44. 胡宣明,杭海.摄生论[M].上海：商务印书馆,1922.

45. 华汝成.优生学ABC[M].上海：世界书局,1929.

46. 黄梁.性爱与社交[M].上海：出版合作社,1925.

47. （法）吉尔·德拉诺瓦.民族与民族主义[M].郑文彬,等,译.北京：三联书店,2005.

48. 江晓原.历史上的星占学[M].上海：上海科技教育出版社,1995.

49. 江晓原."性"在古代中国——对一种文化现象的探索[M].西安：陕西科技出版社,1988.

50. 姜义华.章炳麟评传[M].南京：南京大学出版社,2002.

51. 康克林. 遗传与环境[M]. 何定杰,张光耀,译. 上海：商务印书馆,1930.

52. 康有为. 大同书[M]. 郑州：中州古籍出版社,1998.

53. 柯象峰. 现代人口问题[M]. 南京：正中书局,1934.

54. （德）库尔特·拜尔茨. 基因伦理学[M]. 马怀琪,译. 北京：华夏出版社,2000.

55. 李敖. 中国性命研究[M]. 北京：中国友谊出版社,2011.

56. 李积新. 遗传学[M]. 上海：商务印书馆,1923.

57. 李亦圆. 人类的视野[M]. 上海：上海文艺出版社,1996.

58. 梁启超. 清代学术概论[M]. 上海：上海古籍出版社,1998.

59. 林海音. 城南旧事[M]. 杭州：浙江文艺出版社,2002.

60. 刘高金,张佩珠. 现代优生学[M]. 北京：中国人口出版社,2001.

61. 刘雄. 遗传与优生[M]. 上海：商务印书馆,1924.

62. 鲁迅. 梦醒了的人生[M]. 长沙：湖南文艺出版社,2002.

63. 陆费执,张念恃. 初级生物学[M]. 上海：中华书局,1925.

64. 吕美颐,郑永福. 中国妇女运动（1840—1921）[M]. 郑州：河南人民出版社,1990.

65. 罗敦伟. 中国之婚姻问题[M]. 上海：大东书局,1931.

66. 罗桂环,汪子春. 中国科学技术史·生物学卷[M]. 北京：科学出版社,2005.

67. （英）罗素. 婚姻革命[M]. 靳建国,译. 北京：东方出版社,1988.

68. 麦惠庭. 中国家庭改造问题[M]. 上海：商务印书馆,1935.

69. 茅盾. 中国的一日[C]. 上海：生活书店,1936.

70. 梅生. 中国妇女问题讨论集（下）[M]. 上海：新文化书社,1923.

71. 潘光旦. 优生学原理[M]. 天津：天津人民出版社,1981.

72. 潘乃穆,等. 中和位育——潘光旦百年诞辰纪念[C]. 北京：中国人民大学出版社,1999.

73. 潘乃穆,潘乃和. 潘光旦文集（第1—11卷）[C]. 北京：北京大学出版社. 1993—2002.

74. 钱啸秋. 人种改良学概论[M]. 上海：上海神州国光社,1932.

75. （日）丘浅次郎. 进化与人生[M]. 刘文典,译. 上海：商务印书馆,1920.

76. 尚玉昌. 行为生态学[M]. 北京：北京大学出版社,1998.

77. （清）沈金鳌. 沈氏尊生书[M]. 北京：中国中医药出版社,1997.

78. 沈钧儒. 沈钧儒文集[C]. 北京：人民出版社,1994.

79. （德）斯多倍. 遗传学史——从史前期到孟德尔定律的重新发现[M]. 赵寿元,译. 上海：上海科学技术出版社,1981.

80. 苏雪林. 中国二三十年代作家[M]. 台北：台北纯文学出版社,1983.

81. 孙本文. 文化与社会[M]. 上海：东南书店,1928.

82. (唐) 孙思邈. 备急千金要方[M]. 太原：山西科学技术出版社,2010.

83. 太平真人. 玉房秘典[M]. 北京：中国医药科技出版社,1993.

84. 谈家桢,赵功民. 中国遗传学史[M]. 上海：上海科技教育出版社,2002.

85. (英) 唐凯司德. 遗传论[M]. 周建人,译. 上海：商务印书馆,1926.

86. 田涛. 百年记忆：民谣里的中国[M]. 太原：山西人民出版社,2004.

87. (清) 王聘珍. 大戴礼记解诂[M]. 北京：中华书局,1982.

88. 王其澍. 近世生物学[M]. 上海：商务印书馆,1931.

89. 王守成. 公民生物学[M]. 上海：商务印书馆,1925.

90. 吴刚,伦玉兰. 中国优生科学[M]. 北京：科学技术文献出版社,2000.

91. 吴元涤. 生物学[M]. 上海：世界书局,1933.

92. (明) 武之望. 济阴纲目[M]. 北京：人民卫生出版社,1996.

93. 厦门大学生物学会. 生物学歌集[M]. 厦门：厦门大学生物学会出版,1937.

94. 夏丏尊. 夏丏尊文集——评物之集[C]. 杭州：浙江人民出版社,1983.

95. 谢铁铣. 周建人评传[M]. 重庆：重庆出版社,1991.

96. 辛克莱. 婚姻与社会[M]. 雯若,译. 上海：天马书店,1934.

97. 薛君度,刘志琴. 近代中国社会生活与观念变迁[M]. 北京：中国社会科学出版社,2001.

98. (法) 雅卡尔. 差异的颂歌：遗传学与人类[M]. 王大智,译. 桂林：广西师范大学出版社,2004.

99. 严复. 天演之声——严复文选[M]. 天津：百花文艺出版社,2002.

100. 阎明. 一门学科与一个时代——社会学在中国[M]. 北京：清华大学出版社,2004.

101. 杨保胜,贺艳敏. 遗传与优生学[M]. 北京：中国人口出版社,2002.

102. 杨冠雄. 性教育法[M]. 上海：黎明书局,1930.

103. 杨立新. 大清民律草案·民国民律草案[M]. 长春：吉林人民出版社,2002.

104. 杨诗兴. 优生问题[M]. 上海：商务印书馆,1937.

105. 叶舟. 给姐妹们[M]. 上海：光明书局,1946.

106. 殷子衡. 中华婚姻鉴[M]. 武昌：武昌进化书社,1920.

107. 于景让. 人种改良[M]. 南京：正中书局,1936.

108. (晋) 张华. 博物志[M]. 北京：中华书局,1985.

109. (明) 张介宾. 景岳全书[M]. 北京：中国中医药出版社,1994.

110. (明) 张景岳. 妇人规[M]. 广州：广东科技出版社,1984.

111. 张竞生. 张竞生集[M]. 广州：广州出版社，1998.

112. 张君俊. 民族素质之改造[M]. 上海：商务印书馆，1944.

113. 张莲波. 中国近代妇女解放思想历程[M]. 郑州：河南大学出版社，2006.

114. 张汝伦. 诗的哲学史——张东荪咏西哲诗本事注[M]. 桂林：广西师范大学出版社，2002.

115. 张涛. 列女传译注[M]. 济南：山东大学出版社，1990.

116. 张天路. 民族人口学[M]. 北京：中国人口出版社，1998.

117. 章炳麟. 国故论衡[M]. 上海：上海古籍出版社，2003.

118. 章炳麟. 訄书[M]. 北京：华夏出版社. 2002.

119. 章梅芳，刘兵. 性别与科学读本[M]. 上海：上海交通大学出版社，2008.

120. 章锡琛. 新性道德讨论集[C]. 上海：开明书店，1925.

121. 赵功民. 谈家桢与遗传学[M]. 南宁：广西科学技术出版社，1996.

122. 赵功民. 遗传学与社会[M]. 沈阳：辽宁人民出版社，1986.

123. 赵国华.《褚氏遗书》校释[M]. 郑州：河南科学技术出版社，1986.

124. 郑也夫. 阅读生物学札记[M]. 北京：中国青年出版社，2004.

125. 周建人. 优生学与种族歧视[M]. 上海：新知书店，1948.

126. 周作人. 周作人散文钞[M]. 北京：开明出版社，1994.

127. 朱自清. 冬日的梦[M]. 北京：大众文艺出版社，2001.

128. 朱自清. 你我[M]. 上海：商务印书馆，1936.

129. （清）竹林寺僧人. 竹林寺女科二种[M]. 北京：中医古籍出版社，1993.

130. （日）滋贺秀三. 中国家族法原理[M]. 张建国，李力，译. 北京：北京法律出版社，2002.

131. W. E. Castle. Genetics and Eugenics [M]. Cambridge：Harvard University Press，1916.

132. Chen Ta. Population in Modern China[M]. Chicago：The University of Chicago Press，1946.

133. Daniel J. Kevles. In the Name of Eugenics[M]. Cambridge：Harvard University Press，1995.

134. C. B. Davenport. Heredity in Relation to Eugenics[M]. London：Williams & Norgate Press，1912.

135. F. Dikötter. Imperfect Conceptions：Medical Knowledge，Birth defects，and Eugenics in China[M]. London：Hurst & Co. ，1998.

136. F. Dikötter. Sex, Culture and Modernity in China[M]. Honolulu：University of Hawai，1995.

137. F. Dikötter. The Discourse of Race in Modern China[M]. Stanford：Stanford university Press. 1992.

138. Hiroko Sakamoto. The Cult of "Love and Eugenics" in May Fourth Movement Discourse[M]. Translated by Rebecca Jennison. Durham：Duke University Press. 2004.

139. H. H. Newman. Readings in Evolution, Genetics, and Eugenics[M]. Chicago：The University of Chicago Press，1922.

140. K. Pearson. The life, Letters and Labours of Francis Galton. Volume ⅢA[M]. London：Cambridge University Press，1930.

二、期刊论文

1. 安锡培. 关于优生优育英译名的问题[J]. 科技术语研究,2001,3(2).

2. (法)贝尼舒. 遗传商的降临[J]. 水金,译. 国外社会科学,2006(3).

3. 蔡敬. 名词审定要注意历史与现有工具书——与安锡培先生商榷:"优生"英译名的不良影响[J]. 科技术语研究,2001,3(2).

4. 陈独秀. 马尔萨斯的人口理论与中国的人口问题[J]. 新青年,1920,7(4).

5. 存统. 废除婚制问题[N]. 民国日报·觉悟,1920-5-25.

6. 邓红,刘海霞. 觉醒:民国"新女性"婚姻家庭观之嬗变——以二十世纪二三十年代对城市女性的调查展开[J]. 河北大学学报(社科版),2007(2).

7. 方舟子. 高尔顿:伪优生学的鼻祖[N]. 中华读书报,2000-10-19.

8. 冯永康. 20世纪上半叶中国遗传学发展大事记[J]. 中国科技史料,2000,21(2).

9. 格瑞芬. 中国人中教育与子女多寡之关系[J]. 遗传杂志,1926,17(9).

10. 耿传明. 严复的《天演论》与赫胥黎的《进化论与伦理学》[J]. 文艺理论研究,1997(6).

11. 顾孟余. 人口问题,社会问题的锁钥[J]. 新青年,1920,7(4).

12. 关威. 新文化运动与科学生育观的传播[J]. 人口与经济,2003(4).

13. 韩立新. 论辛格理论的优生主义危险——从辛格事件所想到的[J]. 求索,2003(5).

14. 侯杰,秦方. 近代知识女性的双重角色——以《大公报》著名女编辑、记者为中心的考察[J]. 广东社会科学,2005(1).

15. 黄德兴. 伪科学包装下的种族主义——C·默里,R·赫恩斯坦合著《正态曲线》评说[J]. 上海社会科学院学术季刊,1995(3).

16. 江晓原."与阴阳俱往来"——古历与性生活（2008 修订版）[J].《中国典籍与文化》，1994(3).

17. 蒋功成.潘光旦先生对生育节制等问题的看法[J].中国优生与遗传杂志，2006(12).

18. 蒋功成.潘光旦先生优生学研究述评[J].自然辩证法通讯，2007(2).

19. 蒋功成.优生学与中国近代精英主义婚姻伦理观——从《善恶家族》一书之婚姻故事说起[J].中国科技史杂志，2007(1).

20. 雷颐.天演百年——严译《天演论》出版百年纪念[N].南方周末，1998 - 11 - 27.

21. 李崇高.潘光旦优生思想研究[J].中国优生与遗传杂志，1999，7(6).

22. 李绰.婚姻何以当废[N].民国日报·觉悟，1920 - 5 - 22.

23. 李醒民.皮尔逊的优生学理论与实践[J].自然辩证法通讯，2001(3).

24. 李志庸.中国优生学史略[J].天津中医学院学报，1989(2).

25. 梁景和.五四时期"生育节制"思潮述略[J].史学月刊，1996(3).

26. 梁敏儿.传统道德的崩溃与中国新文化时期的身体观[J].传统文化与现代化，1996(3).

27. 梁伟.美国优生学者是"纳粹"的启蒙老师[N].世界新闻报，2004 - 2 - 19.

28. （法）列维-斯特劳斯.种族与历史，种族与文化[M].于秀英，译.北京：中国人民大学出版社，2006.

29. 林聚任.从话语分析到反思性——科学知识社会学发展的一个新趋向[J].自然辩证法通讯，2007(2).

30. 林殷."同姓不婚"与优生学无关吗？[J].中国人口科学，1993(4).

31. 刘钝，苏淳.博学的绅士——弗朗西斯·高尔顿[J].自然辩证法通讯，1988(6).

32. 刘庚常，等.山东省 19 - 35 岁育龄人口优生知识与态度调查[J].南方人口，2002(4).

33. 刘金香.评潘光旦的"优生概论"[J].遗传，1982，4(3).

34. 刘以祥.家族性进行性黄斑部变性之一例[J].中华医学杂志，1942(4).

35. 刘永钧.先天性虹膜异色症之一家族[J].中华医学杂志，1940(4).

36. 陆守经：传种改良新学说之一般[J].中华学生界，1916(4).

37. 陆文彬.求嗣种子论优生——唐桐园的种子论[J].上海中医药杂志，1983(5).

38. 南玉泉，张志京.再论周人的结婚年龄[J].北京理工大学学报（社科版），2004(6).

39. 瞿世英.山格夫人访问记[J].妇女杂志，1922，5(8).

40. 潘如龙，杨发祥.二十世纪三四十年代中国的节育论争与实践[J].西南交通大学学报（社科版），2005(6).

41. 钱杭."同姓不婚"与优生学无关[N].社会科学报，1992 - 9 - 10.

42. 邱仁宗. 人类基因组研究与遗传学的历史教训[J]. 医学与哲学, 2000(9).

43. 仝慰天. 优生学的浮沉荣辱——潘光旦编译《优生原理》读后[J]. 读书, 1982(11).

44. 阮芳赋. 优生学的学科性质和学科体系[J]. 优生与遗传, 1982(1).

45. 阮芳赋. 优生学史：一种新的三阶段论[J]. 优生与遗传, 1983(1).

46. 阮芳赋. 中国当代优生科学重建的史实述略[J]. 中国科技史料, 2002, 23(4).

47. 山格夫人. 珊格尔夫人的中国观察记[J]. 克士(周建人), 译. 妇女杂志, 1922, 8(10).

48. 邵自玲. 略论新文化运动时期的男女社交[J]. 哈尔滨学院学报, 2005, 26(11).

49. 沈铭贤. 论医学的文化定位[J]. 医学与哲学, 1995：16(5).

50. 沈铭贤. 生命伦理学：科学与人文的携手[J]. 中国大学教学, 2004(4).

51. 外斯, 贝雷茨. 危险的合作——威廉皇帝学会人类学研究所人类遗传学与政治之间的联系(1927—1945)[J]. 科学文化评论, 2004, 1(6).

52. 王明辉, 王凤雷. 名医张景岳对我国性医学发展的贡献[J]. 中华中医药学刊, 2007(1).

53. 王晓丹. 近代中国社会转型与女性婚恋观的变迁[J]. 牡丹江大学学报, 2007(2).

54. 王岩. 我国优生立法的建议[J]. 政治与法律, 1991(2).

55. 吴旻. 对"中国优生科学的建立"的补充资料[J]. 中国科技史料, 2002, 23(4).

56. (日)小酒井光次. 人口问题与医学[J]. 孟明, 译. 青年杂志, 1916, 1(6).

57. 徐彦之. 男女交际问题杂感[N]. 晨报, 1919 - 5 - 4.

58. 徐卓呆. 大奶奶主义[J]. 乐观, 1941(1).

59. 严智钟. 数要多, 质要好[J]. 新青年, 1920, 7(4).

60. 叶圣陶. 白采[J]. 一般, 1926(2).

61. 俞颂华. 生物学上之自爱主义他爱主义与种爱主义[J]. 解放与改造, 1919, 1(2).

62. 恽代英. 会员通讯[J]. 少年中国, 1921(1).

63. 詹新林, 刘淑余. 景岳优生优育思想初探[J]. 湖南中医药导报, 2001(5).

64. 张大乾. 《周易》与中国传统文化中的优生探秘[J]. 凉山大学学报, 2004(1).

65. 张建荣, 房华祥, 耿新义. 论《金匮要略》妊娠养胎与优生[J]. 陕西中医学院学报, 2002, 25(6).

66. 张圣征. 先天性白内障之一家系[J]. 中华医学杂志, 1940(4).

67. 张崧年. 罗素与人口问题[J]. 新青年, 1920, 7(4).

68. 张慰丰. 优生学发展述评[J]. 南京医科大学学报(社会科学版), 2001(3).

69. 张文青. 中国最早的征婚广告[J]. 湖南文史, 2003(2).

70. 张荫麟. 洪亮吉及其人口论[J]. 东方杂志, 1926, 23(2).

71. 赵功民. 智者魅力学界楷模——遗传学家谈家桢[J]. 自然辩证法通讯,1998(6).

72. 哲民. 废除婚姻问题的讨论[N]. 民国日报·觉悟,1920-5-11.

73. 郑振铎. 北京社会实进会纪事[J]. 人道(创刊号). 1920-8-5.

74. 周清. 试析明代武之望《济阴纲目》对优生学的贡献[J]. 福建中医学院学报,2007(4).

75. 周作人. 望华国篇[N]. 越铎日报,1912-1-20.

76. 朱晋炜,甄橙,张大庆. 中国近代出生缺陷史料研究[J]. 中国生育健康杂志,2005(6).

77. 朱琳. 明清徽州女子婚龄初探[J]. 安徽史学,2005(6).

78. 庄福龄. 批判资产阶级社会学在家庭、妇女问题上的反动观点[J]. 哲学研究,
    1958(2).

79. Chen Zhu, Chen Ren-biao. Chinese Geneticists Are Far from Eugenics Movement[J].
    American Journal of Human Genetics, 1999, 65(4).

80. Editorial. China's "eugenics" Law Still Disturbing Despite Relabelling[J]. Nature,
    1998, 394.

81. C. B. Davenport. State Laws Limiting Marriage Selection: Examined in the Light of
    Eugenics[J]. The Journal of Political Economy, 1913, 21(8).

82. D. Dickson. Congress Grabs Eugenics Common Ground[J]. The Gournal of the
    Association of Genetic Technologists, 2001, 26(1).

83. Guo Sun-Wei. Cultural Difference and the Eugenics Law[J]. American Journal of
    Human Genetics, 1999, 65(4).

84. Harper, R. Harris. Medical Genetics in China: A Western View[J]. Journal of
    Medical Genetics, 1986, 23.

85. James M. Reichman. et. al. China's Eugenics Law on Maternal and Infant Health
    Care[J]. Annals of Internal Medicine. 1996, 125.

86. Mao Xin. Chinese geneticists' views of ethical issues in genetic testing and screening:
    evidence for eugenics in China[J]. American Journal of Human Genetics, 1998,
    63(3).

87. D. B. Paul. Imperfect Conceptions: Medical Knowledge, Birth defects, and Eugenics
    in China[J]. The American Historical Review,2000(2).

88. Qiu Renzong, Frank Dikötter. Is China's Law Eugenic? [J]. The Unesco Courier.
    Sep, 1999.

89. G. Sigley. "Peasants into Chinamen": Population, Reproduction and Eugenics in
    Contemporary China[J]. Asian Studies Review, 1998, 22(8).

90. Eric G. Swedin. Designing Babies：A Eugenics Race with China？［J］. Futurist，
2006，40(3).

91. Teng，Emma Jinhua. Eurasian Hybridity in Chinese Utopian Visions：From "One
World" to "A Society Based on Beauty" and Beyond［J］. Spring，2006，14 (1).

92. Verrall M. Eugenics Law Puts Beijing Meeting at Risk［N］. Nature，1994，372.

93. Editorial. Western Eyes on China's Eugenics Law［J］. The Lancet，1995，346.

三、学位论文

1. 陈文联. 五四时期妇女解放思潮研究［D］. 长沙：湖南师范大学，2002.

2. 何黎萍. 民国前期的女权运动(19 世纪末至 20 世纪 30 年代初)［D］. 北京：中国社会
科学院，1996.

3. 黄娟. 中国近代"优生节育"思潮的历史考察［D］. 长沙：中南大学，2006.

4. 雷家琼. 艰难的抗争：二十世纪二三十年代女性逃婚现象研究［D］. 北京：中国社科
院，2005.

5. 陆汉文. 民国时期城市居民的生活和现代性(1928—1937)——基于社会统计的计量
研究［D］. 武汉：华中师范大学，2002.

6. 王新. 潘光旦的优生思想研究［D］. 郑州：郑州大学，2007.

7. 王新宇. 民国时期婚姻法近代化研究［D］. 北京：中国政法大学，2005.

8. 王新宇. 民国时期婚姻法近代化研究［D］. 北京：中国政法大学，2005.

9. 夏浩. 五四时期婚姻伦理思想探微［D］. 长沙：湖南师范大学，2005.

10. 夏佳佳. 潘光旦与中国近代优生学的创立［D］. 杭州：杭州师范大学，2012.

11. 邢志华. 进化论在近代中国社会早期传播的文化背景研究——以严复为中心的个案
分析［D］. 华东师范大学，2001.

12. 严昌洪. 生育观念在近代以来的嬗变——以节制生育运动为基点展开论述［D］. 武
汉：华中师范大学，2006.

13. 杨发祥. 当代中国计划生育史研究［D］. 杭州：浙江大学，2003.

14. 张秀丽. 章太炎与近代自然科学［D］. 济南：山东师范大学，2006.

15. 赵长福. 湖南近代的婚姻家庭［D］. 长沙：湖南师范大学，2005.

16. 邹寿长. 优雅的生——人类辅助生殖技术的伦理学思考［D］. 长沙：湖南师范大
学，2003.

17. Chung Yuehtsen Juliette. Struggle for National Survival：Chinese Eugenics in a
Transnational Context，1896 - 1945［D］. Chicago：The University of Chicago：1999.

18. S. E. Stevens. Making Female Sexuality in Republican China：Woman's Bodies in the Discourse of Hygiene，Education and Literature［D］. Bloomington：Indiana University，2001.

后　记

《淑种之求——优生学在近代中国的传播及其影响》是 2010 年国家社科基金重大课题《中外科学文化交流历史文献整理与研究》（10&ZD063）研究成果之一。书的完成及出版得到项目经费的资助，在此首先感谢全国社会科学规划办公室及上海市社会科学规划办公室的大力支持。

在项目开展过程中，笔者结合前期工作中对于近现代中外生化医学交流历史文献的收集与整理，对中国近代优生学的历史及影响进行了较为系统的研究。本书的完成，既有赖于此次完成项目所做的许多整理工作，也与笔者长期以来对中国优生学史的关注有一定的关系。趁此机会，简单地回顾一下笔者研究中国近代优生学史的心路历程还是非常必要的。

大约十几年前，我在《读书》杂志上读到一些介绍中国社会学家潘光旦先生的文章，潘先生早年学习和研究生物学，后来从事优生学、社会学、民族学的研究。我当时正好对人类学和社会学感兴趣，于是将学校图书馆中整套十四本的《潘光旦》文集通读了一遍，对于潘光旦以生物学理论和概念为基础而研究人类、研究社会的文化生物学观有了深切的体会。

潘光旦在中国近代以优生学家而闻名，他的优生学观点批评者有之，激赏者有之，误解者亦有之。完成几篇潘光旦思想研究的文章后，我深感只关注潘光旦个人的优生学研究不足以对他的观点做出近情而客观的评价，于是转而对优生学在整个中国近现代的传播和发展历史展开了较长时间的探索。

优生学在世界上是个相当有争议的学科，德国纳粹曾以优生之名实施种族灭绝政策；美国一些州也曾以优生运动之名对残疾和弱智者采取极端的绝育措施；中国的计划生育政策强调少生、优生，在西方亦被看成是对于人权与生育权的粗暴干涉。在这种情况下研究优生学史是存在一定风险的，评价某些观点时的倾向性意见很可能会被扣上"政治上不正确"的帽子。正因为此，对中国近代优生学的传播与发展历史做一个全面的梳理也尤为必要。如果没有对一个学科发展历史的具体研究，只是人云亦云地对它展开批评，这无论如何也是很难让人信服的。

本书讨论了一些与优生学相关的富有争议的话题，我相信这些争论还不会停息，只期望在评价中国近现代优生学时，所得出的结论，都应以中国相关学科实际发生的情形作为判断的根据。

在本书的选题及写作过程中，帮助最大的莫过于我的博士研究生导师江晓原教授。他虽常戏言我"带艺从师"，却真正引领我进入科学史的殿堂。本来我攻读博士学位，只是打算为以前所从事的进化生物学教学与研究接受一些历史与哲学方法的训练，但在江老师深厚的学术素养和迷人的人格魅力影响下，我现在对科学史产生了真正的兴趣，并把它作为自己未来终身从事的研究领域。

感谢上海交通大学科学文化研究院的关增建教授、曹树基教授、纪志刚教授、钮卫星教授和孙毅霖教授，在他们的专业课程中我接受了阅读、研究和写作方面很好的训练。特别是曹树基教授和孙毅霖教授，对本书的写作与修改提了许多非常中肯的意见和建议。

感谢董煜宇老师、徐国良老师对我学业和生活上的关心，本书的完成得到了他们很大的帮助。

感谢淮阴师范学院生命科学学院的罗玉明教授、周雪瑞教授，他们在我开展此项研究期间给了我非常大的支持。

感谢同为"中外生化医学交流历史文献整理与研究"子课题组同仁的袁媛博士、吴森博士、姜丽婧博士在此书写作过程中给予的帮助和鼓励。

感谢 Jane Maienschein 教授邀请我 2012 年秋天在美国 Arizona State University 访学，正是这难得的三个月安静时间允许我对本书文稿进行了最后的修改。

索　引